全国中等卫生职业教育规划教材(护理、助产专业)

供护理、助产及其他医学相关专业使用

产 科 护 理

（修订版）

主　编　潘　洁　李民华

副主编　翟向红　李莼可

编　者　（以姓氏笔画为序）

卞　燕　北京卫生职业学院

李民华　首都医科大学附属卫生学校

李莼可　吉林职工医科大学

杨高原　山东省临沂卫生学校

陈亚萍　浙江省桐乡市卫生学校

翟向红　山东省临沂卫生学校

潘　洁　南昌市卫生学校

科 学 出 版 社

北 京

内 容 简 介

本书在编写中吸取上一版的精华和特色,更加优化教材的整体性能,增强教材的针对性和实用性,使教材内容更加符合护士执业标准,为学生能熟练掌握助产、护理操作技能,提高综合素养打下良好的基础。同时,及时更新知识,将近几年产科医学发展的适合助产、护理临床和实践需要的新知识、新方法和新技术编入本版中。全书共分 14 章,包括产科学基础、病理产科护理及常用产科技术护理。为了学生更灵活、更扎实地掌握知识,每章节后给出了讨论与思考。数字化教辅资料内设重点知识点及练习题,供学生选择使用。

本书供全国中等卫生职业院校助产及其他医学相关专业使用。

图书在版编目(CIP)数据

产科护理 / 潘洁,李民华主编 . —修订本 . —北京:科学出版社,2016
全国中等卫生职业教育规划教材
ISBN 978-7-03-048670-7

Ⅰ. 产⋯ Ⅱ. ①潘⋯ ②李⋯ Ⅲ. 产科学–护理学–中等专业学校–教材
Ⅳ. R473.71

中国版本图书馆 CIP 数据核字(2016)第 127406 号

责任编辑:郝文娜 杨小玲 / 责任校对:王晓茜
责任印制:赵 博 / 封面设计:黄华斌

科 学 出 版 社 出版
北京东黄城根北街 16 号
邮政编码:100717
http://www.sciencep.com

安泰印刷厂 印刷
科学出版社发行 各地新华书店经销

*

2016 年 6 月第 一 版 开本:787×1092 1/16
2016 年 6 月第一次印刷 印张:15 3/4
字数:373 000
定价:35.00 元
(如有印装质量问题,我社负责调换)

全国中等卫生职业教育规划教材
编审委员会
（修订版）

全国中等卫生职业教育规划教材
教 材 目 录
（修订版）

全国中等卫生职业教育规划教材
修订说明

《全国中等卫生职业教育规划教材（护理、助产专业）》在编委会的组织下，在全国各个卫生职业院校的支持下，从 2009 年发行至今，已经走过了 8 个不平凡的春秋。在 8 年的教学实践中，教材作为传播知识的有效载体，遵照其实用性、针对性和先进性的创新编写宗旨，落实了《国务院关于大力发展职业教育的决定》精神，贯彻了《护士条例》，受到了卫生职业院校及学生的赞誉和厚爱，实现了编写精品教材的目的。

这次修订再版是在前两版的基础上进行的。编委会全面审视前两版教材后，讨论制定了一系列相关的修订方针。

1. **修订的指导思想** 实践卫生职业教育改革与创新，突出职业教育特点，紧贴护理、助产专业，有利于执业资格获取和就业市场。在教学方法上，提倡自主和网络互动学习，引导和鼓励学生亲身经历和体验。

2. **修订的基本思路** 首先，调整知识体系与教学内容，使基础课更侧重于对专业课知识点的支持、利于知识扩展和学生继续学习的需要，专业课则紧贴护理、助产专业的岗位需求、职业考试的导向；其次，纠正前两版教材在教学实践中发现的问题；最后，调整教学内容的呈现方式，根据年龄特点、接受知识的能力和学习兴趣，注意纸质、电子、网络的结合，文字、图像、动画和视频的结合。

3. **修订的基本原则** 继续保持前两版教材内容的稳定性和知识结构的连续性，同时对部分内容进行修订和补充，避免教材之间出现重复及知识的棚架现象。修订重点放在四个方面：①根据近几年新颁布的卫生法规和卫生事业发展规划及人民健康标准，补充学科的新知识、新理论等内容；②根据卫生技术应用型人才今后的发展方向，人才市场需求标准，结合执业考试大纲要求增补针对性、实用性内容；③根据近几年的使用中读者的建议，修正、完善学科内容，保持其先进性；④根据学生的年龄和认知能力及态度，进一步创新编写形式和内容呈现方式，以更有效地服务于教学。

现在，经过全体编者的努力，新版教材正式出版了。教材共涉及 33 门课程，可供护理、助产及其他相关医学类专业的教学和执业考试选用，从 2016 年秋季开始向全国卫生职业院校供应。修订的教材面目一新,具有以下创新特色。

1. 编写形式创新 在保留"重点提示,适时点拨"的同时,增加了对重要知识点/考点的强化和提醒。对内容中所有重要的知识点/考点均做了统一提取,标列在相关数字化辅助教材中以引起学生重视,帮助学生拓展、加固所学的课程知识。原有的"讨论与思考"栏目也根据历年护士执业考试知识点的出现频度和教学要求做了重新设计,写出了许多思考性强的问题,以促进学生理论联系实际和提高独立思考的能力。

2. 内容呈现方式创新 为方便学生自学和网络交互学习,也为今后方便开展慕课、微课等学习,除了纸质教材外,本版教材创新性提供了手机版 APP 数字化辅助教材和网络教学资源。其中网络教学资源是通过网站形式提供教学大纲和学时分配以及讲课所需的 PPT 课件(包含图表、影像等),手机版数字化教辅则通过扫描二维码下载 APP,帮助学生复习各章节的知识点/考点,并收集了大量针对性强的各类练习题(每章不低于 10 题,每考点 1~5 题,选择题占 60% 以上,专业考试科目中的案例题不低于 30%,并有一定数量的综合题),还有根据历年护士执业考试调研后组成的模拟试卷等,极大地提高了教材内涵,丰富了学习实践活动。

我们希望通过本次修订使新版教材更上一层楼,不仅继承发扬该套教材的针对性、实用性和先进性,而且确保其能够真正成为医学教材中的精品,为卫生职教的教学改革和人才培养做出应有的贡献。

本套教材第 1 版和第 2 版由军队的医学专业出版社出版。为了配合当前实际情况,使教材不间断地向各地方院校供应,根据编委会的要求,修订版由科学出版社出版,以便为各相关地方院校做好持续的出版服务。

感谢本系列教材修订中全国各卫生职业院校的大力支持和付出,希望各院校在使用过程中继续总结经验,使教材不断得到完善和提高,打造真正的精品,更好地服务于学生。

编委会

2016 年 6 月

修订版前言

产科护理是中等卫生职业教育助产、护理专业的一门必修课程。本教材是为了适应我国中等职业教育改革和发展的需要,按照"十二五"全国中等卫生职业教育教学计划和教学大纲而进行修订的。

本教材修订版仍继续贯彻《国务院关于大力发展职业教育的决定》精神,以提高助产、护理专业学生的整体素养为基础,达到护理执业资格标准为导向,在编写中吸取上一版的精华和特色,更加优化教材的整体性能,增强教材的针对性和实用性,使教材内容更加符合护士执业标准,为学生能熟练掌握助产、护理操作技能,提高综合素养打下良好的基础。同时,及时更新知识,将近几年产科医学发展的适合助产、护理临床和实践需要的新知识、新方法和新技术编入本版中。

本版教材仍共分 14 章,包括产科学基础、病理产科护理及常用产科技术护理。为了学生更灵活、更扎实地掌握知识,每章节后给出了讨论与思考。本版教材还增加了手机版数字化教辅资料,内设重点知识点及练习题,供学生选择使用;相关网站中教学 PPT 课件,供教师在教学中参考。在本教材编写过程中,各参编学校做了大量工作,给予了大力支持,谨在此表示诚挚谢意。

本教材的内容及编排若有不妥之处,殷切希望使用本教材的师生和同仁提出宝贵意见,以便及时修正改进,谢谢!

编　者
2016 年 6 月

目　录

第 *1* 章

绪　论

学习要点

1. 产科护理学的范畴及特点
2. 产科护理学的学习目的及方法
3. 产科护理学的发展趋势

一、产科护理学的范畴及特点

产科护理学是助产专业重要课程之一,是临床医学中涉及范围广、整体性强的学科。它有着自己独立的医学学科特点:它以产科的系统理论为基础,研究女性妊娠期、分娩期、产褥期的全过程,以及该过程中孕妇、胎儿、产妇、新生儿的生理、病理特点,并进行诊断、治疗和护理。随着临床医学的日新月异的发展,现代产科护理学已经突破了单一的围生医学孕产妇监护模式,发展为一门以医用电子学、细胞遗传学、畸胎学、生理学、生物化学、药理学等学科为依托,研究受精、受精卵植入、胚胎发育、胎儿生理与病理、孕产妇、早期新生儿疾病诊断和防治的新兴生殖医学学科。

产科护理学是一门独立的学科,但同时它与其他的学科又密切相关。第一,产科护理学与妇科护理学密不可分,两者之间是相互联系和影响的。妇科的疾病可以导致产科的疾病如子宫肌瘤可以导致女性不孕、流产、难产等疾病发生;分娩过程处理不当可以导致阴道炎、子宫颈炎等疾病的发生。第二,产科护理学与内科学紧密联系,心脏病、病毒性肝炎等会影响母体和胎儿的生命健康安全,同时妊娠、分娩等会加重心脏病、病毒性肝炎患者的病情。第三,产科护理学具有与外科学相同的特点。在分娩、产褥期的一切操作都要遵循无菌操作这一原则,防止发生孕产妇及新生儿的感染。剖宫产手术、会阴侧切术等都属于外科手术操作。总之,产科疾病与各科之间都有联系,要从人的整体来分析和处理问题。

二、产科护理学的学习目的及方法

我国医疗卫生事业的发展和计划生育政策的贯彻施行,是以优育为最终目的的。而要达到优育,首先就要做到优生。产科护理学的培养对象是助产专业的学生,他们以后将从事助产和妇幼保健工作。通过这门课程的学习，使学生了解孕产妇各期的生理、心理变化，对孕产妇、胎儿、新生儿进行全面的监护和保健，预防和减少妊娠期并发症、合并症的发生，对所出现的异常情况及时做出诊断和处理，从而极尽所能地降低孕产妇、胎儿、新生儿的病死率。

要做一名合格的助产医护人员，首先要具备高尚的医德、良好的医风，同时要发扬人道主义精神，树立全心全意为人民健康服务的思想。其次，认真系统地学习产科护理学理论知识，结合相关学科，融会贯通。另外，还要重视患者的心理状况，以高度责任心、同情心和实事求是的精神，给予患者最大的精神、心理支持。

三、产科护理学的发展趋势

公元前 1500 年左右，古埃及的 Ebers 古书中就有了关于民间对分娩、流产、产科阵痛处理、胎儿性别判断、妊娠诊断方法等的描述。公元前 1300~1200 年，甲骨文中关于王妃分娩染疾的记载，是我国关于产科疾病的最早记录。周朝已经有了用药酒催产和简单的助产方法。战国时代有关于胎儿逐月发育的记录。汉代杰出的医学家华佗曾以针刺成功地为死胎患者实施引产；使用麻醉汤为产妇进行剖腹手术等。到了唐代，产科已成为独立的专科。昝殷著《经效产宝》是我国也是世界上现存的第一部产科专著。明代，产科方面贡献最大的是薛己，他发明了烧灼断脐法预防破伤风的发生。

随着医学各学科不断地取得新进展，在产科方面也取得了很多的新成果和突破。其一，产科学护理理论体系的根本性转变。产科学以往是以母亲为中心的理论体系，重点研究孕产妇在妊娠期间的变化、正常分娩机制、妊娠合并症和并发症的防治、异常分娩的处理、产褥期母体变化、异常产褥等，总之是以对母体的护理保健为主。现在这个体系已由母亲为中心转向母子医学一体化，在新的理论的指导下，普遍开展围生期监护技术和电子仪器的使用，更注重产科医师和新生儿科医师在分娩时的紧密合作和护理，从而大大降低了新生儿的病死率，显示了新的模式的优越性。其二，产前检查内容与诊断技术不断地创新和提高。通过对羊水、绒毛细胞、胎儿血细胞的培养等技术，可以早期对很多遗传性疾病和先天畸形等进行诊断，极大地减轻了家庭和社会的负担。运用遗传学技术和理论，进行产前诊断和筛查，减少了有缺陷患儿的出生，对提高人口素质做出了巨大贡献。其三，生殖医学的发展，使得助孕技术日趋完善。运用生殖生理的新知识进行助孕，从控制排卵到宫腔内人工授精、体外受精与胚胎移植、卵母细胞质单精子注射到胚胎移植前遗传学诊断等，都推动了不孕症的诊疗技术不断向前发展。其四，女性生殖内分泌学开始迅速发展。由于排卵、受精等受到女性生殖内分泌系统的影响，所以其功能失调可导致女性不孕、流产等疾病的发生。目前，对女性生殖内分泌系统进行诊断、治疗、调整、护理也进入了一个全新的发展阶段。

进入 21 世纪，整个世界范围内医学模式在不断转变和发展，人们对生育、健康、医疗保健有了更高的需求，我国医护界逐渐与世界产科护理接轨，有了"以家庭为中心的产科护理"的整体化护理，我们要努力学好产科护理学，将产科护理的新理念、新知识、新技术贯彻应用，为使我国产科护理达到世界先进助产护理水平而努力。

（潘 洁）

第 2 章

女性生殖系统解剖

学习要点

1. 外生殖器官的解剖位置与功能
2. 内生殖器官的解剖位置与功能
3. 骨盆的组成、分界及类型
4. 盆底的结构
5. 内生殖器邻近器官的解剖位置

第一节 外 生 殖 器

女性外生殖器又称外阴,是指女性生殖器官外露的部分,位于两股内侧间,前为耻骨联合,后为会阴,包括阴阜、大阴唇、小阴唇、阴蒂和阴道前庭(图 2-1)。

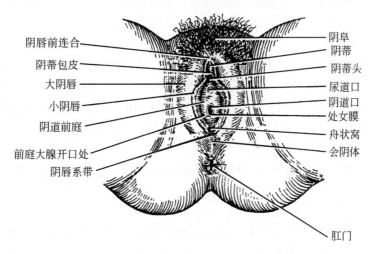

图 2-1 女性外阴

一、阴　阜

阴阜为耻骨联合前方的皮肤隆起,皮下含有丰富脂肪组织,该部位在青春期开始生长阴毛。阴毛呈倒三角形分布,其疏密和色泽存在种族、个体的差异。

二、大　阴　唇

大阴唇为两股内侧一对纵行隆起的皮肤褶皱,前起于阴阜,向后延伸至会阴。大阴唇外侧面为皮肤,有阴毛生长和色素沉着,内含有皮脂腺和汗腺;内侧面湿润似黏膜。大阴唇皮下为疏松结缔组织和脂肪组织,内含有丰富血管、淋巴管和神经。未生产的女性两侧大阴唇自然合拢,产后向两侧分开,绝经后大阴唇萎缩。

三、小　阴　唇

小阴唇为位于两侧大阴唇内侧的一对薄皮肤褶皱,其表面褐色、湿润、无阴毛,富含神经末梢。两侧小阴唇前端融合,分前、后两叶,前叶形成阴蒂包皮,后叶形成阴蒂系带。大、小阴唇的后端在正中线处会合,形成阴唇系带。

四、阴　蒂

阴蒂位于小阴唇顶端下方,部分被阴蒂包皮覆盖,由海绵体构成。阴蒂富含神经末梢,阴蒂头外露于外阴,性兴奋时可勃起。

五、阴　道　前　庭

阴道前庭为位于两小阴唇之间的菱形区域,前面为阴蒂,后面为阴唇系带,两侧为小阴唇。此区域内有以下结构:前庭球、前庭大腺、尿道外口、阴道口。

(一)前庭球

前庭球又称球海绵体,位于前庭两侧,由具有勃起性的静脉丛组成。前端与阴蒂相连接,后端膨大,与同侧前庭大腺相邻,表面被球海绵体肌覆盖。

(二)前庭大腺

前庭大腺又称巴多林腺,位于大阴唇后部,左右各一,如黄豆大小,被球海绵体肌覆盖。前庭大腺腺管细长 $1\sim2cm$,开口于小阴唇与处女膜之间的沟内。性兴奋时,分泌黏液,起润滑作用。此腺体正常情况下不能被触及;若腺管口闭塞或感染时,可形成巴氏腺囊肿或巴氏腺脓肿。

(三)尿道外口

尿道外口位于阴蒂头的后下方,阴道前庭的前方,其后壁上有一对尿道旁腺。尿道旁腺开口较小,通常有细菌潜伏。

(四)阴道口

阴道口位于前庭后部,周缘覆有一层较薄的黏膜皱襞,称为处女膜。处女膜含有结缔组织、血管和神经末梢,通常在中央有一孔,孔的形状、厚薄和大小存在个体差异。处女膜可因性交或剧烈运动而破裂出血,在分娩时由于胎儿的撑胀撕裂,产后仅留有处女膜痕。

重点提示

1. 大阴唇皮下含丰富的血管,外伤后易形成血肿。
2. 小阴唇及阴蒂富含神经末梢,对性刺激敏感。
3. 前庭大腺腺管口闭塞或感染时,可形成巴氏腺囊肿或巴氏腺脓肿。

第二节　内生殖器官

女性内生殖器官位于真骨盆内,包括阴道、子宫、输卵管和卵巢,输卵管和卵巢又称为子宫附件。

一、阴　道

阴道(图 2-2)是性交器官,也是月经血排出和胎儿娩出的通道。

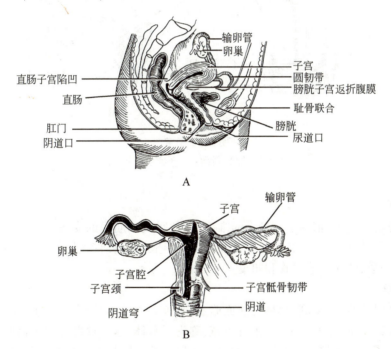

图 2-2　内生殖器官
A. 矢状断面观;B. 后面观

(一)位置和形态

阴道位于真骨盆下部中央,是一上宽下窄的管道,前壁长 7~9cm,与膀胱和尿道相邻;后壁长 10~12cm,与直肠邻近。上端包绕宫颈阴道部,下端开口于阴道前庭的后部。子宫颈与阴道间的圆周状隐窝称为阴道穹窿。按位置分为前、后、左、右阴道穹,后穹窿最深,与盆腔最低处的直肠子宫陷凹紧密相邻,临床上多经此穿刺或引流。

(二)组织结构

阴道壁自内向外由黏膜、肌层和纤维组织膜 3 层组织构成。黏膜层由复层扁平鳞状上皮覆盖,无腺体;阴道上端 1/3 处黏膜受性激素影响有周期性变化。成熟女性有纵行褶皱及横行皱襞,有较大伸展性。肌层由内、外两层平滑肌构成,内层呈环形、外层呈纵形;纤维组织膜和肌层紧密相贴。阴道含有丰富的静脉丛,损伤后易形成血肿或出血。

二、子 宫

子宫(图 2-3)是产生月经的器官;精子进入输卵管的通道;孕育胚胎、胎儿及形成产力的场所。

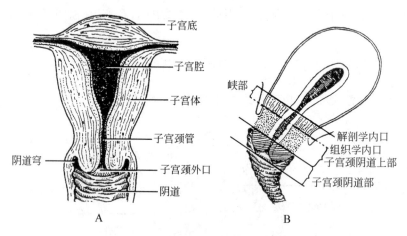

图 2-3 子宫

A. 子宫冠状断面;B. 子宫矢状断面

(一)位置

子宫位于盆腔中央,依靠子宫韧带的维持、骨盆底肌和筋膜的支撑,成人子宫呈前倾前屈位。子宫底位于骨盆入口平面以下,子宫颈外口位于坐骨棘水平稍上方。子宫前有膀胱,后有直肠,下端接阴道,两侧为输卵管和卵巢。

(二)形态

子宫为一肌性器官,呈倒置梨形,前面略扁,后面稍突。成人子宫重 50~70g,长 7~8cm,宽 4~5cm,厚 2~3cm,容积约 5ml。上部较宽,称为子宫体,宫体顶部称为子宫底,子宫底两侧称为子宫角。子宫下部较窄呈圆柱状,称为子宫颈。子宫体和子宫颈的长度比例因年龄而不同,幼儿期为 1:2,成年期为 2:1,老年期为 1:1。

子宫腔为上宽下窄的倒置三角形,两侧与输卵管相通,尖端向下与宫颈管相通。子宫峡部为子宫体与子宫颈之间最狭窄的部分,在非孕期长约 1cm,上端为解剖学内口,下端为组织学内口,在此处子宫内膜转变为子宫颈黏膜。子宫颈管的内腔呈梭形,成年女性长 2.5~3.0 cm,下端称为子宫颈外口,与阴道相通。子宫颈下部伸入阴道内,称为子宫颈阴道部。未产妇的宫颈外口呈圆形;经产妇因受分娩影响形成前后略扁、开口呈"一"形的横裂。

(三)组织结构

子宫体和子宫颈的组织结构不同。

1. 子宫体 子宫体壁由3层组织构成,由内向外分别为内膜层、肌层和浆膜层(图2-3)。

(1)子宫内膜层:又称子宫黏膜层,分为2层:靠近子宫肌层约1/3内膜为基底层,有增生修复功能;内膜表面2/3为功能层,由致密层和海绵层组成,受卵巢性激素影响,发生周期性变化而脱落。

(2)子宫肌层:比较厚,非孕时厚0.8~1cm,由大量平滑肌和少量弹性纤维组成,分为3层:内层平滑肌纤维环形排列,中层平滑肌纤维交叉排列,外层平滑肌纤维纵行排列。子宫收缩时3层平滑肌交织成网状,可压迫血管,从而有效地控制子宫出血。

(3)子宫浆膜层:为覆盖子宫表面的盆腔脏腹膜。子宫前面,近子宫峡部处的腹膜向前反折覆盖膀胱,形成膀胱子宫陷凹;子宫后面,沿子宫壁向下至宫颈后方及阴道后穹窿再折向直肠,形成直肠子宫陷凹,又称道格拉斯陷凹。

2. 子宫颈 子宫颈主要由纤维结缔组织组成,也含少量平滑肌纤维、血管和弹力纤维。宫颈管黏膜层内含腺体,分泌碱性黏液,形成黏液栓堵塞宫颈管。宫颈阴道部表面为复层鳞状上皮,宫颈管内膜为单层柱状上皮,在宫颈外口处相交,形成一环形的交界带,是宫颈癌的多发部位(图2-3)。

(四)子宫韧带

子宫韧带共有4对,分别是圆韧带、阔韧带、主韧带和宫骶韧带(图2-4)。

1. 圆韧带 呈圆索状,由平滑肌和纤维结缔组织构成。圆韧带起于两侧子宫角的前面,在阔韧带前叶下向前外侧走行,到达骨盆侧壁后,再沿腹股沟管走行,止于大阴唇前端,维持子宫呈前倾位置。

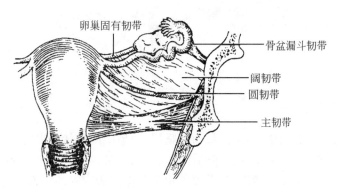

图2-4 子宫韧带

2. 阔韧带 位于子宫两侧,呈翼状双层腹膜皱襞,由覆盖子宫前后壁的腹膜向两侧延伸到达骨盆壁而形成,分前后两叶。阔韧带上缘游离,内2/3包裹输卵管(伞部除外),外1/3移行为骨盆漏斗韧带(又称卵巢悬韧带),卵巢动静脉由此处穿过。卵巢与宫角之间的阔韧带稍微增厚,称为卵巢固有韧带(又称卵巢韧带)。在阔韧带中含有丰富的血管、神经、淋巴管和大量疏松结缔组织,统称为宫旁组织。子宫动脉、静脉和输尿管穿过阔韧带基底部。阔韧带使子宫固定于两侧骨盆壁的中央。

3. 主韧带 位于阔韧带的下部,自宫颈两侧向外横行,止于骨盆侧壁,为一对坚韧的平滑肌和结缔组织纤维束,是固定宫颈位置的主要结构。

4. 宫骶韧带 起自宫体和宫颈交界处后上侧方,绕过直肠到达第2、3骶椎前面,其内含有平滑肌和结缔组织,外面有腹膜覆盖,短、厚、坚韧,向后上方牵引宫颈,辅助圆韧带维持子宫前倾位置。

重点提示

子宫的4对韧带起着固定和保持子宫前倾前屈的作用,薄弱或受分娩等因素损伤时,容易导致子宫脱垂。圆韧带维持子宫呈前倾位置;阔韧带使子宫固定于两侧骨盆壁的中央;主韧带固定宫颈位置的主要结构;宫骶韧带辅助圆韧带维持子宫前倾位置。

三、输卵管

输卵管(图2-5)是卵子受精的场所,也是运送受精卵至宫腔的通道,位于阔韧带上缘内。内侧与子宫角相通,外端游离,与卵巢邻近。输卵管为一对细长、弯曲的肌性管道,全长8～14cm。由内向外分成4部分:①间质部,长约1cm,管腔最狭窄;②峡部,位于间质部外侧,长2～3cm,细而直,管腔较狭窄。③壶腹部,位于峡部外侧,长5～8cm,管腔较宽大,管腔弯曲,内含皱襞。卵子进入输卵管后,停留于峡部和壶腹部交界处等待受精。④伞部,位于输卵管最外侧端,长1～1.5cm,开口于腹腔,开口处有许多能蠕动的指状突起,具有"拾卵"作用。

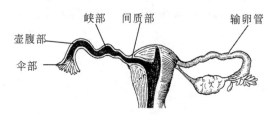

图 2-5 输卵管

输卵管壁由内向外分为3层:①内层为黏膜层,由单层高柱状上皮覆盖。②中层为平滑肌层,此层肌肉的收缩有拾卵、运送受精卵的作用。在一定程度上可阻止经血逆流,防止宫腔感染向腹腔内扩散。③外层为浆膜层,但伞部无腹膜覆盖。输卵管的黏膜上皮细胞的形态、分泌和纤毛摆动,平滑肌的收缩、蠕动,均受到性激素的影响而发生周期性变化。

四、卵巢

卵巢(图2-6)为一对扁椭圆形的性腺器官,具有分泌性激素和排卵的作用。卵巢由内侧的卵巢固有韧带和外侧的骨盆漏斗韧带(卵巢悬韧带)悬于子宫与盆壁之间。卵巢的大小、形状随着年龄增长而有差异。卵巢在青春期前没有排卵,其表面光滑;青春期开始排卵后,其表面逐渐凹凸不平。成年女性卵巢4cm×3cm×1cm大小,重5～6g,呈灰白色;绝经后,卵巢变小、变硬。卵巢表面无腹膜,由单层立方上皮的生发上皮覆盖。上皮深层有一层致密纤维组织的白膜。白膜下即为卵巢实质,卵巢实质由外向内分为皮质和髓质两层。皮质内含有发育不同阶段的卵泡、黄体和黄体退化后的白体组织;髓质内则含有疏松结缔组织、血管、神经、淋巴管和少量的平滑肌纤维。

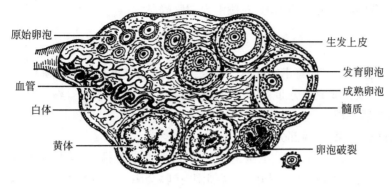

图 2-6　卵巢

第三节　血管及淋巴

女性生殖器官的血管与淋巴管相伴行,各器官间静脉及淋巴管以丛、网状相吻合。

一、动　脉

女性生殖器官的动脉由卵巢动脉、子宫动脉、阴道动脉与阴道内动脉组成。

(一)卵巢动脉

卵巢动脉发自腹主动脉,左卵巢动脉可来自左肾动脉。在腹膜后沿腰大肌前行,向外下行至骨盆缘跨过输尿管和髂总动脉下段,再经骨盆漏斗韧带向内横行,然后向内穿过卵巢系膜,经卵巢门进入卵巢。卵巢动脉的分支供应输卵管,其末梢在宫角附近和子宫动脉上行的卵巢支相吻合。

(二)子宫动脉

子宫动脉为髂内动脉的前干分支,于腹膜后沿骨盆侧壁向下前行,经过阔韧带基底部、宫旁组织到达子宫外侧,在宫颈内口水平约 2cm 处,横行跨过输尿管到达子宫侧缘,分上、下两支。上支为宫体支,至宫角处又分为宫底支、输卵管支及卵巢支(与卵巢动脉末梢吻合);下支又称为宫颈-阴道支,分布于宫颈和阴道上段。

(三)阴道动脉

阴道动脉为髂内动脉的前干分支,分布于阴道中下段前后壁、膀胱顶和膀胱颈。与子宫颈-阴道支和阴部内动脉分支相吻合。子宫颈-阴道支供应阴道上段,阴道动脉供应阴道中段,阴部内动脉和痔中动脉则供应阴道下段。

(四)阴道内动脉

阴道内动脉来自髂内动脉的前干终支,经坐骨大孔的梨状肌下孔,穿出骨盆腔,环绕坐骨棘背面,再经坐骨小孔到达坐骨肛门窝,然后分出 4 支:①痔下动脉,分布于直肠下段和肛门部;②会阴动脉,分布于会阴浅部;③阴唇动脉,分布于大小阴唇;④阴蒂动脉,分布于阴蒂和前庭球。

二、静　脉

盆腔静脉与同名动脉相伴行,在相应器官及其周围形成静脉丛,相互吻合。卵巢静脉与同名动脉相伴行,右侧汇入下腔静脉内,左侧汇入左肾静脉内。

三、淋 巴

女性生殖器官和盆腔具有丰富的淋巴系统,由外生殖器淋巴和盆腔淋巴组成。淋巴结沿相应的血管排列,成簇或成串分布,其数目及确切位置变异较大。

(一)外生殖器淋巴

外生殖器淋巴由深、浅两部分组成。

1. 腹股沟浅淋巴结　分为上、下两组,上组沿腹股沟韧带排列,接收外生殖器、阴道下段、会阴及肛门的淋巴;下组位于大隐静脉末端周围,接收会阴及下肢的淋巴。其输出管大部分汇入腹股沟深淋巴结,少部分汇入髂外淋巴结。

2. 腹股沟深淋巴结　位于股静脉内侧,接收阴蒂、腹股沟浅淋巴,然后汇入髂外及闭孔等淋巴结。

(二)盆腔淋巴

盆腔淋巴分3组:①髂淋巴组,包括髂内、髂外及髂总淋巴结;②骶前淋巴组,位于骶骨前面;③腰淋巴组,位于腹主动脉旁。

阴道下段淋巴主要汇入腹股沟浅淋巴结;阴道上段淋巴大部分汇入髂内和闭孔淋巴结,小部分汇入髂外淋巴结,经宫骶韧带汇入骶前淋巴结。宫底、宫体、输卵管、卵巢淋巴均汇入腰淋巴结,小部分汇入髂外淋巴结。宫体两侧淋巴结汇入腹股沟浅淋巴结。内外生殖器官发生感染或癌变时,沿各自回流的淋巴管扩散,使相应淋巴结肿大。

重点提示

1. 女性盆腔的动脉除卵巢动脉起自腹主动脉或左肾动脉外,其余的动脉(子宫动脉、阴道动脉与阴道内动脉)均来自髂内动脉。

2. 盆腔静脉形成丰富的静脉丛,使盆腔静脉感染容易蔓延。

第四节 骨 盆

女性骨盆是躯干和下肢之间的骨性连接结构,同时是支持躯干及保护盆腔脏器的重要器官,也是分娩时胎儿必经的骨性产道,其大小、形状直接影响分娩进展。

一、骨盆的组成

(一)骨盆的骨骼

骨盆(图2-7)由1块骶骨、1块尾骨及左、右2块髋骨组成。每块髋骨由髂骨、坐骨和耻骨融合形成;骶骨由5~6块骶椎融合形成,呈三角形,其上缘向前突出称为骶岬;尾骨由4~5块尾椎融合而成。

(二)骨盆关节

骨盆关节包括耻骨联合、骶髂关节和骶尾关节。两耻骨之间的纤维软骨称为耻骨联合。两髂骨与骶骨相接,形成骶髂关节。在骶骨下方,骶尾关节连接骶骨与尾骨,有一定的活动度。

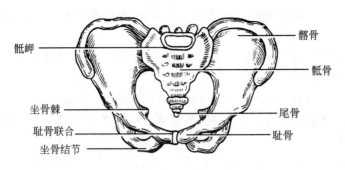

图 2-7　正常女性骨盆

(三)骨盆韧带

骨盆韧带在骨盆中,有两对重要的韧带:①骶结节韧带,连接骶骨、尾骨与坐骨结节;②骶棘韧带,连接骶、尾骨与坐骨棘。骶棘韧带宽度即为坐骨切迹宽度,为判断中骨盆是否狭窄的重要指标。妊娠末期受性激素影响,韧带可变松弛,各关节活动度稍微增大,有利于分娩。

二、骨盆的分界

以耻骨联合上缘、髂耻缘和骶岬上缘的连线为界,将骨盆分成假骨盆和真骨盆。骨盆分界线之上为假骨盆,又称大骨盆,其大小与分娩无直接关系,但测量假骨盆径线的长短可间接了解真骨盆大小。骨盆分界线之下为真骨盆,又称小骨盆,是胎儿娩出的骨产道。

真骨盆的上口为骨盆入口,下口为骨盆出口,骨盆入口和出口之间为骨盆腔。骨盆腔的前壁为耻骨联合,后壁为骶骨和尾骨,两侧为坐骨、坐骨棘和骶棘韧带。

三、真骨盆各平面径线

骨产道即真骨盆。为了便于理解、掌握分娩时胎儿先露部通过骨产道的过程,将真骨盆分成 3 个假想平面,即入口平面、中骨盆平面和出口平面(图 2-8)。

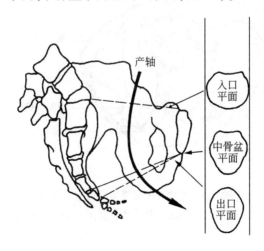

图 2-8　骨盆的 3 个假想平面

1. 入口平面 即真假骨盆的分界线所在的平面,呈横椭圆形,此平面有4条径线(图2-9A)。

(1)前后径:又称真结合径,起于耻骨联合上缘中点,止于骶岬前缘正中点,平均值为11cm,其长短可影响胎先露的衔接。

(2)横径:即左右两侧髂耻缘之间最宽的距离,平均值为13cm。

(3)斜径:为一侧骶髂关节上缘至对侧髂耻隆突的距离,平均值为12.75cm,左右各一。与左侧骶髂关节相连的斜径称为左斜径,与右侧骶髂关节相连的斜径称为右斜径。

2. 中骨盆平面 其形状呈前后略长的纵椭圆形,前面起于耻骨联合下缘正中点,两侧为坐骨棘内侧缘,向后止于第4、5骶骨之间,是骨盆的最狭小平面,有两条径线(图2-9B)。

(1)前后径:耻骨联合下缘中点至第4、5骶骨之间的距离,平均值为11.5cm。

(2)横径:又称坐骨棘间径,即两坐骨棘内侧缘之间的距离,平均值为10cm,其长短直接影响分娩是否顺利。

3. 出口平面 出口平面由前后两个不在同一平面的三角形组成,前三角平面顶点为耻骨联合下缘中点,两侧边为耻骨降支,底边为坐骨结节间径;后三角平面顶点为骶尾关节,两侧边为骶结节韧带,底边也为坐骨结节间径。出口平面有4条径线(图2-9C)。

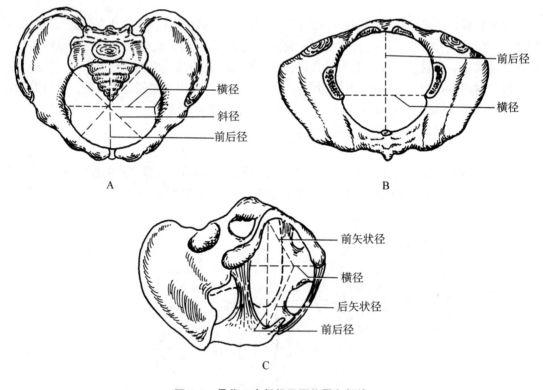

图2-9 骨盆3个假想平面位置和径线
A. 入口平面;B. 中骨盆平面;C. 出口平面

(1)前后径:耻骨联合下缘中点至骶尾关节之间的距离,平均值为11.5cm。

(2)横径:又称坐骨结节间径,即两坐骨结节内侧缘之间的距离,平均值为9cm。

（3）前矢状径：位于前三角平面,耻骨联合下缘中点至坐骨结节间径中点之间的距离,平均值为 6cm。

（4）后矢状径：位于后三角平面,骶尾关节前缘中点至坐骨结节间径中点之间的距离,平均值为 8.5cm。若出口横径稍短,出口横径与出口后矢状径之和>15cm 时,则正常足月大小的胎头可通过后三角平面娩出。

4. **骨盆轴**　临床上将骨盆各假想平面中心点连接而成的曲线,称为骨盆轴或产轴（图 2-10）。此轴上段由母体前上方向后下方延伸,中段向下,其下段向前下方走行。胎儿分娩时沿此轴完成分娩过程。

5. **骨盆倾斜度**　女性直立时,耻骨联合上缘较低,骶骨岬处较高。骨盆入口平面与地平面形成的角度,称为骨盆倾斜度,一般约为 60°（图 2-11）。若角度过大,会影响胎头衔接。

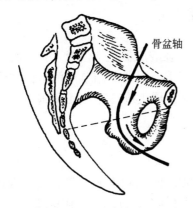

图 2-10　骨盆轴

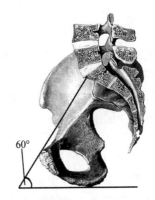

图 2-11　骨盆倾斜度

四、骨盆的类型

根据骨盆的不同形状,分为女性型骨盆、扁平型骨盆、类人猿型骨盆及漏斗型骨盆 4 种类型。

（一）女性型骨盆

女性型骨盆最常见,是女性正常骨盆。骨盆入口平面呈横椭圆形,其入口横径较前后径长。骨盆侧壁向下较直,坐骨棘平伏不向内突出,耻骨弓角度约 90°,坐骨棘间径>10cm。

（二）扁平型骨盆

此型较常见。骨盆入口呈横扁椭圆形,其入口横径大于前后径,前后径较正常骨盆小。耻骨弓角度>90°。骶骨变直向后翘,失去正常弯度,骨盆较浅。

（三）类人猿型骨盆

此型较少见。骨盆入口前后径长度大于横径,入口平面呈纵椭圆形。骨盆两侧壁稍内聚,坐骨棘向内突出,坐骨切迹较宽,耻骨弓角度较小,骶骨向后倾斜,骨盆前部较窄,后部较宽。3 个平面均狭小。

（四）漏斗型骨盆

漏斗型骨盆又称男性型骨盆,少见。骨盆入口略呈三角形,骨盆两侧壁稍内聚,坐骨棘明显向内突出,耻骨弓角度常<80°,坐骨切迹窄,骶骨较直、前倾,出口后矢状径较短。出口较

小,往往造成难产。

临床上所见的骨盆多是上述4种类型混合而成。骨盆的形态、大小有种族差异,其生长发育状况还受遗传、营养、活动与性激素的影响而有差异。

> **重点提示**
>
> 　骨盆的3个假想平面中,入口平面为横椭圆形;中骨盆平面为纵椭圆形,最狭小,坐骨棘间径及骶棘韧带的宽度是判断中骨盆平面是否狭窄的重要指标;出口平面由不在同一平面上的两个三角形组成。女性骨盆的大小、形状均影响分娩过程。

第五节　骨　盆　底

骨盆底封闭骨盆出口,由皮肤、肌肉和筋膜组成,保持盆腔脏器正常位置。骨盆底前面为耻骨联合和耻骨弓,后面为尾骨尖,两侧为耻骨降支、坐骨升支及坐骨结节。两坐骨结节前缘的连线将骨盆底分为前后两个三角形区域,其中前三角区为尿生殖三角,有肛管通过。骨盆底由外向内分为3层结构:外层、中层、内层。

一、外　层

外层(图 2-12)位于外生殖器、会阴皮肤和皮下组织的下面,由会阴浅筋膜及其深面的3对肌肉和括约肌组成。本层肌肉的肌腱在阴道口与肛门之间会合,形成会阴中心腱。

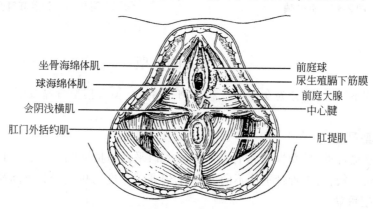

图 2-12　骨盆底外层

1. **球海绵体肌**　覆盖前庭球及前庭大腺,向前经过阴道两侧附着于阴蒂海绵体根部,向后和肛门外括约肌交叉。其收缩时能紧缩阴道,又称为阴道括约肌。

2. **坐骨海绵体肌**　起自于坐骨结节内侧,沿坐骨升支和耻骨降支前行,向上止于阴蒂海绵体。

3. **会阴浅横肌**　由两侧坐骨结节内侧面中线向会阴中心腱会合。

4. **肛门外括约肌**　为围绕肛门的环形肌肉束,前端会合于会阴中心腱。

二、中　层

中层(图 2-13)为泌尿生殖膈。由上下两层筋膜、1 对会阴深横肌和尿道括约肌组成,其中有尿道和阴道穿过。

　　1. 会阴深横肌　起于坐骨结节的内侧面,至会阴中心腱处。
　　2. 尿道括约肌　环绕尿道,可以控制排尿。

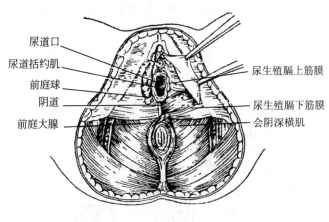

图 2-13　骨盆底中层

三、内　层

内层(图 2-14)为盆膈,是骨盆底最坚韧的一层,由肛提肌及其内、外筋膜组成。有尿道、阴道和直肠自前向后依次穿过其中。

　　肛提肌为位于骨盆底的一对扁阔肌,向下、向内合成漏斗形状,构成骨盆底的大部分。肛提肌由 3 部分构成:①耻尾肌,组成肛提肌的主要部分,起于耻骨降支内侧,绕过阴道、直肠,止于尾骨,另一小部分肌纤维止于阴道及直肠周围;②髂尾肌,起于腱弓后部,向中后走行,和耻尾肌汇合,绕过肛门,止于尾骨;③坐尾肌,起于两侧坐骨棘,止于尾骨和骶骨。在骨盆底的肌肉中,起着最重要支持作用的是肛提肌。其肌纤维在阴道和直肠周围交织,可加强肛门和阴道括约肌的作用。

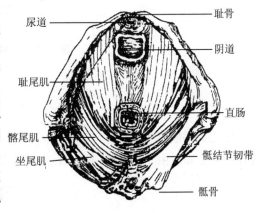

图 2-14　骨盆底内层

　　会阴有广义和狭义之分。广义的会阴指的是封闭骨盆出口的所有软组织。而狭义的会阴是指位于阴道口和肛门之间的楔形软组织,其厚3~4cm,又称会阴体,由外向内为皮肤、皮下脂肪、筋膜、肛提肌和会阴中心腱。会阴中心腱由部分肛提肌及其筋膜与会阴浅横肌、会阴深横肌、球海绵体肌、肛门外括约肌的肌腱交织形成。

会阴伸展性很大,妊娠后期会阴组织变软,有利于分娩。分娩时胎儿压迫会阴向外膨隆,紧张度很高,易发生裂伤,所以要保护会阴,避免发生严重裂伤。

第六节 内生殖器的邻近器官

女性内生殖器的邻近器官有尿道、膀胱、输尿管、直肠和阑尾(图 2-15)。当女性生殖器官或邻近器官出现病变时,能够相互累及。

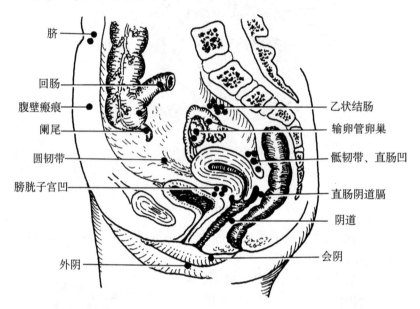

图 2-15 内生殖器的邻近器官

一、尿　　道

尿道为一肌性管道,起于膀胱三角尖端,穿过泌尿生殖膈,开口于阴道前庭部,长 3~5cm,直径约 0.6cm。由于女性尿道短、直,与阴道邻近,极易引起泌尿系统感染。

二、膀　　胱

膀胱位于耻骨联合与子宫之间,其充盈时可延伸至盆腔,有时过度充盈甚至到达腹腔。分娩时充盈的膀胱可阻碍胎先露的下降。

三、输　尿　管

输尿管为 1 对肌性管道,管壁厚约 1mm。全长 20~30cm,粗细不一,内径最细 3~4mm,最粗 7~8mm。起于肾盂,在腹膜后沿腰大肌前面偏中线下行为腰段;在骶髂关节处跨髂外动脉起点前方进入骨盆腔为盆段,并继续在腹膜后沿髂内动脉下行,在宫颈部外侧约 2.0cm,经阔韧带基底部向前内方走行,在子宫动脉下方穿过(图 2-16),于宫颈阴道上部的外侧 1.5~2.0cm 处,斜向前内穿越输尿管隧道进入膀胱。结扎子宫动脉及打开输尿管隧道时,要注意避免损伤输尿管。

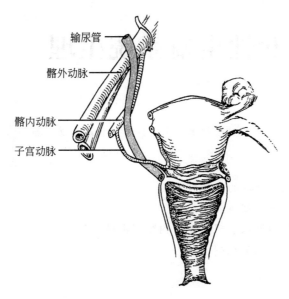

输尿管

髂外动脉

髂内动脉

子宫动脉

图 2-16　输尿管与生殖器官动脉的位置关系

四、直　　肠

直肠位于子宫、阴道和骶骨之间,全长 15~20cm。肛管长 2~3cm,与阴道后壁相连,经阴道分娩时应保护会阴,从而避免损伤肛管。

五、阑　　尾

阑尾位于右髂窝内。其下端与右侧输卵管及卵巢部邻近。患阑尾炎时,有可能累及右侧子宫附件。阑尾炎若发生在妊娠期,增大的子宫使阑尾向外上方移位,常引起诊断困难。

重点提示

分娩或手术时应注意避免损伤邻近器官。

讨论与思考

1. 试述为何子宫位于盆腔正中且处于前倾前屈位?
2. 不同时期子宫体与子宫颈长度的比例有何不同?
3. 描述 3 个平面的形状及径线。

（杨高原）

第 *3* 章

女性生殖系统生理

> **学习要点**
> 1. 女性一生各阶段的生理特点
> 2. 卵巢功能及周期性变化
> 3. 月经周期的临床表现及子宫内膜周期性变化
> 4. 月经周期的调节机制

第一节　女性一生各阶段的生理特点

女性从胎儿形成到衰老是一个渐进的生理过程,根据其年龄和生殖内分泌的变化,分为胎儿期、新生儿期、儿童期、青春期、性成熟期、绝经过渡期和绝经后期7个阶段,每个阶段都有它的生理特点。但没有截然的年龄界限,可因遗传、营养、环境和心理等影响而出现差异。

一、胎　儿　期

正常女性胎儿的染色体为46XX。胚胎6周后原始性腺开始分化,至8~10周性腺组织才出现卵巢的结构。卵巢形成后,中肾管退化,两条副中肾管发育成为女性生殖道。

二、新 生 儿 期

出生后4周内称新生儿期。女性胎儿在母体内受胎盘及母体卵巢所产生的女性激素影响,出生时新生儿外阴较丰满,乳房略隆起或少量泌乳。出生后与母体分离,血中女性激素迅速下降,个别可有少量阴道流血,以上现象短期内即消失。

三、儿　童　期

从出生4周至12岁称儿童期。8岁以前,儿童身体持续发育,但生殖器官仍为幼稚型。约从8岁起,卵巢渐变为扁椭圆形,开始有少量卵泡发育,但未成熟。女性特征开始出现。10岁左右,卵巢中开始有少数卵泡发育,但大都达不到成熟程度。

四、青 春 期

从月经初潮开始至生殖器官发育成熟的时期称青春期,世界卫生组织(WHO)规定在10~19 岁。此期身体及生殖器官迅速发育,第二性征形成,开始出现月经。但卵巢功能尚不健全,月经多不规律。

五、性 成 熟 期

性成熟期又称生育期,是卵巢的生殖功能与内分泌功能最旺盛的时期。一般自 18 岁左右开始,持续 30 年左右。在此期内,卵巢功能成熟,有周期性排卵。生殖器官及乳房在卵巢分泌的性激素作用下发生周期性变化。

六、绝经过渡期

绝经过渡期是卵巢功能开始衰退直至最后一次月经的时期。一般始于 40 岁,历时 1~10 年。月经永久性停止称为绝经,我国妇女绝经的平均年龄为 49.5 岁。WHO 将卵巢功能开始衰退直至绝经后 1 年内的时期称围绝经期。此期雌激素水平降低,易发生血管运动障碍和自主神经功能紊乱症状,如潮热、出汗、情绪不稳定、易激动、焦虑、抑郁、失眠及性功能障碍等。

七、绝经后期

绝经后期指绝经后的生命时期,一般 60 岁以后。卵巢功能进一步衰退、老化,生殖器官萎缩。由于衰老,性激素减少,易致代谢紊乱,引起骨质疏松,易发生骨折。

第二节　月经及月经期的临床表现

在生殖内分泌系统的调节下,子宫内膜发生周期性的脱落及出血,称为月经。月经是性功能成熟的标志之一。

一、月经血的特征

月经血呈暗红色,除血液外,尚含有子宫内膜碎片、宫颈黏液及脱落的阴道上皮细胞等。其主要特点是不凝固,偶尔亦有些小凝块。现认为月经血在刚离开血液循环后是凝固的,但开始剥落的子宫内膜中含有一定量的激活因子,能激活血中的纤溶酶原,变为纤溶酶,使其纤维蛋白溶解,以致月经血呈液体状态。

二、正常月经的临床表现

月经第一次来潮,称为初潮。初潮年龄在 11~16 岁,多数为 13~14 岁。相邻两次月经第1天的间隔时间,称为月经周期。一般为 25~35d,平均 28d。月经持续的时间称为经期,一般为 2~8d,平均为 3~5d。一次月经的总失血量为经量,正常经量为 30~60ml,超过 80ml 为月经过多。月经血呈暗红色,黏稠而不凝固。

重点提示

月经初潮的迟早受遗传、营养、气候、环境等因素影响。大多数妇女在初潮2~3年后月经周期可以逐渐规律,如果月经周期超过35d则称为稀发月经。

通常,月经期无特殊症状,有些妇女可出现腰骶部酸胀、膀胱刺激症状、轻度神经系统不稳定症状、胃肠功能紊乱及鼻症状黏膜出血、皮肤痤疮等,但一般并不严重,不影响妇女的正常工作和学习。

第三节　卵巢的功能及周期性变化

一、卵巢的功能

卵巢是女性的性腺,其主要功能:①产生卵子并排卵的生殖功能;②产生性激素的内分泌功能。

二、卵巢生殖功能的周期性变化

从青春期开始至绝经前,卵巢在形态和功能上发生周期性变化,称为卵巢周期。它包括以下变化。

(一)卵泡的发育及成熟

卵巢的基本生殖单位是始基卵泡。胚胎20周时,始基卵泡数量最多约700万个,以后发生退化闭锁,始基卵泡逐渐减少,新生儿出生时卵泡总数下降约200万个,直至青春期卵泡数只剩下30万~70万个。每一个始基卵泡中含有一卵母细胞,周围有一层梭形或扁平细胞围绕(图3-1)。临近青春发育期,始基卵泡开始发育,其周围的梭形细胞层增生繁殖变成方形、复层。因其细胞浆内含颗粒,故称颗粒细胞。颗粒细胞继续分裂并分泌液体,称卵泡液,卵泡液中含雌激素。环绕卵泡周围的间质细胞形成卵泡膜,分为内外两层,内层血管较丰富。此时卵泡称为生长卵泡。内膜细胞和颗粒细胞有分泌性激素的功能。随着卵泡液的增多,空隙扩大,颗粒细胞被挤至卵泡的四周,形成颗粒层。此时,卵细胞也在增大,被多层颗粒细胞围绕,突入卵泡腔内,称"卵丘"。卵细胞的外围有一层薄的透明膜,称透明带。透明带周围的颗粒细胞呈放射状排列,称为放射冠。此时卵泡发育成熟,并移向卵巢表面,称成熟卵泡,直径可达20mm左右(图3-2)。

在正常成年妇女的卵巢中,每月有若干个始基卵泡发育,但一般只有一个(偶有2个)卵泡发育成熟,其余的发育到某一阶段时闭锁、萎缩。

(二)排卵

发育成熟的卵泡呈泡状突出于卵巢表面。在卵泡内液体的压力和液体内蛋白分解酶及某些激素等的作用下,卵泡膜最后破裂,卵细胞随卵泡液排入腹腔,即"排卵"。排卵时初级卵母细胞完成其第一次减数分裂,排出第一极体,成为次级卵母细胞。随后又迅速开始第二次减数分裂,但仅停留在减数分裂的中期,如在输卵管遇精子侵入时,才最后完成第二次成熟分裂,排出第二极体,成为卵细胞。排卵多发生在下次月经来潮的第14天前后。排卵一般无特殊不适,少数人可感到排卵侧下腹酸胀或坠痛。两侧卵巢可交替排卵,也可由一侧卵巢连续排卵。

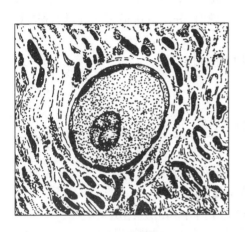

图 3-1 始基卵泡

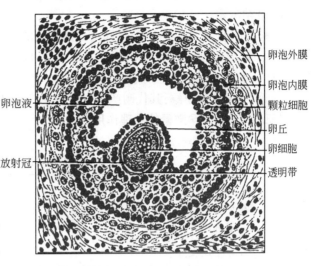

图 3-2 成熟卵泡

(三) 黄体形成和退化

排卵后,卵泡壁塌陷,卵泡膜血管壁破裂,血液流入腔内形成血体,继而卵泡的破口由纤维蛋白封闭,残留的颗粒细胞变大,细胞质内含黄色颗粒状的类脂质,此时血体变为黄体。此时颗粒细胞在黄体生成素的作用下增生长大,胞质中出现黄色颗粒,称黄体细胞,主要分泌孕激素和雌激素。排卵后如受精,则黄体将继续发育并将维持其功能达 10 周左右,称妊娠黄体。若卵子未受精,在排卵后 9~10d 黄体开始萎缩,血管减少,细胞呈脂肪变性,黄色消退,最后细胞被吸收,组织纤维化,外观色白,称为白体。正常排卵周期黄体寿命为 12~16d,平均 14d。黄体衰退后月经来潮,卵巢中又有新的卵泡发育,开始新的周期。

重点提示

自月经第一天至卵泡发育成熟,称为卵泡期,决定了月经周期的长短,而排卵多发生在下次月经来潮前的第 14 天前后,故正常黄体期均为 14 天。

三、卵巢的内分泌功能

卵巢主要分泌雌激素、孕激素及少量雄激素,均为甾体激素。

(一) 雌激素

雌激素由颗粒细胞、卵泡内膜细胞和黄体细胞产生。卵泡开始发育时,只分泌少量雌激素;至月经第 7 天卵泡分泌雌激素迅速增加,于排卵前形成高峰,排卵后稍减少。在排卵后 1~2d,黄体开始分泌雌激素使血液循环中雌激素又逐渐上升。在排卵后 7~8d 黄体成熟时,形成血液循环中雌激素第二高峰,此峰低于排卵前第一高峰。此后,黄体萎缩,雌激素水平急剧下降,于月经前达最低水平。

雌激素主要有雌二醇(E_2)、雌酮和雌三醇(E_3)。E_2活性最强,易被氧化成为雌酮,又可水合为作用最弱的E_3,后者也可能是E_2的代谢产物。这些变化都在肝脏内进行,并从尿中排出。

(二)孕激素

卵泡期卵泡不分泌孕激素,排卵前成熟卵泡的颗粒细胞黄素化开始分泌少量孕激素;排卵后黄体形成,分泌孕激素逐渐增加,至排卵后$7\sim8d$黄体成熟时,分泌量达最高峰,以后逐渐下降,到月经来潮时降至卵泡期水平。

孕激素,主要是孕酮,其代谢产物主要为孕二醇,从尿中排出。

(三)雌激素与孕激素的生理作用(表3-1)

表3-1 雌激素、孕激素的生理作用

	雌激素	孕激素
子宫肌	促使子宫发育,肌层增厚,收缩力增强,提高对催产素的敏感性	使肌纤维松弛,抑制子宫收缩,降低对缩宫素的敏感性
子宫内膜	呈增生期改变	使增生的子宫内膜出现分泌现象
宫颈	使宫颈口松弛、扩张,分泌透明稀薄黏液,便于精子通过	使宫颈口闭合,宫颈黏液变得黏稠,量少,精子不易通过
输卵管	促进输卵管的发育及节律性蠕动,出现纤毛细胞,有利卵子或受精卵的运行	抑制输卵管的节律性蠕动
阴道	促使阴道上皮细胞增生角化,糖原增加	使阴道上皮细胞角化现象消失
乳腺	促使乳腺管增生	在雌激素作用基础上促使乳腺腺泡的发育
脑垂体	有正、负两种反馈	只有负反馈
代谢作用	促使体内钠和水的潴留;降低胆固醇与磷脂的比例,加速骨骺端的闭合	促使体内钠和水的排出
其他	促使女性第二性征发育,对雄激素起拮抗作用	使基础体温可升高$0.3\sim0.5℃$

重点提示

> 孕激素与雌激素既有拮抗作用又有协同作用。在子宫内膜和乳房的发育方面具有协同作用,而在子宫颈、子宫肌层、输卵管蠕动、阴道上皮细胞及水、钠代谢方面又是相互拮抗的。

(四)雄激素

女性体内的雄激素主要来自肾上腺,少量来自卵巢。雄激素是合成雌激素的前体,促进阴毛、腋毛的生长,促进蛋白质合成,促进肌肉和骨骼的发育。排卵前循环中雄激素升高,一方面促进非优势卵泡闭锁,另一方面提高性欲。但雄激素过多会对雌激素产生拮抗作用。

第四节 生殖器官的周期性变化

月经周期中,随着卵巢分泌的雌激素、孕激素的周期性变化,生殖器官也发生周期性变化(图 3-3),其中子宫内膜的变化最为显著。

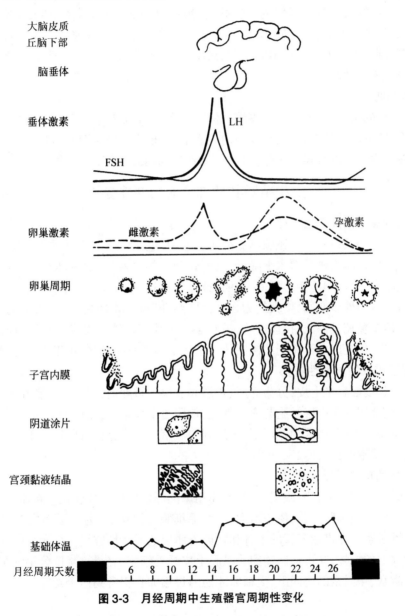

图 3-3 月经周期中生殖器官周期性变化

一、子宫内膜的周期性变化

(一)增殖期

月经周期的第 5~14 天,相当于卵泡发育成熟阶段。行经时子宫内膜功能层剥落,随月经血排出,仅留下子宫内膜的基底层。而在雌激素作用下,子宫内膜基底层细胞开始增生,先是修复剥脱处创面,随后因继续增生而变厚,腺体增多、变宽,并渐屈曲。血管也增生,渐呈螺旋状。间质则增生致密。子宫内膜的增生与修复在月经期即已开始。

(二)分泌期

月经周期的第15~28天,相当于排卵后黄体成熟阶段。排卵后,黄体分泌的雌激素将使增殖期内膜继续增厚,而孕激素使内膜转化为分泌反应。于排卵后1~10d,子宫内膜继续增厚,腺体增大,腺体内的分泌上皮细胞分泌糖原,为受精卵着床做准备。至月经的第24~28天,为分泌期晚期,子宫内膜厚达10mm,呈海绵状。内膜腺体开口面向宫腔,有糖原等分泌物溢出,间质更疏松,水肿。

(三)月经期

在月经周期的第1~4天。黄体萎缩,体内孕激素、雌激素水平降低,内膜螺旋小动脉痉挛,组织缺血、缺氧而局灶性坏死,坏死的内膜剥落,表现为月经来潮。内膜的基底层随即开始增殖,形成新的内膜。故月经期实际上是一个周期的结束,也是下一个周期的开始。

二、生殖器其他部位的周期性变化

(一)宫颈黏液的周期性变化

在卵巢性激素的影响下,宫颈腺细胞分泌黏液,其理化性质及其分泌量均有明显的周期性变化。月经来潮后,体内雌激素水平降低,宫颈管分泌的黏液量很少;随着雌激素水平的逐渐升高,黏液量增多,至排卵前变得稀薄、透明,拉丝度可达10cm以上。涂片镜检可见羊齿植物叶状结晶,这时宫颈外口变圆,增大约为3cm,呈"瞳孔"样。排卵后,受孕激素的影响,黏液量逐渐减少,质地变黏稠且浑浊,拉丝度差,易断裂。涂片镜检结晶模糊,至月经周期第22天左右结晶完全消失,代之以成行排列的椭圆体。临床上检查宫颈黏液,可以了解卵巢功能。

(二)阴道黏膜的周期性变化

阴道上皮是复层扁平上皮,分为底层、中层和表层。排卵前,阴道上皮在雌激素作用下,底层细胞增生,逐渐演变为中层细胞与表层细胞,使阴道上皮增厚,表层细胞角化,其程度在排卵期最明显。排卵后,在孕激素的作用下,表层细胞脱落。临床上检查阴道上1/3段阴道侧壁脱落细胞的变化,了解卵巢功能。

(三)输卵管的周期性变化

输卵管的形态和功能在雌激素、孕激素作用下同样发生周期性变化。在雌激素的作用下,输卵管黏膜上皮纤毛细胞生长,体积增大;非纤毛细胞分泌增加,为卵子提供运输和种植前的营养物质。雌激素还促进输卵管的发育和输卵管肌层的节律性收缩。孕激素则抑制输卵管平滑肌节律性收缩的振幅,并可抑制输卵管黏膜上皮纤毛细胞的生长,减低分泌细胞分泌黏液的功能。在雌激素、孕激素的协同下,受精卵才能通过输卵管正常到达子宫腔。

第五节 月经周期的调节

月经周期的调节是一个复杂的过程,主要涉及下丘脑、垂体和卵巢。下丘脑、垂体与卵巢之间相互调节、相互影响,形成完整而又协调的神经内分泌系统,称为下丘脑-垂体-卵巢轴(图3-4)。此轴又受中枢神经系统控制。

重点提示

下丘脑分泌促性腺激素释放激素(GnRH),通过调节垂体促性腺激素的释放,调控卵巢功能,而卵巢分泌的性激素对下丘脑-垂体又具有反馈调节作用。

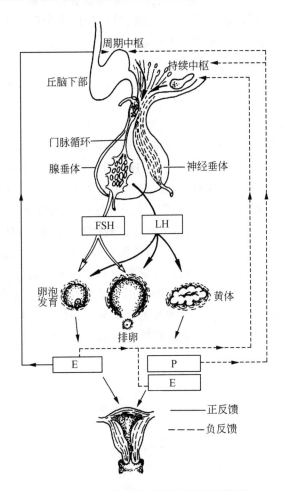

图 3-4 下丘脑-垂体-卵巢轴相互间关系

与月经周期调节相关的主要激素如下。

(一)下丘脑生殖调节激素

下丘脑神经细胞分泌促性腺激素释放激素(GnRH),直接通过垂体门脉系统输送到腺垂体。其生理作用是调节垂体促性腺激素的合成和分泌,为下丘脑调节月经的主要激素。

(二)腺垂体生殖激素

腺垂体细胞接受 GnRH 的刺激,合成释放下列促性腺激素。

1. 促卵泡素(FSH) 卵泡发育必需的激素。其生理作用是直接促进卵泡的生长发育,促进雌二醇的合成与分泌;在卵泡期晚期与雌激素协同,诱导颗粒细胞生成促黄体生成素受体,为排卵及黄素化做准备。

2. 促黄体生成素(LH)　其生理作用是排卵前促使卵母细胞进一步成熟并排卵;在黄体期维持黄体功能,促进孕激素、雌激素合成与分泌。

(三)下丘脑-垂体-卵巢轴的相互关系

下丘脑的 GnRH,通过下丘脑与垂体之间的门静脉系统进入腺垂体,垂体在其作用下释放 FSH 与 LH,两者直接控制卵巢的周期性变化,产生孕激素和雌激素。卵巢所分泌的性激素可以逆向影响下丘脑和垂体促性腺激素的分泌功能,这种作用称为反馈作用,产生促进作用的称为正反馈;产生抑制作用的称为负反馈。雌激素既能产生正反馈,也能产生负反馈;孕激素通过对下丘脑的负反馈作用,影响垂体促性腺激素的分泌。雌激素、孕激素协同作用时,负反馈影响更显著。垂体的促性腺激素能在促性腺激素释放激素的调节下分泌,又可通过血液循环对下丘脑的促性腺激素释放激素产生负反馈作用。

(四)月经周期的调节机制

下丘脑在中枢神经系统控制下,受到兴奋即产生 GnRH,通过丘脑下部与垂体之间的门脉系统进入垂体前叶,使之分泌 FSH 和少量 LH。这些垂体激素使卵巢内的卵泡发育成长,并随着卵泡的逐渐成熟而分泌越来越多的雌激素,促使子宫内膜增殖。日益增多的雌激素将对下丘脑和垂体产生负反馈作用,使 FSH 的分泌减少,但促进 LH 的分泌。排卵前 LH 分泌明显增多,卵泡生长迅速,终至破裂而释放出成熟的卵子,即排卵。排卵后 LH 急剧下降,而后 LH 和 FSH 协同作用,使破裂的卵泡形成黄体,其中黄体细胞分泌雌激素、孕激素,并随着黄体发育产生越来越多的孕激素,使增殖的内膜转入到分泌期或月经前期。黄体期孕激素与雌激素达到一定浓度时,将协同对下丘脑及垂体起负反馈作用。排出的卵子如未受精,黄体即退化,孕激素及雌激素的分泌随之渐减少,导致子宫内膜的退化剥落,月经来潮。下丘脑、垂体因卵巢激素浓度的下降而不再受抑制,于是一个新的性周期又从此开始。

讨论与思考

月经是指在生殖内分泌系统的调节下,子宫内膜发生周期性的脱落及出血的现象。正常月经周期约 28d。

1. 卵巢的周期性变化及其产生的性激素的变化规律。
2. 生殖系统在卵巢激素的作用下所发生的变化。
3. 月经周期的调节过程。

(翟向红)

第 4 章

妊娠生理

学习要点
1. 受精与植入
2. 胎儿发育特征及生理特点
3. 胎儿附属物的形成与功能
4. 妊娠期母体的生理、心理变化

妊娠是胚胎和胎儿在母体内发育成长的过程。成熟卵子受精是妊娠的开始,胎儿及其附属物自母体排出是妊娠的终止,全过程平均约 38 周。由于卵子受精时间不易确定,临床上妊娠往往以末次月经第 1 天作为开始,至妊娠终止为 40 周(280 天)。

第一节 受精、受精卵的植入和发育

一、受 精

获能的精子和次级卵母细胞的结合过程称为受精。

精液射入阴道内,精子离开精液经宫颈、宫腔进入输卵管腔,生殖道分泌物中产生的 α、β 淀粉酶解除精子顶体酶上的"去获能因子",使精子具有受精能力,此过程称为精子获能,需 7h 左右。次级卵母细胞从卵巢排出后,经输卵管伞端的拾卵作用进入输卵管,停留在壶腹部与峡部的连接处等待受精。精子与卵子一旦相遇,精子头部的外膜破裂释放出顶体酶,溶解卵子外围的放射冠和透明带,为精子打开一条通道,称顶体反应。借助酶的作用,精子穿越放射冠和透明带,细胞膜与卵细胞膜接触并融合,卵子皮质颗粒释放溶酶体酶,使透明带结构发生变化,阻止其他精子的通过,保证单精受精,这一过程称为透明带反应。之后,次级卵母细胞完成第二次减数分裂形成卵原核,精原核与卵原核融合形成受精卵,完成受精过程。

二、受精卵的植入

受精卵形成 30h 后,借助输卵管的蠕动和纤毛的摆动向子宫腔方向运行,同时不断地进行有丝分裂。约在受精后 72h,受精卵分裂成由 16 个细胞组成的实心细胞团,称桑椹胚,即早期囊胚。受精后第 4 天早期囊胚进入宫腔并继续分裂、分化。受精后第 5~6 天早期囊胚的透明带消失,体积迅速增大,继续分裂发育,形成晚期囊胚。在受精后第 6~7 天,晚期囊胚开始侵入子宫内膜,称受精卵植入或着床。着床需具备以下 4 个条件:①囊胚的透明带消失;②细胞滋养细胞分化形成合体滋养细胞;③子宫内膜与囊胚同步发育并相互协调;④孕妇体内的孕酮数量足够。之后受精卵经过定位、黏附、侵入 3 个阶段至受精后第 11~12 天完成植入(图 4-1)。

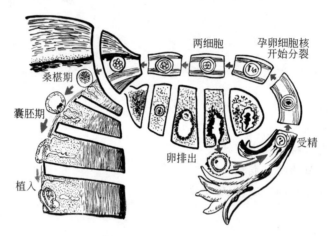

图 4-1 受精与植入

三、胚胎的发育

植入后的囊胚继续发育,很快形成由内、外胚层组成的二胚层胚盘,受精 3 周左右,在内、外胚层之间又继续分裂出中胚层,称为三胚层期,以后这 3 层共同分化发育形成胚胎及胎儿。妊娠 10 周(受精后 8 周)内的人胚称为胚胎,是器官分化、形成的时期。自妊娠 11 周(受精后 9 周)起称为胎儿,是生长、成熟的时期。

第二节 胚胎、胎儿发育特征及生理特点

一、胚胎、胎儿发育特征

胚胎的发育是一个极为细致复杂的过程,其细胞和组织严格地按照一定的顺序进行分化,以 4 周为单位描述胚胎、胎儿发育特征。

妊娠 4 周末:可辨认出胚盘与体蒂。

妊娠 8 周末:胚胎已能分辨出眼、耳、口、鼻、手指及足趾,初具人形。此时早期心脏已形成,B 型超声下可见心脏搏动。

妊娠 12 周末:胎儿身长约 9cm,体重约 14g。外生殖器开始发育。

妊娠 16 周末:胎儿身长约 16cm,体重约 110g。外生殖器基本形成。头皮已长出毛发,体毛出现。部分孕妇开始自觉有胎动。

妊娠 20 周末:胎儿身长约 25cm,体重约 320g。皮肤暗红,全身有毳毛及胎脂,开始能吞咽和排尿。用听诊器经孕妇腹壁可听到胎心音。

妊娠 24 周末:胎儿身长约 30cm,体重约 630g。各脏器已发育齐全,皮下脂肪开始堆积。经孕妇腹壁可触到胎体。

妊娠 28 周末:胎儿身长约 35cm,体重约 1000g。有呼吸运动,出生后能存活,但易发生呼吸窘迫综合征。

妊娠 32 周末:胎儿身长约 40cm,体重约 1700g。面部毳毛已脱落。出生后加强护理有可能存活。

妊娠 36 周末:胎儿身长约 45cm,体重约 2500g。皮下脂肪沉积已较多,面部皱褶消失,毳毛明显减少,指(趾)甲已达指(趾)端,出生后能啼哭及吸吮。生活能力良好,基本可以存活。

妊娠 40 周末:胎儿身长约 50cm,体重约 3400g。出生后发育成熟,体形丰满,皮肤粉红色,皮下脂肪多,哭声洪亮,吸吮和吞咽能力强。女婴大小阴唇发育良好,男婴睾丸已下降至阴囊。

> **重点提示**
>
> 妊娠 8 周末,B 超检查可见胎心搏动,此期内孕妇服用有害药物或感染病毒、细菌等易致胎儿畸形或发育异常。妊娠 16 周末,从外生殖器可确定胎儿性别。妊娠 20 周末,临床检查可听到胎心音。妊娠 28 周末,胎儿身长约 35cm,体重约 1000g,给予特殊护理有可能存活,但易发生呼吸窘迫综合征。妊娠 36 周末,胎儿生活能力良好,基本可以存活。

二、胎儿生理特点

(一)循环系统

1. 解剖学特点

(1)脐静脉:1 条,从胎盘把血氧含量较高、营养丰富的动脉血输送回胎儿体内供其发育所需。出生后,脐静脉闭锁为肝圆韧带。

(2)脐动脉:2 条,输送胎儿体内血氧含量较低、代谢废物多的混合血进入胎盘与母体进行交换。出生后,脐动脉与相连的腹下动脉闭锁为腹下韧带。

(3)动脉导管:位于肺动脉及主动脉弓之间。出生后,闭锁为动脉韧带。

(4)卵圆孔:位于左、右心房之间。在出生后数分钟开始关闭,至生后 6~8 周完全闭锁。

2. 血液循环特点

(1)来自胎盘的血液分 3 支进入胎儿体内:一支直接入肝,一支与门静脉汇合后入肝,此两支血液最后经肝静脉入下腔静脉;另一支经静脉导管直接入下腔静脉。胎儿下腔静脉的血液是混合血(动脉血为主),有来自脐静脉含氧量较高的血液,也有来自胎儿下半身含氧量较低的血液。

(2)位于左、右心房之间的卵圆孔,其开口正对下腔静脉入口,以动脉血为主的下腔静脉血液进入右心房,绝大部分经卵圆孔进入左心房。而收集上半身静脉血的上腔静脉的血液进入右心房,流向右心室,随后进入肺动脉。由于肺循环阻力较大,仅约 1/3 血液经肺静脉入左心房。这两部分进入左心房的血液经左心室最后进入升主动脉,首先供应胎儿的心脏、头和上肢。然后与从动脉导管进入主动脉的大部分肺动脉血液流经降主动脉供应胎儿身体的下半身（图4-2）。

> **重点提示**
>
> 　　胎儿体内无纯动脉血，而是动、静脉混合血。由于血液循环的特点，进入胎儿肝、心、头部及上肢的血液含氧量较高、营养较丰富；注入胎儿肺、身体下半部的血液含氧量及营养较少，以适应需要。

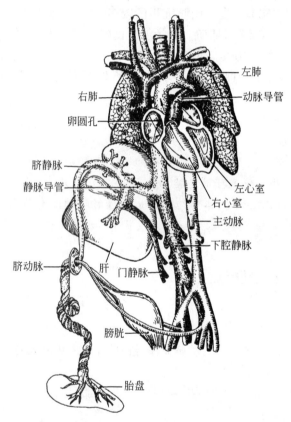

左肺
动脉导管
右肺
卵圆孔
左心室
脐静脉
右心室
静脉导管
主动脉
下腔静脉
脐动脉
肝　门静脉
膀胱
胎盘

图 4-2　胎儿的血液循环

现能使羊水进出呼吸道的呼吸运动（具有使肺泡扩张及生长的作用）。胎儿窘迫时，还可见大喘息样呼吸运动。

（二）血液

1. 红细胞　受精后 3 周末，主要由卵黄囊生成红细胞。妊娠 10 周肝是主要生成器官，以后逐渐由骨髓、脾代替产生。妊娠足月时，骨髓产生 90% 红细胞。妊娠 32 周以后红细胞数增多，约为 $6.0×10^{12}/L$。

2. 血红蛋白　包括原始血红蛋白、胎儿血红蛋白和成人血红蛋白。随着妊娠的进展血红蛋白数量不断增多，类型从原始型逐渐向成人型过渡。临产前，仅约 25% 为胎儿血红蛋白。

3. 白细胞　妊娠 8 周，胎儿血液循环中出现粒细胞。妊娠 12 周，胸腺、脾产生淋巴细胞，成为体内主要的抗体来源。妊娠足月时白细胞计数可达 $(15~20)×10^{9}/L$。

（三）呼吸系统

胎儿期胎盘代替肺功能，母儿血液在胎盘进行气体交换。但 B 型超声下，妊娠 11 周可见胎儿胸壁运动，妊娠 16 周时出

（四）消化系统

1. 胃肠道　小肠早在妊娠 11 周已有蠕动，妊娠 16 周胃肠功能基本建立。

2. 肝脏　胎儿肝功能不健全，缺乏许多酶，不能结合红细胞破坏产生的大量游离胆红素，大部分经胎盘交给母体代谢排出。少部分在肝内结合经胆道排入小肠氧化成胆绿素。胆绿素的降解产物导致胎粪呈墨绿色。

（五）泌尿系统

妊娠 11~14 周时胎儿肾脏已有排尿功能，妊娠 14 周胎儿膀胱内可见尿液。

(六)内分泌系统

胎儿甲状腺于妊娠第 6 周开始发育,妊娠 12 周已能合成甲状腺激素。肾上腺于妊娠第 4 周开始发育,妊娠 7 周时能合成肾上腺素,妊娠 20 周还能产生大量甾体激素,与胎儿肝、胎盘、母体共同完成雌三醇的合成与排泄。妊娠 12 周胎儿胰腺开始分泌胰岛素。

(七)生殖系统

胚胎在性腺、内生殖器与外生殖器未分化前,无法区分男女。妊娠 9 周,男性生殖系统先开始发育。妊娠 11~12 周,女性生殖系统开始发育。至妊娠 12 周临床才能明显区分性别。

第三节 胎儿附属物的形成及其功能

胎儿以外的组织包括胎盘、胎膜、脐带和羊水称为胎儿的附属物。

一、胎 盘

(一)胎盘的形成

胎盘是母体与胎儿间进行血液交换的场所。

由底蜕膜、叶状绒毛膜和羊膜构成,妊娠 6~7 周开始形成,妊娠 12 周末基本形成。

1. 底蜕膜 受精卵着床后,子宫内膜迅速发生蜕膜变形成蜕膜。按蜕膜与囊胚的部位关系分为 3 部分(图 4-3):①底蜕膜:位于囊胚与子宫肌层之间的蜕膜,以后形成胎盘的母体部分;②包蜕膜:覆盖在囊胚表面的蜕膜,随囊胚发育逐渐突向宫腔,向真蜕膜靠近,约在妊娠 12 周,包蜕膜与真蜕膜逐渐融合;③真蜕膜(壁蜕膜):除以上两部分以外的覆盖在子宫腔的蜕膜。

2. 叶状绒毛膜 是构成胎盘的主要结构。晚期囊胚着床后,滋养层很快分化,外层细胞发生融合称为合体滋养层,中间的立方细胞分界清楚为细胞滋养层,内面还有胚外中胚层,这 3 层结构组成了绒毛膜(图 4-4)。与底蜕膜相接触的绒毛,因营养丰富反复分支,发育良好,称叶状绒毛膜。包蜕膜处的绒毛则因逐渐缺乏营养而退化萎缩,称为平滑绒毛膜。长入底蜕膜中的称为固定绒毛,末端悬浮于充满母血的绒毛间隙中的称为游离绒毛。

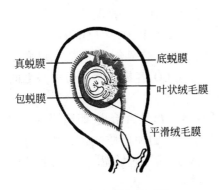

图 4-3 蜕膜与绒毛膜

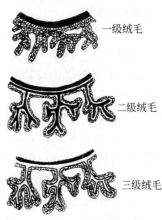

图 4-4 发育中的各级绒毛

3. 羊膜 位于胎盘的胎儿面。是附着在绒毛膜板表面的一层光滑并具有一定弹性的半透明薄膜,无血管、淋巴及神经。

(二)胎盘的结构

妊娠足月的胎盘呈圆形或椭圆形,重 450~650g,直径 16~20cm,厚 1~3cm,中间厚,边缘薄。胎盘有两个面:胎儿面和母体面。胎儿面光滑,灰蓝色,半透明,脐带动、静脉从附着处呈放射状向四周分布,直达胎盘边缘。母体面粗糙,暗红色,由胎盘膈形成若干浅沟分成的 20 个左右小叶组成。

(三)胎盘的血液循环

约在受精后第 3 周,绒毛内形成血管时,便建立起胎盘循环。胎儿体内含氧量低、代谢废物浓度高的血液通过脐动脉进入绒毛毛细血管,与绒毛间隙中的母体血液以渗透和扩散等方式进行交换。之后经脐静脉将含氧量高、营养物质丰富的血液带回胎儿体内,以保证胎儿宫内生长发育。而母体通过直接开口于绒毛间隙内的子宫螺旋动脉把血液灌入绒毛间隙,与胎儿的血液交换后,再经开口的子宫螺旋静脉返回母体内。胎儿血和母血不直接相通,之间隔着绒毛毛细血管壁、绒毛间质及绒毛表面细胞层,构成母胎界面,有胎盘屏障的作用(图 4-5)。

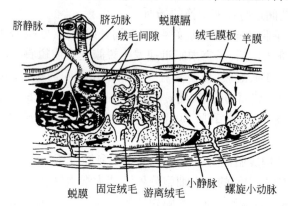

图 4-5 胎盘的血液循环

(四)胎盘的功能

胎盘具有物质交换、防御、免疫及合成功能。

1. 物质交换功能 包括气体交换、营养物质供应与胎儿代谢产物排泄功能。

(1)气体交换功能:母体与胎儿在胎盘进行血液交换的过程中,O_2 及 CO_2 得以简单扩散方式进行交换,替代了出生后胎儿肺的功能。胎儿血红蛋白对 O_2 的亲合力强,能从母血中获得充分的 O_2。CO_2 通过血管的扩散速度比 O_2 快 20 倍左右,故 CO_2 容易自胎儿通过绒毛间隙直接向母体迅速扩散。

(2)营养物质供应与胎儿代谢产物排泄:营养物质通过胎盘供给胎儿,葡萄糖以易化扩散通过胎盘。胎儿氨基酸浓度高于母体,以主动运输通过胎盘。自由脂肪酸、水、钠和钾以简单扩散通过胎盘。钙、磷、铁、维生素 C 和维生素 B 多以主动运输通过胎盘。同时,胎儿的代谢产物如尿素、尿酸、肌酐、肌酸等,亦经胎盘交给母体进行排泄。

2. 防御功能 胎盘有一定的屏障作用,但作用极有限。母血中免疫抗体如 IgG 能通过胎盘进入胎儿,使其在出生后一段时间内获得被动免疫力。各种病毒(如风疹病毒、巨细胞病毒等)和大部分药物(分子量小)均可通过胎盘,影响胎儿。

3. 免疫功能　胎儿、胎盘对于母体来说,是同种半移植异体,但母体并未对其产生排斥。可能由于胎盘合体滋养细胞表面形成的免疫屏障遮盖了相应的抗原,阻止了免疫攻击;也可能与妊娠期间母体免疫能力低下,对胎儿产生免疫耐受有关。

4. 合成功能　胎盘具有活跃的合成物质的能力,主要合成激素(包括蛋白激素和甾体激素)及酶。

(1) 绒毛膜促性腺激素(HCG):为蛋白激素。约在受精后第 6d 滋养层开始分泌,受精后 10d 可在母血中测出,至妊娠 8~10 周血清浓度达最高峰,持续约 10d 后迅速下降,持续至分娩,约于产后 2 周内消失。

(2) 胎盘生乳素(HPL):由合体滋养细胞分泌的蛋白激素。与胰岛素、肾上腺皮质激素协同作用于乳腺腺泡,促进腺泡发育,为产后泌乳做好准备。亦是促进胎儿发育的重要"代谢调节因子"。

(3) 雌激素、孕激素:妊娠早期,主要由黄体产生。于妊娠 10 周后,胎盘接替卵巢产生雌激素、孕激素。雌激素与孕激素共同参与妊娠期母体各系统的生理变化。

(4) 缩宫素酶:由合体滋养细胞产生的一种糖蛋白。主要使缩宫素分子灭活,起到维持妊娠的作用。

(5) 耐热性碱性磷酸酶:由合体滋养细胞分泌。于妊娠 16~20 周母血中可测出此酶,可作为胎盘功能检查的一项指标。

> **重点提示**
>
> 　　胎盘由底蜕膜、叶状绒毛膜和羊膜构成。约在妊娠 12 周末形成,具有进行气体交换、供应营养物质与排泄胎儿代谢产物、防御、免疫和合成功能。胎盘合成的激素有 HCG、胎盘生乳素、雌激素与孕激素等,其中 HCG 在受精后 10d 可在母血中测出,用于诊断早期妊娠。HCG 于妊娠 8~10 周分泌达高峰。

二、胎　膜

胎膜由平滑绒毛膜和羊膜组成。外层为平滑绒毛膜,内层为薄而透明的羊膜。至妊娠晚期,平滑绒毛膜与羊膜紧密相贴,但能分开。羊膜为无血管膜,坚韧而柔软,与覆盖胎盘、脐带的羊膜层相连,可阻止细菌进入宫腔感染胎儿;又因含多量花生四烯酸的磷脂,且含有能催化磷脂生成游离花生四烯酸的溶酶体,故胎膜对发动分娩也可能有一定作用。

三、脐　带

脐带是连接胎儿与胎盘的纽带,一端连于胎儿腹壁脐轮,另一端附着于胎盘胎儿面。妊娠足月胎儿的脐带长 30~100cm,平均约 55cm,直径 0.8~2.0cm。表面覆盖羊膜呈灰白色。脐带断面中央有一条管腔较大、管壁较薄的脐静脉;两侧有两条管腔较小、管壁较厚的脐动脉。血管周围有华通胶保护脐血管。脐带是母体与胎儿进行气体交换、营养物质供应和代谢产物排出的重要通道。由于脐血管较长,常呈螺旋状纡曲,易受压、缠绕或打结,可致胎儿窘迫,甚至危及胎儿生命。

四、羊　水

充满在羊膜腔内的液体称羊水。妊娠早期,羊水是母体血清经胎膜进入羊膜腔的透析液。妊娠中期以后,胎儿尿液是羊水的主要来源。羊水在生成的同时,也在不断地进行吸收。胎膜能吸收 50% 的羊水;胎儿消化道也是吸收羊水的重要途径,妊娠足月胎儿每日吞咽羊水 500~700ml;此外,脐带每小时可吸收羊水 40~50ml;胎儿角化前皮肤也能吸收很少量羊水。

重点提示

羊膜腔内的羊水并非静止不动,而是不断在与母体和胎儿之间进行着交换,以保持相对恒定。妊娠期羊水量逐渐增加,妊娠 38 周时约 1000ml,妊娠 40 周时羊水量约 800ml。

妊娠足月的羊水比重为 1.007~1.025,呈中性或弱碱性,pH 约为 7.20。妊娠早期羊水为无色澄清液体。妊娠足月羊水略浑浊,不透明,内常悬有胎脂、胎儿脱落上皮细胞、毳毛、少量白细胞、白蛋白等。

羊水可保护胎儿:①维持羊膜腔的恒温、恒压;②胎儿在羊水中自由活动,不致受到挤压,防止胎肢与羊膜粘连及胎体畸形;③直接传导宫缩压力均匀分布于胎体。

羊水可保护母体:①减轻因胎动所致的不适感;②临产后,前羊水囊扩张宫颈口及阴道;③破膜后,羊水冲洗阴道减少感染机会。

第四节　妊娠期母体变化

妊娠是一个变化复杂又极其协调的生理过程。为适应胚胎、胎儿生长发育的需要,母体内发生一系列的生理和心理变化。

一、生 理 变 化

(一)生殖系统的变化

1. 子宫

(1)子宫体:逐渐增大变软。子宫的体积由非孕时(7~8)cm×(4~5)cm×(2~3)cm 增大至妊娠足月时 35cm×25cm×22cm。妊娠早期子宫呈球形或椭圆形且不对称增大。妊娠 12 周以后,增大的子宫渐呈均匀对称并超出盆腔,可在耻骨联合上方触及。至妊娠晚期,子宫呈轻度右旋,与乙状结肠占据盆腔左侧有关。

子宫腔由非孕时的 5ml 增加至妊娠足月的 5000ml,子宫的重量由非孕时的 70g 增加至妊娠足月的 1100g,主要是子宫肌纤维的肥大。子宫各部的增长速度不一,子宫底部妊娠后期最快,子宫体部含肌纤维最多,子宫下段次之,子宫颈最慢。自妊娠 12~14 周,子宫开始出现稀发、不对称、不规则收缩,强度和频率随妊娠的进展会逐渐增加,但收缩时,子宫腔内的压力不超过 5~25mmHg,所以孕妇不会感到疼痛,亦不会使宫颈扩张。

(2)子宫峡部:非孕时长约 1cm,妊娠后变软,至妊娠 12 周以后,子宫峡部逐渐伸展拉长变薄,扩展成为宫腔的一部分。临产后可伸展至 7~10cm,形成子宫下段,成为产道的一部分。

(3)宫颈:妊娠早期,黏膜充血、水肿,外观肥大、呈紫蓝色,质软。宫颈管内腺体肥大,分泌黏液增多,形成黏液栓堵塞宫颈口,有保护宫腔免受外来感染侵袭的作用。

2. 卵巢　卵巢体积略增大,停止排卵。一侧卵巢可见妊娠黄体,妊娠10周开始萎缩。

3. 输卵管　妊娠期输卵管伸长,但肌层并不增厚。

4. 阴道　阴道黏膜充血、水肿,呈紫蓝色,质地变软。皱襞增多,伸展性增加。分泌物增多常呈白色。阴道上皮细胞内糖原增加,乳酸含量增多,阴道pH降低,有利于防止感染。

5. 外阴　外阴部充血,皮肤增厚,大小阴唇色素沉着,大阴唇内血管增多,结缔组织松软,伸展性增加。小阴唇皮脂腺分泌增多。

(二)乳房的变化

妊娠早期开始增大,充血明显。孕妇自觉乳房发胀,是早孕的常见表现,偶有刺痛。乳腺腺泡增生使乳房出现结节且较硬韧。乳头增大变黑,易勃起。乳晕变黑,乳晕外围的皮脂腺肥大形成散在的结节状小隆起,称蒙氏结节。妊娠期有大量的多种激素参与乳腺发育,为产后泌乳做准备。

(三)循环系统的变化

1. 心脏　妊娠后期因膈肌升高,心脏向左、向上、向前移位,更贴近胸壁,心尖搏动向左移位1~2cm,心浊音界稍扩大。心脏的移位造成大血管轻度扭曲,加之血流量增加及血流速度加快,多数孕妇的心尖区及肺动脉区可听及Ⅰ~Ⅱ级柔和吹风样收缩期杂音,产后逐渐消失。心率于妊娠晚期每分钟增加10~15次。

2. 血流动力学　妊娠早期及中期血压偏低,妊娠晚期血压轻度升高。一般收缩压无变化,舒张压因外周血管扩张、血液稀释及胎盘形成的动静脉短路而轻度降低。随着妊娠进展,增大子宫的压迫和盆腔血液回流的增加,会造成下腔静脉压明显升高。加之妊娠期静脉壁扩张,孕妇容易发生下肢、外阴静脉曲张和痔。孕妇长时间处于仰卧位,回心血量减少,心排血量随之减少而致血压下降,造成仰卧位低血压综合征。

(四)血液系统的改变

循环血容量于妊娠6~8周开始增加,至妊娠32~34周达高峰,增加40%~45%,相当于约1450ml血液,维持此水平直至分娩。血容量增加包括血浆及红细胞增加,血浆增加多于红细胞增加,血液稀释,出现生理性贫血。白细胞从妊娠7~8周开始轻度增加,至妊娠30周达高峰,为$(5~12)\times10^9/L$,有时甚至可达$15\times10^9/L$。凝血因子Ⅱ、Ⅴ、Ⅶ、Ⅷ、Ⅸ、Ⅹ合成增加,仅血小板、凝血因子Ⅺ、凝血因子ⅩⅢ降低,血液处于高凝状态。

(五)泌尿系统的变化

母体及胎儿代谢产物增多,肾负担过重。肾体积略增大,肾血浆流量及肾小球滤过率于妊娠早期均增加。如果肾小管对葡萄糖再吸收能力不能相应增加,少数孕妇饭后可出现生理性糖尿,应注意与糖尿病相鉴别。受孕激素影响,泌尿系统平滑肌张力降低,输尿管轻度扩张,蠕动减弱,尿流缓慢,孕妇易患急性肾盂肾炎,由于右旋子宫的压迫,尤以右侧多见。

(六)呼吸系统的变化

呼吸次数于妊娠期变化不大,但呼吸较深大。肺活量无明显改变;通气量每分钟约增加40%;上呼吸道黏膜增厚,轻度充血水肿,易发生感染。

(七)消化系统的变化

受大量雌激素影响,齿龈肥厚,易患齿龈炎致齿龈出血。妊娠期胃肠平滑肌张力降低,贲门括约肌松弛,胃内酸性内容物可反流至食管下部产生胃灼热。胃酸及胃蛋白酶分泌量减少。

胃排空时间延长,容易出现上腹部饱满感。肠蠕动减弱,粪便在大肠停留时间延长易形成淤积,加之直肠静脉压增高,孕妇易发生痔或使原有痔加重。

(八)内分泌系统的变化

垂体、肾上腺皮质及甲状腺等体积增大功能增强,故分泌量有所增加。

(九)皮肤的变化

妊娠期垂体分泌促黑素细胞激素增加,加上雌激素、孕激素的增多,孕妇乳头、乳晕、腹白线、外阴等多处出现色素沉着。面部色素沉着呈褐色"蝴蝶"形分布面颊两侧称为妊娠黄褐斑,俗称蝴蝶斑,产后可自行消退。腹壁皮肤弹性纤维断裂,出现多量紫色或淡红色不规则平行略凹陷的条纹,称妊娠纹,产后逐渐变成银白色。

(十)新陈代谢的变化

基础代谢率于妊娠早期略下降,妊娠中期逐渐增高,至妊娠晚期可增高 15%~20%,孕妇对各种营养物质、微量元素及维生素需要量增加。妊娠足月体重平均增加约 12.5kg。

(十一)骨骼、关节及韧带的变化

骨质在妊娠期间一般无改变,仅见于妊娠次数过多、过密,又不注意补充钙及维生素 D 者,能引起骨质疏松症。部分孕妇自觉腰骶部及肢体疼痛不适,可能与松弛素使骨盆韧带及椎骨间的关节、韧带松弛有关。

二、心 理 变 化

妊娠对于女性来说,普通但不简单。妊娠引发的身体变形、激素水平升高及角色转变,使她们的内心情感经历比较复杂的变化。

(一)妊娠早期

得知妊娠后,几乎所有的孕妇会感到震惊。未做好准备者,往往会因为学习、工作或家庭经济条件等原因而焦虑、烦恼,既不想轻易放弃妊娠,又觉得胎儿来得不是时候而无所适从;已有妊娠计划的孕妇,在享受妊娠带来喜悦的同时,亦因缺乏相应的知识而担心;早孕反应的出现也会使孕妇对妊娠先前的美好感觉有所怀疑,严重的恶心、呕吐,甚至会使其对妊娠产生厌恶感。此时特别需要家庭及社会给予支持,以帮助她们尽快接受妊娠事实。

(二)妊娠中期

妊娠反应消失,孕期进入最平稳阶段,孕妇已经逐渐适应了新生活,情绪稳定,精神愉快。尤其是在胎动出现后,孕妇切实地感受到了胎儿的存在、无尽的满足和幸福感。开始计划为胎儿购置衣服、鞋、床等物品,并常常对着不断增大的腹壁,幻想胎儿的性别、容貌等。不过,由于内分泌激素水平的增加,孕妇情绪易波动,动不动因为一点小事就生气发怒,常常令丈夫和家人不知所措。智力及对事物的反应速度也略有下降,这是满足母体角色转变的需要。

(三)妊娠晚期

预产期一天天临近,体重增加造成的动作迟缓,生活不便,致使孕妇对分娩的愿望越来越迫切,但同时又惧怕分娩来临,害怕分娩疼痛,担心分娩中胎儿有危险或新生儿出生后有畸形等,情绪不稳定,精神受压抑。

孕妇生理上的变化引发心理上的变化,而心理上的变化又可影响到胎儿生理上的变化。所以,孕妇应保持心理健康,精神愉悦,尽量避免各种不良的情绪和心理,才能保证孕妇健康和胎儿正常发育。

讨论与思考

1. 妊娠是胚胎和胎儿在母体内发育成长的过程。

(1)各孕期胎儿的发育特征有何差别?

(2)胎儿期循环系统有哪些特点?

2. 胎儿以外的组织,包括胎盘、胎膜、脐带和羊水称为胎儿的附属物。

(1)胎盘是怎样形成的? 有何功能?

(2)羊水如何维持动态平衡?

(3)胎膜与脐带有何作用?

（翟向红）

第 **5** 章

妊娠诊断

妊娠全过程约 40 周,临床上分 3 个时期:早期妊娠,13 周末以前;中期妊娠,14 周开始至 27 周末;晚期妊娠,28 周及以后。

第一节　早期妊娠诊断

一、病史、症状和体征

(一)停经

凡是有性生活史的育龄期女性,平素月经周期规则,一旦月经超过正常周期 10d 以上,应考虑妊娠的可能性。停经时间越长,妊娠的可能性越大。停经是妊娠最早、最重要的症状,但不是妊娠特有的症状。

(二)早孕反应

停经 6 周左右,孕妇出现晨起恶心、呕吐、畏寒、头晕、乏力、嗜睡、流涎、食欲缺乏、喜食酸辣、厌油腻食物和气味等症状,称为早孕反应。60% 左右的孕妇会出现,与个人体质有关,多数在停经 12 周左右自行消失。

(三)尿频

在妊娠 12 周内,增大的子宫在盆腔内压迫膀胱引起尿频。妊娠 12 周以后,子宫增大超出盆腔,尿频症状会自然消失。

(四)乳房

孕妇体内雌激素、孕激素含量增多,促进乳房腺管和腺泡发育,乳房增长速度较快,产生胀痛感。检查可见乳房体积增大,皮下有明显的静脉显露,乳头增大,敏感性增强,乳头和乳晕着色加深。乳房及乳晕皮脂腺分泌旺盛,出现深褐色结节,称为蒙氏结节。哺乳期妇女妊娠后,由于黄体分泌较多的雌激素抑制泌乳,所以分泌乳汁明显减少。

(五)妇科检查

阴道检查见阴道黏膜和宫颈充血,呈紫蓝色。停经 5~6 周时,子宫呈球形增大变软,触之饱满。停经 6~8 周时,子宫峡部变得极软,感觉宫颈与宫体之间似不相连,此现象称为黑加征(图 5-1)。妊娠 8 周时,子宫增大为非孕时的 2 倍;12 周时为非孕时的 3 倍,子宫底在腹部可触及,约在耻骨联合上 3 横指。

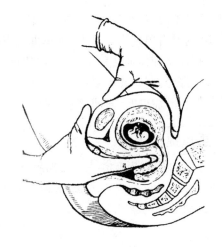

图 5-1　妇科检查

重点提示

停经不是妊娠特有的症状,哺乳期及一些妇科疾病也可以有停经现象。另有一些早孕的妇女,在孕卵着床时会有少量阴道流血。有性生活史的女性如果出现不规则阴道流血,首先应考虑妊娠的可能。

二、辅助检查

(一)妊娠试验

受精卵形成后 10d 左右,即可用放射免疫法检测出受检者血中人绒毛膜促性腺激素(HCG)升高。现在临床上多采用早早孕试纸法检测受检者尿液中的 HCG,结果呈阳性者,结合临床表现可确诊为早孕。尿妊娠试验是确定早期妊娠的最简便、最常用的方法。

(二)超声检查

1. B 型超声检查　超声检查是确诊早期妊娠快速、准确的方法。阴道超声比腹部超声检查更敏感,可以比腹部超声提前 1 周诊断。阴道 B 型超声最早可在停经 4~5 周时,在宫腔内见到圆形或椭圆形妊娠囊。停经 6 周左右妊娠囊内可见到胚芽和原始心管搏动,并可协助明确宫内妊娠、活胎及胎儿数目的诊断。

2. 超声多普勒法　超声多普勒仪在子宫区域内,能够探测到有节律、高调的胎心音,胎心率为 110~160/min,即可确诊为早期妊娠、活胎。

(三)基础体温(BBT)测定

双相型体温的已婚女性如果出现高温相持续 18d 不下降,早孕可能性较大。高温相持续超过 3 周,早孕的可能性会更大,但特异性不强。

(四)宫颈黏液涂片检查

宫颈黏液量少且黏稠,涂片干燥后显微镜下可见大量椭圆体排列成行,无羊齿状结晶,早期妊娠的可能性较大。

(五)黄体酮试验

利用孕激素在体内突然撤退可以引起子宫内膜脱落出血的原理,用黄体酮 10~20mg 肌内注射,每日 1 次,连续注射 3~5d。如果停药后 3~7d 内出现阴道流血,即可排除妊娠;如果停药后 7d 内没有出现阴道流血,则早期妊娠的可能性较大。

根据症状和体征怀疑早孕者,尽快做妊娠试验以明确妊娠诊断。尿妊娠试验阴性者,1 周后复查。停经 6~7 周 B 型超声检查可以明确是否宫内妊娠,排除异位妊娠,同时能鉴别和排除某些妇科肿瘤,如子宫肌瘤、卵巢囊肿等。

> **重点提示**
>
> 尿妊娠试验是确定早期妊娠的最简便、最常用的方法;B 型超声检查则可以更加准确诊断妊娠部位及是否为活胎;基础体温的测定、宫颈黏液涂片检查主要反映黄体的功能,而不能反映胚胎的情况。

第二节　中、晚期妊娠诊断

一、病史与症状

有早期妊娠的经过,腹部逐渐增大。初孕妇于妊娠 20 周可自觉胎动,经产妇则略早些感觉到,胎动随着妊娠进展逐渐加强。妊娠 20 周后可经孕妇腹壁触摸到子宫内胎儿的躯体。

二、体征与检查

(一)子宫增大

腹部检查时视诊可见子宫增大,手测子宫底高度或用尺测耻骨联合上子宫高度(图 5-2)来估计胎儿的大小和孕周是否相符(表 5-1)。宫底高度因胎儿发育状况、胎儿数目、羊水量不同、孕妇的脐耻间距离不同会有差异。

表 5-1　不同妊娠周数的子宫底高度及子宫长度

妊娠周	手测子宫底高度	尺测子宫长度(cm)
12 周末	耻骨联合上 2~3 横指	
16 周末	脐耻之间	
20 周末	脐下 1 横指	18(15.3~21.4)
24 周末	脐上 1 横指	24(22.0~25.1)
28 周末	脐上 3 横指	26(22.4~29.0)
32 周末	脐与剑突之间	29(25.3~32.0)
36 周末	剑突下 2 横指	32(29.8~34.5)
40 周末	脐与剑突之间或略高	33(30.0~35.3)

(二)胎心音

妊娠 12 周可用多普勒胎心听诊仪探测到胎心音,妊娠 18~20 周用一般听诊器即能经孕妇腹壁听到胎心音。胎心音呈双音,似钟表"滴答"声,正常时 110~160/min。妊娠 24 周以前,胎儿躯体较小,胎心音多在脐下正中或偏左、偏右能够听到;妊娠 24 周以后,因胎心音在胎背侧听得最清楚,所以头先露时胎心音在脐下、臀先露时在脐上、肩先露时在脐周围听得最清楚。胎心音应该与子宫杂音、腹主动脉杂音、脐带杂音相鉴别。子宫杂音是血液流过扩大的子宫血管时出现的柔和、吹风样的低音响,子宫杂音和腹主动脉杂音均与孕妇脉搏数相一致。脐带杂音为脐带血流受阻出现的吹风样低音响,频率和胎心率一致,改变体位后即可消失。如果脐带杂音持续存在,应该注意有无脐带绕颈的可能性。

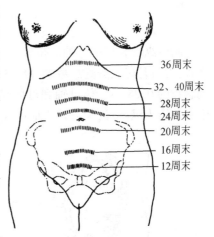

图 5-2　手测子宫底高度与孕周关系

36周末
32、40周末
28周末
24周末
20周末
16周末
12周末

(三)胎动

胎动是指胎儿躯体在子宫内的活动,约妊娠 20 周可察觉到,有时在腹部检查时可以看到或触到胎动,正常为每 2 小时≥6 次。

(四)胎体

妊娠 20 周后,胎儿体型已经长得较大,经腹壁能触到子宫内的胎体。妊娠 24 周后,触诊可以区分胎头、胎臀、胎背和胎儿肢体。胎头圆而硬,触诊有浮球感;胎臀形状不规则,宽而软;胎背较硬、宽而平坦;胎儿肢体较小并有不规则活动。随着妊娠月份增大,通过四步触诊法能查清胎儿在子宫内的具体位置。

三、辅 助 检 查

(一)超声检查

B 型超声检查能显示胎儿数目、胎产式、胎先露、胎方位、有无胎心搏动,区分胎盘位置和分级,羊水量的多少、胎儿有无畸形,测量胎头双顶径、股骨长度等多条径线。当 B 型超声检查发现胎儿心脏等器官有异常时,可应用彩超或者三维彩超来进行进一步确诊,以决定是否继续妊娠。

(二)胎儿心电图

妊娠 12 周以后即能显示出较规律的胎儿心电图形,妊娠 20 周后的成功率较高。对诊断胎心异常有价值。

第三节　胎姿势、胎产式、胎先露、胎方位

妊娠 28 周以前,因为羊水量相对较多,胎儿在子宫内活动范围较大,所以胎儿位置不稳定。妊娠 32 周以后,胎儿迅速生长,羊水量相对较少,胎儿在子宫内活动范围较小,在子宫内的姿势和位置相对固定,容易判断胎姿势、胎产式、胎先露和胎方位。

一、胎 姿 势

胎儿在子宫内的姿势称为胎姿势。正常胎姿势为胎头俯屈,颏部贴近胸壁,脊柱略微向前弯曲,四肢屈曲交叉于胸腹前,所占体积明显较小,整个胎体为适应子宫形状而成为头端小、臀端大的椭圆形。

二、胎产式

胎体纵轴和母体纵轴的位置关系称为胎产式(图5-3)。胎体纵轴和母体纵轴平行称为纵产式,占足月妊娠分娩总数的99.75%;胎体纵轴和母体纵轴垂直称为横产式,占足月妊娠分娩总数的0.25%;胎体纵轴和母体纵轴斜向交叉称为斜产式。斜产式是暂时的,在分娩过程中多数转为纵产式,少数转为横产式。

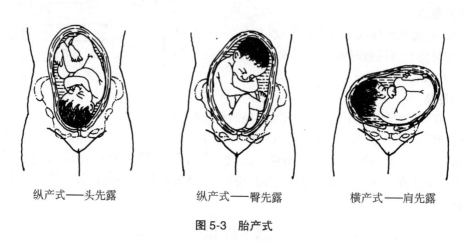

纵产式——头先露　　　　纵产式——臀先露　　　　横产式——肩先露

图5-3　胎产式

三、胎先露

最先进入骨盆入口的胎儿部分称为胎先露。纵产式时为头先露和臀先露,横产式时为肩先露。根据胎头的屈伸程度,头先露分为枕先露、前囟先露、额先露及面先露(图5-4)。臀先露分为混合臀先露、单臀先露、单足臀先露及双足臀先露(图5-5)。肩先露时最先进入骨盆的是胎儿的肩部。如果胎儿头先露或臀先露与胎手或胎足同时入盆,称为复合先露(图5-6)。

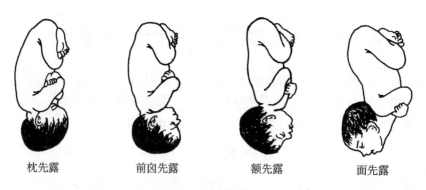

枕先露　　　　前囟先露　　　　额先露　　　　面先露

图5-4　头先露

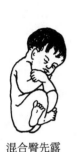
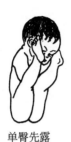
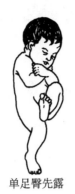
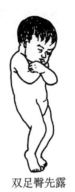

混合臀先露　　单臀先露　　单足臀先露　　双足臀先露

图 5-5　臀先露

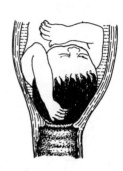

图 5-6　复合先露

四、胎　方　位

胎儿先露部的指示点与母体骨盆的关系称为胎方位，又称胎位。胎方位对于是否能够顺利分娩起着非常重要的作用。枕先露以枕骨、面先露以颏骨、臀先露以骶骨、肩先露以肩胛骨为指示点。每个指示点与母体骨盆前、后、左、右、横的关系不同，构成不同的胎方位。枕先露、面先露与臀先露各有 6 种胎方位，肩先露有 4 种胎方位。如枕先露时，胎头枕骨位于母体骨盆的左前方为枕左前位，其余类推。各种胎位中以枕左前、枕右前最为常见，其余均为异常胎位。胎产式、胎先露、胎方位的种类和关系见表 5-2。

表 5-2　胎产式、胎先露、胎方位的种类和关系

		枕先露	枕左前(LOA)	枕左横(LOT)	枕左后(LOP)
		(95.55%~97.55%)	枕右前(ROA)	枕右横(ROT)	枕右后(ROP)
	头先露				
	(95.75%~97.75%)	面先露	颏左前(LMA)	颏左横(LMT)	颏左后(LMP)
纵产式		(0.2%)	颏右前(RMA)	颏右横(RMT)	颏右后(RMP)
(99.75%)					
	臀先露(2%~4%)		骶左前(LSA)	骶左横(LST)	骶左后(LSP)
			骶右前(RSA)	骶右横(RST)	骶右后(RSP)
横产式	肩先露(0.25%)		肩左前(LScA)		肩左后(LScP)
(0.25%)			肩右前(RScA)		肩右后(RScP)

讨论与思考

1. 某已婚女性，23 岁，平时月经规律，现在月经过期 10 余天，近 2d 出现阴道少量流血，有轻微的恶心、乏力，来医院就诊，检查发现子宫略大、软。请问需要进行哪些检查可以帮助她诊断？

2. 初孕妇，妊娠 38 周，腹部检查：宫底位于脐与剑突之间，并可触及宽而软的胎臀；宽而

平坦的胎背朝向母体的左前方;于耻骨联合上方触及圆而硬的胎头部分,推之不活动。请告知此胎儿的胎方位。

（杨高原）

第 **6** 章

产前保健

产前保健是指对妊娠期进行监护与护理管理,以达到预防为主、保障孕妇和胎儿健康及安全分娩的必要措施。主要包括:对孕妇的定期产前检查、对胎儿宫内情况的监护及对胎盘和胎儿成熟度的监测;通过产前保健可以尽早发现和治疗妊娠期并发症,及时纠正胎位异常、早期发现胎儿发育异常;可以结合孕妇和胎儿的具体情况决定是否终止妊娠及分娩方式;对孕妇在妊娠期间出现的一些症状给予及时处理,同时进行卫生指导,使孕妇安全度过妊娠期。

第一节　孕妇的监护与管理

学习要点

1. 产前检查的时间及内容
2. 围生医学概念及妊娠期保健三级管理
3. 妊娠期的营养、合理用药及卫生保健指导

一、孕妇的监护

孕妇的监护主要方法是规范的产前检查。

(一)产前检查的时间

第 1 次产前检查的时间应从确诊妊娠时开始。首次产前检查未发现异常者,应于妊娠 20~36 周每 4 周检查 1 次,妊娠 37 周以后每周检查 1 次。凡属于高危妊娠的孕妇,应酌情增加产前检查的次数与项目见表 6-1,必要时收住入院。

> **重点提示**
>
> 第 1 次产前检查的时间是从确诊妊娠时开始,然后应于妊娠 20 周、24 周、28 周、32 周、36 周、37 周、38 周、39 周、40 周共做产前检查 9~11 次。

表 6-1 产前检查项目与健康指导

检查时间	基本检查项目	健康指导内容
第 1 次检查 (妊娠 6~13+6 周)	1. 建立妊娠期保健手册 2. 确定孕周、推算预产期 3. 全面系统的体格检查、妇科检查、胎心率 4. 血常规、血型(ABO+RH)、尿常规、肝功能、乙肝表面抗原、空腹血糖、梅毒螺旋体和 HIV 筛查	1. 营养和生活方式的指导 2. 避免接触有毒有害物质和宠物 3. 改变不良生活方式、避免不良环境和家庭暴力 4. 慎用药物和疫苗,继续补充叶酸(0.4~8)mg/d 至 3 个月
第 2 次检查 (妊娠 14~19+6 周)	血压、体重、宫高、腹围、胎心率	1. Hb < 105g/L 者,补充元素铁 60~100mg/d 2. 补充钙剂,600mg/d
第 3 次检查 (妊娠 20~23+6 周)	1. 血压、体重、宫高、腹围、胎心率 2. B 超筛查胎儿畸形	1. 营养和生活方式的指导 2. 早产的认识和预防 3. 胎儿系统 B 型超声筛查的意义
第 4 次检查 (妊娠 24~27+6 周)	1. 血压、体重、宫高、腹围、胎心率 2. 妊娠糖尿病筛查(75g OGTT) 3. 血常规、尿常规	1. 营养和生活方式的指导 2. 早产的认识和预防 3. 妊娠期糖尿病筛查的意义
第 5 次检查 (妊娠 28~31+6 周)	1. 血压、体重、宫高、腹围、胎心率 2. 四部触诊、胎位 3. 产科 B 超 4. 血常规、尿常规	1. 注意胎动 2. 母乳喂养指导 3. 分娩方式指导 4. 新生儿护理指导
第 6 次检查 (妊娠 32~36+6 周)	1. 血压、体重、宫高、腹围、胎心率、胎位 2. 血常规、尿常规	1. 分娩前生活方式的指导 2. 分娩相关知识 3. 新生儿疾病筛查 4. 抑郁症的预防
第 7~11 次检查 (妊娠 37~41+6 周)	1. 血压、体重、宫高、腹围、胎心率、胎位、宫颈检查 2. B 超(评估胎儿大小、羊水量、胎盘成熟度和脐血流 S/D) 3. 血尿常规 4. 每周 1 次 NST	1. 胎儿宫内情况的监护 2. 新生儿免疫接种 3. 产褥期指导 4. 胎儿宫内情况的监护 5. 超过 41 周,住院并引产

(二)首次产前检查的内容和方法

首次产前检查应详细询问病史,进行系统的全身检查、产科检查及必要的辅助检查。

1. 病史

(1)一般项目:包括姓名、年龄、职业、婚龄、籍贯及地址。年龄过小容易发生难产;年龄过大尤其是年龄在 35 岁以上的初孕妇,容易并发子痫前期、产力异常等,此外先天缺陷儿的发生率也明显增高。在妊娠早期孕妇如接触有毒物质,应进行血常规及肝功能的检测。

（2）推算预产期：推算方法是按末次月经的第 1 天算起，月份减 3 或加 9，日数加 7。如末次月经第 1 天是公历 2013 年 9 月 10 日，预产期应为 2014 年 6 月 17 日。实际分娩日期与推算的预产期可能相差 1~2 周。若记不清末次月经、月经周期不规则或于哺乳期月经未来潮而妊娠者，可根据早孕反应开始出现或消失的时间、开始自觉胎动的时间、手测宫底高度、尺测子宫长度和 B 型超声检查测量胎儿双顶径等加以估算预产期。

（3）月经史和孕产史：询问初潮年龄、月经周期、末次月经日期，月经周期延长者的预产期需相应推迟。经产妇了解有无难产史、死胎、死产史、既往分娩方式及有无产后出血史，了解新生儿出生时情况，如有无畸形等。

（4）既往史和手术史：重点了解有无高血压、心脏病、糖尿病、结核病、血液病、肝肾疾病、骨软化症等，了解其发病时间及治疗情况。有无剖宫产手术及其他手术史。

（5）了解本次妊娠情况：询问妊娠早期有无早孕反应、病毒感染、发热及用药史；有无接触过致胎儿畸形的潜在因素，如放射线、毒物、饲养宠物等；胎动开始的时间及目前胎动情况；妊娠晚期有无阴道出血、腹痛、头晕、头痛、眼花、视物模糊、心悸、气短及下肢水肿等症状。

（6）家族史：询问家族中有无精神病史、遗传病史、传染病史、高血压及双胎妊娠等。及时进行遗传咨询并筛查，以便决定是否继续妊娠。

（7）丈夫健康状况：重点了解有无遗传性疾病等。

2. 全身检查　观察孕妇发育、营养及精神状态；注意身高、步态及体态，身材矮小者（身高<140cm）常伴有骨盆狭窄；检查心肺功能有无异常；脊柱及下肢有无畸形；检查乳房发育情况、乳头大小及乳头有无凹陷；注意有无水肿，如妊娠晚期仅踝部或小腿下部水肿，经休息后能消退则不属于异常；测量孕妇血压，正常血压不应超过 140/90mmHg；测量孕妇体重，13 周后平均每周增加 350g，至足月时平均增加体重 12.5kg；妊娠晚期每周增加不应超过 500g，超过者多有水肿或隐性水肿。

3. 产科检查　目的是了解胎儿及产道的情况，多在孕中期开始。包括腹部检查、骨盆测量、阴道检查、肛门指诊检查。

（1）腹部检查：主要了解胎儿大小、胎产式、胎先露及胎方位。孕妇排尿后仰卧于检查床上，头部稍垫高，暴露腹部，双腿略屈曲稍分开，使腹肌放松。检查者应站在孕妇的右侧。

视诊：观察腹部的形状及大小，有无手术瘢痕、妊娠纹及水肿等。腹部过大、宫底过高者，可能为羊水过多、双胎妊娠或巨大儿等；腹部过小、宫底过低者，可能为胎儿生长受限、孕周推算错误等；腹部两侧向外膨出、宫底位置较低者，肩先露的可能性较大。当孕妇站立时若观察到腹部向前突出（初产妇多见的尖腹）或腹部向下悬垂（经产妇多见的悬垂腹），则应想到可能伴有骨盆狭窄。

触诊：用手测量宫底高度或用软尺测量耻骨联合上方子宫长度及腹围，腹围是指绕脐一周的数值。用四步触诊法（图 6-1）检查子宫大小、胎产式、胎先露、胎方位以及胎先露部是否衔接。做前 3 步手法时，检查者面向孕妇脸部；做第 4 步手法时，检查者面向孕妇足端。

第 1 步：检查者两手置于孕妇的子宫底部，手测宫底高度，根据其高度估计胎儿大小及与妊娠周数是否相符。然后以两手指腹相对交替轻推，判断在宫底部的胎儿部分，若为胎头则圆而硬且有浮球感，若为胎臀则宽而软且不规则，若感觉宫底部空虚，则可能为横产式。

第 2 步：检查者两手掌分别置于孕妇的腹部两侧，一手固定，另一手轻轻深按检查，两手交替进行触诊。触及平坦饱满的部分为胎背，触及可变形的高低不平的部分为胎儿肢体，有时能

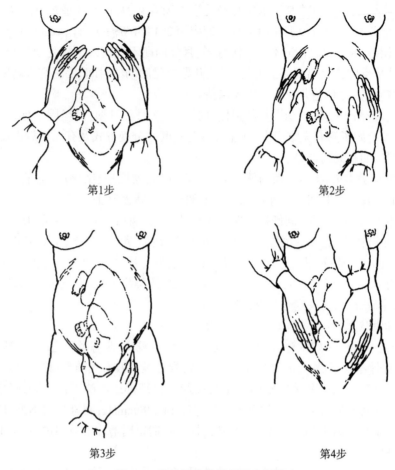

第1步　　　　　　　　　　　　　　第2步

第3步　　　　　　　　　　　　　　第4步

图6-1　胎位检查的腹部四步触诊法

感到胎儿肢体在活动。

　　第3步:检查者右手拇指与其余四指分开,置于孕妇的耻骨联合上方握住胎儿先露部,了解是胎头或胎臀,并左右推动确定胎先露是否衔接。胎先露部左右移动表示尚未衔接入盆;若已衔接,则胎先露部不能被推动。

　　第4步:检查者两手分别置于孕妇的耻骨联合上胎先露部的两侧,沿骨盆入口方向向下深按检查,进一步确定胎先露部的诊断是否正确,并确定胎先露部入盆的程度。若先露部为胎头且能活动,或手能陷入胎先露与耻骨联合之间称先露部浮动;先露部仅部分入盆并且稍能活动称半固定;不能活动称固定。

（重点提示）

　　四部触诊法是检查子宫大小、胎产式、胎先露、胎方位最基本的方法。

　　听诊:妊娠18~20周可在孕妇腹壁听到胎心音,胎心音在靠近胎背上方的孕妇腹壁上听得最清楚。枕先露时,胎心音在脐右(左)下方;臀先露时,胎心音在脐右(左)上方;肩先露时,胎心音在靠近脐部下方听得最清楚(图6-2)。

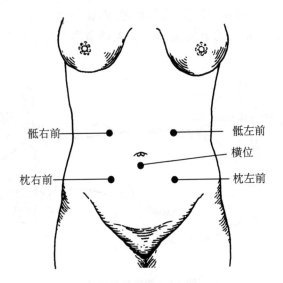

图 6-2 不同胎位胎心听诊部位

（2）骨盆测量：骨盆大小及其形态对分娩有直接影响，是决定胎儿能否顺利经阴道分娩的重要因素。产前检查时必须做骨盆测量。骨盆测量的方法分外测量和内测量。一般在孕中期进行 1 次骨盆外测量，若正常，不必重复检查；若有异常，可在孕中、晚期行骨盆内测量。

骨盆外测量包括如下几项。

①髂棘间径（IS）：孕妇取伸腿仰卧位。测量两侧髂前上棘外缘间的距离（图 6-3），正常值为 23～26cm。

②髂嵴间径（IC）：孕妇取伸腿仰卧位。测量两侧髂嵴外缘间最宽的距离（图 6-4），正常值为 25～28cm。

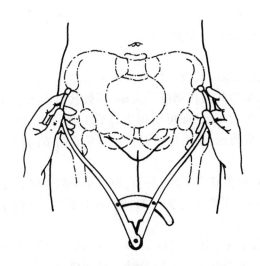

图 6-3 测量髂棘间径

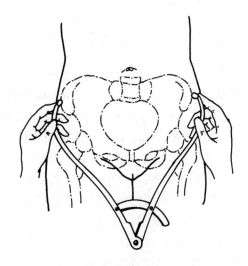

图 6-4 测量髂嵴间径

③骶耻外径(EC):孕妇取左侧卧位,左腿屈曲、右腿伸直。测量耻骨联合上缘中点至第 5 腰椎棘突下(相当于米氏菱形窝的上角,或相当于髂嵴最高点与脊柱交点下 1.5cm 处)的距离(图 6-5),正常值为 18~20cm。

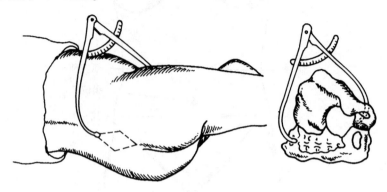

图 6-5　测量骶耻外径

重点提示

　　骨盆外测量可间接了解骨盆的大小及其形态,从而帮助判断能否顺利经阴道分娩。其中髂棘间径和髂嵴间径间接反映了骨盆入口横径的长度,骶耻外径间接反映了骨盆入口前后径的长度,是骨盆外测量中最重要的径线。

④坐骨结节间径:又称出口横径(TO)。孕妇取仰卧位,两腿屈曲、双手抱双膝,使髋关节和膝关节屈曲。测量两坐骨结节内侧缘间的距离(图 6-6),正常值为 8.5~9.5cm。若此径线值<8cm,应加测出口后矢状径。

重点提示

　　坐骨结节间径是骨盆出口的重要径线,此径线狭小则骨盆出口小。

⑤出口后矢状径:为坐骨结节间径中点至骶骨尖端的长度。检查者右手示指戴指套伸入孕妇肛门向骶骨方向,拇指置于孕妇体外骶尾部,两指共同找到骶骨尖端,用骨盆出口测量器的一端放于坐骨结节间径的中点,另一端放于骶骨尖端处,即可测得出口后矢状径值(图 6-7),正常值为 8~9cm。此值能弥补稍小的坐骨结节间径,若出口后矢状径与坐骨结节间径之和>15cm 时,表明骨盆出口狭窄不明显。

⑥耻骨弓角度:两手拇指指尖斜着对拢放置在耻骨联合下缘,左、右两拇指平放在耻骨降支上,测量两拇指间的角度即为耻骨弓角度(图 6-8),正常值为 90°,如<80°为不正常。此角度反映了骨盆出口横径的宽度。

骨盆内测量:此方法对于骨盆外测量有狭窄者尤为适用。以妊娠 24~36 周阴道比较松软时测量为宜。过早测量阴道较紧,近预产期测量容易引起感染。测量时,孕妇取膀胱截石位,常规外阴部消毒,检查者戴消毒手套并涂以润滑油,动作宜轻柔。主要测量的径线有如下几项。

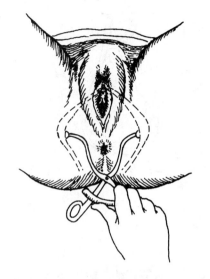

图 6-6　测量坐骨结节间径

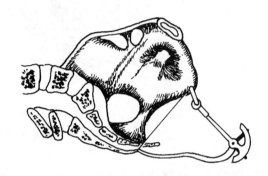

图 6-7　测量出口后矢状径

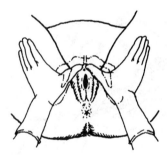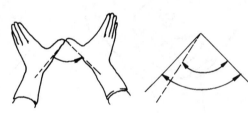

图 6-8　测量耻骨弓角度

⑦骶耻内径:又称对角径(DC),为骶岬上缘中点至耻骨联合下缘的距离,正常值为12.5~13cm,此值减去 1.5~2cm,即为骨盆入口前后径的长度,称为真结合径,其正常值约 11cm。测量方法是检查者将一手的示、中指伸入阴道,用中指尖触到骶岬上缘中点,示指上缘紧贴耻骨联合下缘,用另一手示指标记此接触点,抽出阴道内的手指,测量中指尖至此接触点间的距离,即为对角径(图 6-9)。若测量时阴道内的中指尖触不到骶岬上缘,表示对角径>12.5cm。

重点提示

骶耻外径、骶耻内径、真结合径的定义与区别;骶耻内径与真结合径的关系。

⑧坐骨棘间径:测量两侧坐骨棘间的距离,正常值约为 10cm(图 6-10)。方法是一手的示、中指放入阴道内,分别触及两侧坐骨棘,估计其间距离。坐骨棘间径是中骨盆最短的径线,此径线过小会影响分娩过程中胎头的下降。

⑨坐骨切迹宽度:代表中骨盆后矢状径,其宽度为坐骨棘与骶骨下部之间的距离,即骶棘

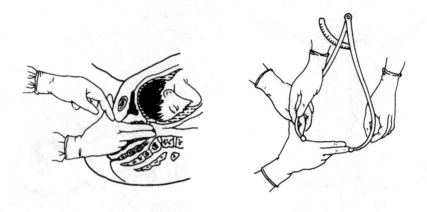

图 6-9　测量骶耻内径

韧带宽度。将阴道内的示指置于骶棘韧带上移动(图 6-11),若能容纳 3 横指(5.5~6cm)为正常,否则属中骨盆狭窄。

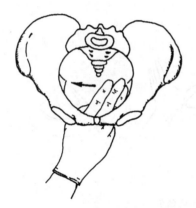

图 6-10　测量坐骨棘间径

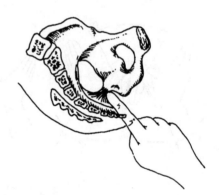

图 6-11　测量坐骨切迹宽度

骨盆内测量除了上述径线外,还须了解骶骨的弯曲度及骶尾关节的活动度。

(3)阴道检查:阴道检查应在确诊妊娠时进行,一般行盆腔双合诊。妊娠最后 1 个月内应避免不必要的阴道检查。

(4)肛门指诊检查:通过肛门检查可了解胎先露、骶骨前面弯曲度、坐骨棘间径、坐骨切迹宽度以及骶尾关节活动度,并可测量出口后矢状径。

4. 辅助检查

(1)化验检查:常规检查血常规、血型、血糖、尿常规、肝功能、肾功能、乙型肝炎抗原抗体。如出现妊娠期合并症,按需要进行血液化学、电解质检查以及胸透、心电图检查等。

(2)B 型超声检查:可了解胎心、胎位、胎盘、羊水、胎儿发育大小等情况。

(3)对高龄初产妇,有死胎、死产史、胎儿畸形史及患遗传性疾病的孕妇,应检测孕妇血甲胎蛋白,进行羊水细胞培养行染色体核型分析等,必要时可进行胎儿监护检查。

(三)复诊检查

复诊检查是为了了解前次产前检查后有无改变,以便及早发现异常情况并给予相应的处理。复诊检查的内容包括以下几点。

1. 询问前次产前检查之后,有无特殊情况出现,如头晕、头痛、眼花、视物模糊、水肿、阴道出血及胎动情况等,若有异常情况,应给予相应的处理。

2. 测量体重、血压、宫高、腹围,注意其增长速度,检查有无水肿、尿蛋白及其他异常改变。

3. 检查胎位、胎心音、胎动及羊水量,注意胎儿大小及生长速度是否与妊娠周数相符,必要时行 B 型超声检查。

4. 结合具体情况进行妊娠期健康指导,并预约下次复诊的日期。

5. 绘制妊娠图,观察其动态变化。若有异常情况,应给予及时、正确的处理。

二、孕妇的管理

(一)围生医学

围生医学又称围产医学,是研究在围生期内对围生儿及孕产妇进行卫生保健的一门学科。也是研究胚胎的发育、胎儿的生理、病理及新生儿和孕产妇疾病的诊断与防治的科学。

围生期是指产前、产时和产后的一段时期,这段时期孕产妇要经历妊娠期、分娩期、产褥期 3 个阶段。国际上对围生期的规定有 4 种:①围生期 Ⅰ,从妊娠满 28 周(即胎儿体重 ≥1000g 或身长 ≥35cm)至产后 1 周;②围生期 Ⅱ,从妊娠满 20 周(即胎儿体重 ≥500g 或身长 ≥25cm)至产后 4 周;③围生期 Ⅲ,从妊娠满 28 周至产后 4 周;④围生期 Ⅳ,从胚胎形成至产后 1 周。我国目前采用围生期 Ⅰ 来计算围生期死亡率,而临床上围生期死亡率是衡量产科和新生儿科质量的重要指标,因此,产前保健是围生期保健的关键。

(二)实行孕产妇系统保健的三级管理

我国目前已普遍实现孕产妇系统保健的三级管理。对孕产妇开展系统管理,为的是做到医疗与预防能紧密结合,加强产科工作的系统性,并使有限的人力、物力发挥更大的社会和经济效益。如今,在我国城市开展医院三级分工(市、区、街道)和妇幼保健机构三级分工(市、区、基层卫生院),在农村也开展了三级分工(县医院和县妇幼保健站、乡卫生院、村妇幼保健人员),实行孕产妇划片分级分工,并健全相互间挂钩、转诊等制度,及早发现高危孕妇并转至上级医院进行监护处理。

(三)使用孕产妇系统保健手册

建立孕产妇系统保健手册制度,是为了加强对孕产妇系统管理,提高产科防治质量,降低"三率"(即孕产妇病死率、围生儿病死率和病残儿出生率)。保健手册需从确诊妊娠时开始建立,系统管理直至产褥期结束(产后满 6 周)。手册应记录每次产前检查时的结果及处理情况,在医院住院分娩时需交出保健手册,出院时需将住院分娩及产后母婴情况填写完整并将手册交还给产妇,由产妇交至居住地的基层保健组织,以便进行产后访视(共 3 次,分别是出院 3 天、产后 14 天、产后 28 天),产后访视结束后将保健手册汇总至县、区妇幼保健所进行详细的统计分析。

(四)对高危妊娠进行筛查、监护和管理

通过系统的产前检查,尽早筛查出具有高危因素的孕妇,转至高危门诊或上一级医院进行监护和治疗,这是降低孕产妇病死率、围生儿病死率和病残儿出生率的重要手段。

(五)孕妇的自我监护

妊娠期妇女的自我监护主要包括母体和胎儿两个方面,是早期发现妊娠合并症的重要手段之一。

1. 胎心音计数　教会家庭成员听胎心音并做记录,不仅可以了解胎儿宫内情况,还可以和谐孕妇和家庭成员之间的亲情关系。

2. 胎动计数　是孕妇自我监护胎儿宫内情况最安全、简单和方便的一种重要手段。妊娠18~20周孕妇开始自觉胎动,正常情况下,胎动≥6次/2h。如有宫内缺氧,胎儿窘迫,可出现胎动异常。一般在缺氧的早期,胎儿表现为烦躁不安、胎动活跃、胎动次数增加;当严重缺氧时,胎动则会逐渐减少甚至消失。胎动异常往往是胎儿宫内缺氧的预警信号,胎动消失多发生在胎心音消失之前,故孕妇自我监测胎动尤为重要,当发现胎动异常后及时就诊尚能挽救胎儿生命。

重点提示

正常胎动计数≥6次/2h。若胎动计数<6次/2h,或逐日下降>50%,提示胎儿宫内缺氧,应及时到医院就诊。

3. 水肿　妊娠晚期孕妇体重每周增加不应>500g,若>500g则应考虑有水肿或隐性水肿。水肿一般从踝部开始,逐渐延至小腿、大腿、外阴部、腹部,甚至全身。孕妇出现经休息后仍不消退的水肿时,应及时到医院检查。

4. 阴道出血　是妊娠期最常见的异常征兆,可发生于妊娠的任何时期,只要有阴道出血,不管量多少,都应及时到医院诊治,以免造成严重的后果。

5. 妊娠期高血压疾病　如血压增高的孕妇出现头晕、头痛、眼花、视物模糊、上腹不适等自觉症状时,说明病情加重,可能为子痫前期,应及时到医院就诊。

6. 感染症状　孕妇出现发热、战栗应及时到医院就诊,以明确诊断,排除宫内感染,并积极进行治疗,不可自作主张,乱用药物。

7. 胎膜早破　胎膜在临产前自然破裂者,称为胎膜早破。胎膜早破可导致早产、母儿感染、脐带脱垂、胎儿窘迫甚至死亡。一旦发生胎膜早破、阴道流液,孕妇应立即平卧,及时听胎心音,并送至医院就诊。

(六)妊娠期营养

妊娠期应摄入大量的蛋白质,热量摄入也应高于平时,为了胎儿生长发育的需要,还要增加钙、铁及各种维生素和微量元素。孕妇营养不良,不仅影响胎儿发育,还影响以后婴儿的体格发育及智力发育。可见营养摄入对孕妇和胎儿的影响很大,因此必须合理而均衡地安排孕妇的膳食。

1. 帮助孕妇制定合理的饮食计划,以满足自身和胎儿的双重需要,并为分娩和哺乳做准备。指导孕妇合理安排膳食,添加摄入含蛋白质、钙、铁及各种维生素和微量元素丰富的食物。

2. 定期测量体重,监测体重增长情况。适时的控制和监测孕妇体重的变化有利于母儿的健康。

重点提示

　　孕期需要监测孕妇的体重变化。妊娠早期体重增长 1~2kg；妊娠中、晚期每周增长 0.3~0.5kg；总增长 10~12kg。凡每周增重<0.3kg 或>0.5kg,应适当调整食物的摄入,使每周体重增长维持在 0.5kg 左右。

　　3. 选择易消化、清淡及无刺激性的食物,注意粗、细粮搭配使其所含营养成分可起到互补作用且营养价值更全面。

　　4. 采用正确的烹饪方法,减少对营养物质的破坏。

　　5. 避免烟、酒、浓咖啡、浓茶及辛辣食品。

(七) 妊娠期合理用药

　　孕妇用药可直接或间接地影响胎儿,大多数药物可通过胎盘进入胚胎及胎儿体内,对胚胎、胎儿甚至新生儿产生不良影响。尤其妊娠的最初 8 周内是胚胎发育形成时期,此时用药可能导致胎儿畸形,因此妊娠期用药要十分慎重。孕产妇用药的基本原则如下。

　　1. 能用一种药物的,避免联合用药。

　　2. 能用疗效比较肯定的药物,避免用尚难确定对胎儿有无不良影响的新药。

　　3. 能用小剂量药物,避免用大剂量药物。

　　4. 严格掌握药物剂量和用药持续时间,注意及时停药。

(八) 健康指导

　　1. 活动与休息　一般孕妇可正常工作到妊娠 28 周,妊娠 28 周后可适当减少工作量,避免重体力劳动和上夜班。坐位时可抬高下肢以减轻下肢水肿。接触放射线或有毒物质的工作人员,妊娠期应予以调离。

　　妊娠期孕妇因身心负荷加重,易感疲惫,需要充足的休息和睡眠。每日应保证有 8h 的睡眠,午休 1~2h。卧床时宜左侧卧位,可以减轻增大的子宫对下腔静脉的压迫,改善子宫、胎盘的血液循环。

　　妊娠期要保证适量的运动,散步是孕妇最适宜的运动,通过运动可增进食欲和睡眠,促进孕妇血液循环并为分娩做准备。孕妇要注意不要到人群拥挤、空气不佳的公共场所。

　　2. 衣着与个人卫生　孕妇衣服应宽松、柔软、舒适,冷暖适宜。不宜穿紧身衣裤或袜子,以免影响血液循环和胎儿的发育、活动。胸罩的选择宜以舒适、合身、足以支托增大的乳房为标准,以减轻不适感。妊娠期宜穿轻便、舒适的鞋子,避免穿高跟鞋,以免引起身体重心前移,腰椎过度前凸而导致腰背疼痛。妊娠期汗腺、皮脂腺分泌旺盛,孕妇在妊娠期应养成良好的卫生习惯,要勤洗浴,以淋浴为宜,避免盆浴,以防污水进入阴道造成感染。

　　3. 胎教　胎教是有目的、有计划地为胎儿的生长发育实施最佳措施。妊娠中期胎儿各器官开始迅速发育,此时是胎教的最佳时期。有人提出两种胎教方案:①对胎儿进行抚摸训练,激发胎儿的活动积极性;②选择播放旋律优美柔和的音乐,对胎儿进行音乐训练。

　　4. 乳房的护理　妊娠后,乳腺继续发育,乳房增大,乳头及乳晕周围皮脂腺常有分泌物溢出,故孕妇应自妊娠 24 周开始,每天用温开水清洗乳头以去除污垢,并用软毛巾擦干,在乳头上涂上油脂,用手指轻轻揉捏乳头数分钟,以锻炼乳头皮肤的韧性,防止产后新生儿吸吮时发生乳头皲裂,造成感染。

> **重点提示**
>
>   产前检查时应注意检查乳头有无内陷,若遇乳头内陷或过于平坦,可对乳头进行伸展和牵拉来纠正。指导孕妇用一手托住乳房,另一手拇指、中指和示指捏住乳头,轻轻向外牵拉,并左右捻转乳头,每天 2 次,每次重复 10~20 次,以期矫正。否则,将影响新生儿吸吮乳汁,甚至无法母乳喂养。但应注意有早产史的孕妇要慎用,以免诱发宫缩导致早产。

5. 性生活指导　妊娠最初 3 个月及最后 3 个月均应避免性生活,以防流产、早产及感染。

6. 分娩前的准备　向孕妇讲解分娩的临床经过、所需时间、配合要求等知识,做好分娩前的心理、身体准备,促使孕妇顺利平安地度过分娩期。指导孕妇准备足够的卫生纸、卫生巾、合适的胸罩和衣服、小毛巾、吸奶器(以备吸空乳汁用)等物品。给新生儿准备足够的棉质尿布、衣服、围嘴、包被、小毛巾、浴巾、睡袋、面盆、澡盆、婴儿肥皂或沐浴液、温度计等物品。新生儿衣物宜宽大、柔软、舒适,便于穿脱,衣缝宜放在正面,不可摩擦新生儿皮肤,因新生儿皮肤柔嫩,易受损伤而引起感染。对不能进行母乳喂养者,还要准备奶瓶、奶粉、奶嘴等。另外,可采用上课、看录像、模拟操作等形式讲解新生儿喂养及护理知识,宣传母乳喂养的好处,示教如何给新生儿洗澡、换尿布等。除此以外,指导孕妇及其家庭成员选择好分娩医院和到达医院的交通工具以及临时联络方式等,以免措手不及。

7. 识别先兆临产　临近预产期的孕妇,如出现阴道血性分泌物或不规则腹痛,应尽快到医院就诊。如阴道有液体流出,孕妇应立即平卧,由家属送往医院,并注意在送往医院途中应始终保持平卧位,以防脐带脱垂而危及胎儿生命。

第二节　评估胎儿健康的技术

> **学习要点**
>
> 1. 胎儿宫内情况的监护方法
> 2. 胎盘功能检查及胎儿成熟度检查
> 3. 胎儿先天畸形及遗传性疾病的宫内诊断

一、胎儿宫内情况的监护

(一)胎动计数

胎动计数是监测胎儿宫内情况的最安全、简便、有效的方法之一。一般孕妇在妊娠 18~20 周即能自觉胎动,但较弱。至妊娠 28 周胎动逐渐增强,次数也增多,至妊娠足月时,胎动又因羊水量减少和空间减小而逐渐减少。胎动计数 ≥6/2h 为正常。如孕妇自觉胎动次数减少,每 <6/2h,或逐日下降 >50% 而不能恢复者,提示胎儿缺氧。

(二)听胎心音

妊娠 18~20 周可在孕妇腹壁上听到胎心音,正常胎心率为 110~160/min。

重点提示

　　胎儿缺氧时可导致胎心音异常,缺氧早期胎心率加快,>160/min,缺氧严重时胎心率减慢,<110/min。临床上应及时监测胎心音变化,胎心音听诊时应听足 1min,必要时可行胎儿电子监护。

(三)胎儿电子监护

胎儿电子监护仪可以连续观察并记录胎心率(FHR)的动态变化,也可以了解胎心率与胎动及宫缩之间的关系,评估胎儿宫内安危情况。

1. 监测胎心率

(1)基线胎心率(BFHR):是指在无胎动、无宫缩或在宫缩间歇期的情况下记录的胎心率,必须持续观察 10min 以上。正常 FHR 为 110~160/min,FHR>160/min 或<110/min,历时 10min 称心动过速或心动过缓。胎心率的基线摆动又称基线变异,即在胎心率基线上的上下周期性波动,包括胎心率的摆动振幅和摆动频率。摆动振幅是指胎心率上下摆动的高度,振幅变动范围正常为 10~25/min。摆动频率是指 1min 内胎心率波动的次数,正常为≥6/min(图 6-12)。基线摆动是由胎儿交感神经和副交感神经共同调节,表示胎儿有一定的储备能力,是胎儿健康的表现。胎心率基线变平即变异消失,提示胎儿储备能力丧失。

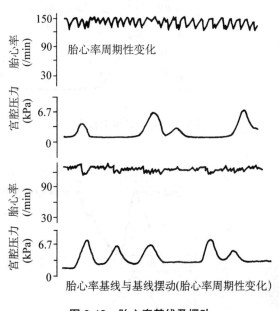

图 6-12　胎心率基线及摆动

(2)胎心率一过性变化:指与子宫收缩有关的胎心率变化,是判断胎儿安危的重要指标,有 3 种类型。

无变化:指子宫收缩时胎心率仍保持原基线胎心率不变。

加速:指子宫收缩时基线胎心率暂时增加 15/min 以上,持续时间>15s,是胎儿良好的表现。加速原因可能是胎儿躯干局部或脐静脉受压所致。散发的、短暂的胎心率加速无害,脐静脉持续受压则发展为减速。

减速:指随子宫收缩出现的暂时性胎心率减慢,分 3 种:①早期减速(ED),FHR 减速几乎与宫缩同时开始,FHR 曲线最低点在宫缩曲线的高峰,下降幅度<50/min,持续时间短,恢复快(图 6-13),子宫收缩后迅速恢复正常。②变异减速(VD),FHR 变异形态不规则,减速与宫缩无恒定关系,下降迅速,下降幅度>70/min,持续时间长短不一,恢复迅速(图 6-14)。③晚期减速(LD),FHR 减速多在宫缩高峰以后开始出现,下降缓慢,下降幅度<50/min,持续时间长,恢复缓慢(图 6-15)。

重点提示

早期减速一般认为是宫缩时胎头受压,脑血流量一时性减少引起,不受孕妇体位或吸氧而改变。变异减速一般认为是宫缩时脐带受压,兴奋迷走神经所致。晚期减速一般认为是胎盘功能不良、胎儿缺氧的表现。

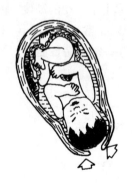
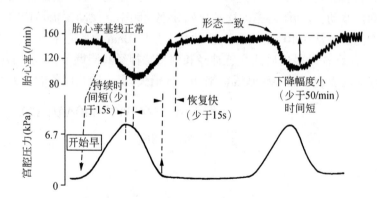

图 6-13　胎心率早期减速

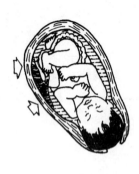
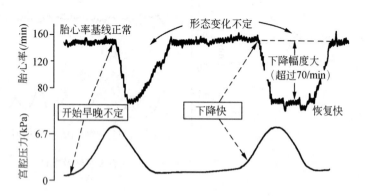

图 6-14　胎心率变异减速

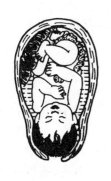
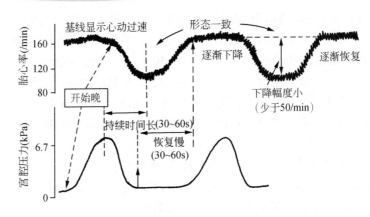

图 6-15　胎心率晚期减速

2. 预测胎儿宫内储备能力

（1）无应激试验（NST）：在无宫缩、无外界负荷刺激下，通过胎动时胎心率的变化，了解胎儿的储备能力。本试验是以胎动时伴有一过性胎心率加快为基础。一般认为 20min 内至少有 3 次胎动，胎动时 FHR 加速>15/min，持续时间>15s 为正常，称为有反应型，1 周后再复查；若胎动时无胎心率加速，胎动时胎心率加速<15/min，持续时间<15s 为无反应型，应寻找原因，及时处理。

（2）缩宫素激惹试验（OCT）：又称宫缩应激试验（CST），其原理为通过缩宫素诱导宫缩，用胎儿监护仪记录宫缩时胎心率的变化，了解胎盘于宫缩时一过性缺氧的负荷变化，测定胎儿的储备能力。若多次宫缩（超过 50% 的宫缩）后连续重复出现晚期减速，基线胎心率变异减少，胎动后胎心率无加速为 OCT 阳性，提示胎盘功能减退，因假阳性多，意义不如阴性大。若无晚期减速，基线胎心率有变异，胎动后胎心率加速为 OCT 阴性，提示胎盘功能良好，1 周内胎儿无死亡危险。

（四）胎儿心电图

如羊水过多时 R 波低；过期妊娠、羊水过少时 R 波可高达 50~60mV；振幅超过 40~60mV 表示胎盘功能不全。

（五）羊膜镜检查

正常羊水为淡青色或乳白色，混有胎脂。若羊水中混有胎粪则羊水呈绿色、黄绿色甚至棕黄色，提示胎儿窘迫，宫内缺氧。因胎儿缺氧可引起迷走神经兴奋，使肠蠕动增加，肛门括约肌松弛，导致胎粪排入羊水中。胎死宫内时羊水呈棕色、紫色或暗红色浑浊状。

二、胎盘功能检查

通过胎盘功能检查也可以间接了解胎儿在宫内的情况。

1. 测定孕妇尿中雌三醇值　一般测 24h 尿中雌三醇（E3）含量，正常值为>15mg/24h，10~15mg/24h 为警戒值，<10mg/24h 为危险值。测 24h 尿中雌三醇（E3）含量最好是自妊娠 28 周开始，每周 1 次并记录，与正常值做比较。也可用孕妇随意尿测雌激素/肌酐（E/C）比值，估计胎盘功能，E/C 比值>15 为正常值，10~15 为警戒值，<10 为危险值。另外，测定孕妇血清游离雌三醇值，此法采集标本方法简单且不受孕妇肾功能及尿量影响，基本上取代了测 24h 尿中雌三醇法。

正常足月妊娠时临界值为 40nmol/L,若低于此值提示胎盘功能低下。

2. 测定孕妇血清胎盘生乳素(HPL)值　采用放射免疫法,足月妊娠正常值为 4~11mg/L。若该值在妊娠足月<4mg/L 或突然下降 50%,表示胎盘功能低下。

3. 胎动计数　胎盘功能低下时,每 12 小时胎动计数<10 次。

4. 胎儿电子监护仪　频发晚期减速,提示胎盘功能不良。

5. 缩宫素激惹试验(OCT)　NST 试验无反应型者需做 OCT,OCT 阳性,提示胎盘功能低下。

6. 阴道脱落细胞检查　阴道脱落舟状细胞成堆,无表层细胞,嗜伊红细胞指数(EI)<10%,致密核少者,提示胎盘功能良好;舟状细胞极少或消失,有外底层细胞出现,嗜伊红细胞指数>10%,致密核多者,提示胎盘功能减退。

三、胎儿成熟度检查

1. 正确推算妊娠周数　必须问清末次月经第 1 天的确切日期,并问明月经周期是否正常,有无延长或缩短。

2. 尺测耻上子宫长度及腹围

3. B 型超声测胎头双顶径值　若该值>8.5cm,提示胎儿成熟。

4. 羊水卵磷脂/鞘磷脂比值(L/S)　若该值>2,提示胎儿肺成熟。

5. 羊水肌酐值　若该值≥176.8μmol/L(2mg/dl),提示胎儿肾成熟。

6. 羊水胆红素类物质值　若用 ΔOD450 测该值<0.02,提示胎儿肝成熟。

7. 羊水含脂肪细胞出现率　若该值达 20%,提示胎儿皮肤成熟。

四、胎儿先天畸形及遗传性疾病的宫内诊断

1. 染色体核型分析　妊娠早期取绒毛或妊娠 16~20 周抽取羊水,做染色体核型分析,了解染色体的数目与结构的变化。

2. 胎儿影像学检查　B 型超声检查无脑儿、脊柱裂及脑积水儿等畸形胎儿。

3. 遗传学检查　抽取孕妇外周血提取胎儿细胞做遗传学检查。

4. 测定羊水中的酶　诊断代谢缺陷病。

5. 测定羊水甲胎蛋白(AFP)　诊断开放性神经管缺陷畸形。

6. 羊膜腔内胎儿造影　诊断泌尿系统、消化系统畸形及胎儿体表畸形。

第三节　妊娠期常见症状及其护理

学习要点

1. 妊娠期孕妇常见症状

2. 妊娠期孕妇常见症状的护理

一、消化系统症状

约 50% 孕妇在妊娠 6 周左右出现早孕反应,12 周左右消失。在此期间应清淡饮食,忌油腻的食物,少食多餐,避免空腹或过饱。对消化不良者可予维生素 B_1、干酵母、胃蛋白酶等口服,并给予精神鼓励和支持,以减轻心理困扰和焦虑。如经上述处理后仍继续呕吐,甚至影响孕妇营养时,应考虑妊娠剧吐的可能,需住院治疗,纠正水、电解质紊乱。对偏食者,在不影响饮食平衡的情况下,可不做特殊处理。

二、贫　血

孕妇于妊娠后半期对铁的需求量增多,单靠饮食补充明显不足,应自妊娠 4~5 个月开始补充铁剂,如富马酸亚铁或硫酸亚铁等。注意可用温水或水果汁送服,以促进铁的吸收,且应在餐后 20min 服用,以减轻对胃肠道的刺激。向孕妇解释,服用铁剂后大便可能会变黑,或可能导致便秘或轻度腹泻,不必担心。另外,孕妇应适当增加含铁食物的摄入,如动物肝脏、瘦肉、蛋黄、豆类等。

三、尿频、尿急

常发生在妊娠最初 3 个月及最后 3 个月。若是因为妊娠子宫压迫所致,又无任何感染征象,可以向孕妇解释清楚,不需处理。孕妇有尿意时应及时排空,不能强忍。此现象在产后自然消失。

四、白带增多

于妊娠最初 3 个月及最后 3 个月明显,是妊娠期正常的生理变化,但首先要排除滴虫、淋菌、衣原体、假丝酵母菌等感染。嘱孕妇每日清洗外阴或经常洗澡,避免分泌物刺激外阴部,保持外阴清洁,但严禁阴道灌洗。指导孕妇平时穿着透气性好的棉质内裤,经常换洗。

五、便　秘

便秘是妊娠期常见的症状之一,尤其是妊娠前即有便秘者。由于孕激素的影响,孕妇肠蠕动及肠张力减弱,排空时间延长,水分被肠壁吸收,加上增大的子宫及胎先露对肠道下段压迫,所以常常引起便秘。嘱孕妇养成每日定期排便的习惯,多吃水果、蔬菜等含纤维素多的食物,增加每日饮水量,注意适当地活动。可遵医嘱使用大便软化药或缓泻药,如开塞露、甘油栓、番泻叶等。

六、痔

妊娠可使原有的痔复发和恶化,痔也可在妊娠期首次出现,是因为增大的妊娠子宫或妊娠期便秘使痔静脉回流受阻,引起直肠静脉压升高所致。嘱孕妇多吃蔬菜和水果,少食辛辣食物,另外,可通过温水浸泡、服用缓泻药来缓解痔引起的疼痛和肿胀感。

七、腰　背　痛

妊娠期间由于关节韧带松弛,增大的妊娠子宫向前凸使躯体重心后移,腰椎向前凸,使背肌处于持续紧张状态,所以孕妇常出现轻微腰背痛。孕妇宜穿低跟鞋,休息时,腰背部垫枕头可缓解疼痛。如工作要求长时间弯腰,妊娠期间应适当调整。若腰背痛明显者,应及时查找原因,按病因治疗。必要时卧床休息(硬床垫),局部热敷。产后 6~8 周,腰背痛自然消失。

八、下肢及外阴静脉曲张

妊娠后盆腔血液回流至下腔静脉的血量增加,加上增大的子宫压迫下腔静脉,使血液回流受阻,导致下肢及外阴静脉压升高,出现下肢及外阴的静脉曲张。孕妇应避免长时间站立、行走,可穿弹力裤或袜,但不宜穿阻碍血液循环的衣裤,并注意时常抬高下肢,以促进血液回流。

九、下肢肌肉痉挛

下肢肌肉痉挛是孕妇缺钙的表现,肌肉痉挛多发生在小腿腓肠肌,于妊娠后期多见。指导孕妇饮食中增加钙的摄入,避免腿部疲劳、受凉,走路时足跟先着地。如发生下肢肌肉痉挛,嘱孕妇背屈肢体或站直前倾以伸展痉挛的肌肉,或局部热敷按摩,直至痉挛消失。必要时遵医嘱口服钙剂,如复方氨基酸螯合钙胶囊等。

十、下 肢 水 肿

孕妇在妊娠后期易发生足踝部及小腿下半部的水肿,经休息后可消退,属正常现象。嘱孕妇左侧卧位,下肢稍垫高,可解除右旋增大的子宫对下腔静脉的压迫,使血液回流改善,水肿减轻。同时,避免长时间站或坐,适当限制盐的摄入,以免加重水肿的发生。如下肢凹陷性水肿明显,经休息后不消退,应及时诊治,警惕妊娠高血压疾病的发生。

十一、仰卧位低血压

妊娠晚期,孕妇若较长时间取仰卧位姿势,由于妊娠增大的子宫压迫下腔静脉,使回心血量及心排血量骤然减少,可出现仰卧位低血压,嘱侧卧位后血压迅即恢复正常,不必紧张。

讨论与思考

1. 某孕妇,因妊娠 50d 首次来院检查,其末次月经是农历 2013 年 8 月 28 日。请问:

(1) 如何推算她的预产期?

(2) 应该做哪些检查?

2. 王女士,现妊娠 28 周,请问:

(1) 如何对其进行腹部检查?

(2) 应该教会王女士哪些自我监护的方法?

(潘 洁 李民华)

第**7**章

正常分娩及护理

妊娠满 28 周及以后,胎儿及其附属物从母体娩出的过程称为分娩。妊娠满 28 周至不满 37 周间分娩称早产;妊娠满 37 周至不满 42 周间分娩称足月产;妊娠达到或超过 42 周分娩称 过期产。

第一节　决定和影响分娩的因素

学习要点

1. 决定和影响分娩的四大因素,各个因素在分娩过程中的作用及其相互 关系
2. 宫缩的特点,软产道的组成及其在产程中的变化
3. 胎头的结构

决定分娩的因素包括产力、产道、胎儿及产妇的精神心理因素,这 4 个因素均正常且相互 适应,胎儿能顺利经阴道娩出,称为正常分娩。

一、产　　力

将胎儿及其附属物由子宫腔内逼出的力量称产力,包括子宫收缩力及腹肌、膈肌和肛提肌 收缩力。

(一)子宫收缩力

简称宫缩,是临产后迫使宫颈管消失、宫口扩张、胎先露下降、胎儿和胎盘娩出的主要力 量,贯穿于分娩全过程,是分娩的主力。正常宫缩具有以下特点。

1. 节律性　子宫平滑肌不自主、有规律的阵发性收缩。每次收缩由弱渐强(进行期),维 持一定时间(极期),随后再由强渐弱(退行期),直至消失进入间歇期(图 7-1)。宫缩时子宫 壁血管受压,胎盘血液循环暂时受到一定影响,两次宫缩间歇,子宫肌肉放松,胎盘血液循环恢 复。宫缩如此反复出现并伴有疼痛,直至分娩全过程结束。

2. 对称性和极性　正常宫缩从两侧子宫角部同时发起,然后左右对称地向宫底中线部集

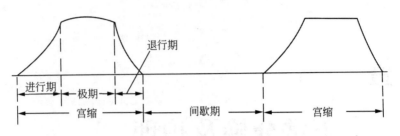

图 7-1 宫缩节律性示意图

中,称为宫缩的对称性。极性是指宫缩的方向性,即宫缩由子宫底部以微波形式向子宫下段扩散,约 15s 内遍及全子宫,引起协调一致的子宫收缩,其中以子宫底部收缩力最强、最持久,向下逐渐减弱,子宫底部收缩力的强度是子宫下段的 2 倍(图 7-2)。

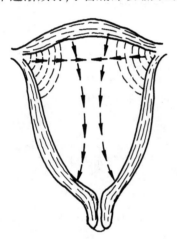

图 7-2 子宫收缩的对称性和极性

3. 缩复作用 宫缩时子宫肌纤维缩短变宽,收缩后肌纤维虽松弛,但不能完全恢复到原来的长度,经过反复收缩,肌纤维越来越短,这种现象称为缩复作用。缩复作用可使宫腔上部容积越来越小,迫使胎先露不断下降,并使子宫下段被动牵拉变长,子宫颈管逐渐缩短展平,子宫颈口逐渐扩张。

(二)腹肌及膈肌收缩力

腹肌及膈肌收缩力是第二产程娩出胎儿的重要辅助力量。当宫口开全后,胎先露下降至阴道,压迫骨盆底组织及直肠,反射性地引起排便动作,产妇不自主地屏气用力,腹肌及膈肌收缩使腹内压增高,协助胎儿娩出。腹肌及膈肌收缩力在第三产程还可促使胎盘娩出。

(三)肛提肌收缩力

宫缩时肛提肌的收缩,有助于胎先露完成内旋转动作,当胎头枕骨露于耻骨弓下缘时,还能协助胎头仰伸及娩出。

> **重点提示**
>
> 产力包括子宫收缩力、腹肌及膈肌收缩力、肛提肌收缩力,其中子宫收缩力是分娩的主力。子宫收缩力的特点包括节律性、对称性和极性及缩复作用。

二、产 道

产道是胎儿娩出的通道,分为骨产道与软产道。

(一)骨产道

骨产道即指真(小)骨盆,其大小、形态与分娩关系密切。骨产道在分娩过程中相对不变,其正常与否及是否与胎儿先露部适应,可在分娩前做出初步判断。

(二)软产道

软产道是由子宫下段、子宫颈、阴道及骨盆底软组织构成的弯曲通道。

1. **子宫下段的形成** 非孕期长约 1cm 的子宫峡部,于妊娠 12 周后逐渐被牵拉伸展,临产后宫缩使其进一步被拉长达 7~10cm,形成子宫下段,成为软产道的一部分。由于子宫肌纤维的缩复作用,使子宫上段越来越厚,而下段被动扩张越来越薄,在厚薄交界处的子宫内面形成一明显环状隆起,称生理性缩复环(图 7-3)。正常情况下此环不易自腹部见到。

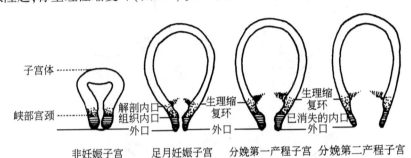

图 7-3 子宫下段形成及宫颈扩张

2. **子宫颈的变化**

(1) 宫颈内口的扩张及子宫颈管的消失:临产前子宫颈管长 2~3cm,初产妇较经产妇稍长。临产后宫缩牵拉子宫颈内口肌纤维及周围韧带,同时由于宫内压的升高、胎先露下降、前羊水囊的楔状支撑和扩张,使宫颈内口逐渐扩张、子宫颈管逐渐变短最后展平消失。

(2) 子宫颈外口扩张:简称宫口扩张。临产前,初产妇的宫颈外口仅容一指尖,经产妇能容一指。随着分娩的进展,宫颈外口逐渐被牵拉、扩张,当宫颈外口扩张达到 10cm 时称宫口开全。宫口开全后妊娠足月胎头才能娩出。初产妇子宫颈管消失后宫口扩张,经产妇子宫颈管消失与宫口扩张同时进行(图 7-4)。

国际上常采用 Bishop 评分法判断宫颈成熟度,估计分娩的成功率(表 7-1)。满分为 13 分,>9 分均成功分娩,7~9 分成功率为 80%,4~6 分成功率为 50%,≤3 分均失败。

表 7-1 Bishop 宫颈成熟度评分法

指　　标	分　　数			
	0	1	2	3
宫口开大(cm)	0	1~2	3~4	≥5
宫颈管消退(%)(未消退为 2~3cm)	0~30	40~50	60~70	≥80
先露位置(坐骨棘水平=0)	-3	-2	-1~0	+1~+2
宫颈硬度	硬	中	软	
宫口位置	朝后	居中	朝前	

3. **骨盆底组织、阴道及会阴的变化** 宫口开全后胎先露下降至阴道,阴道黏膜皱襞展平、被动扩张。胎先露继续下降压迫盆底软组织,使软产道形成一个前壁短、后壁长的弯筒状通道。盆底肌在胎先露的压迫下向下及两侧扩展,使约 5cm 厚的会阴体扩张、变薄至 2~4mm,以利于胎儿通过。分娩时如果保护不当易造成会阴裂伤。当肛提肌高度扩张并向两侧分开时,肛门亦随之张开。

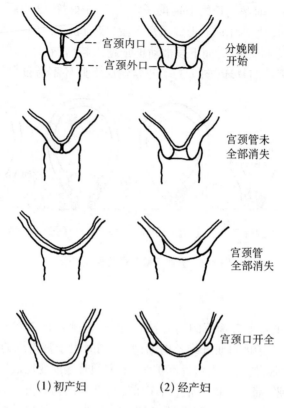

图 7-4 分娩时子宫颈的变化

（1）初产妇　　（2）经产妇

重点提示

　　产道包括骨产道和软产道,骨产道即真(小)骨盆,软产道包括子宫下段、子宫颈、阴道及骨盆底软组织,其中子宫颈的变化是分娩中变化最大的部分。

三、胎　儿

　　胎儿能否顺利通过产道,除产力的推动和产道条件外,还取决于胎儿大小、胎位及有无畸形。

(一)胎儿大小

　　在分娩过程中,胎儿大小是决定分娩难易的重要因素之一。如胎儿过大则胎头径线增大,分娩时即使骨盆大小正常,亦可因相对性头盆不称而造成难产。

　　1. 胎头结构　由2块顶骨、2块额骨、2块颞骨及1块枕骨构成。颅骨间骨的连接尚不完全留有缝隙且仅有头皮覆盖称之为颅缝,其中两顶骨间为矢状缝,顶骨与额骨间为冠状缝,枕骨与顶骨间为人字缝。颅缝交会处较大空隙称之为囟门;冠状缝与矢状缝汇合处的菱形空隙为前囟门(大囟门),人字缝与矢状缝汇合处的三角形空隙为后囟门(小囟门)(图7-5),颅缝与囟门处仅有软组织覆盖。由于骨板有一定活动余地,使胎头具有一定的可塑性。在分娩过程中,通过颅骨之间的重叠变形使胎头径线略有缩小,以适应产道有利于胎儿娩出。

2. 胎头径线　胎头大小可通过胎头径线来判断,妊娠足月胎儿的胎头主要径线包括:①双顶径,为两顶骨隆突间的距离,是胎头最大的横径,平均9.3cm;②枕下前囟径,又称小斜径,为前囟中央至枕骨隆突下方的距离,是胎头最小的前后径,平均9.5cm;③枕额径,为鼻根上方至枕骨隆突下方的距离,平均11.3cm,胎头以此径线衔接;④枕颏径,又称大斜径,为下颏中央到后囟门顶部的距离,平均13.3cm(图7-5)。

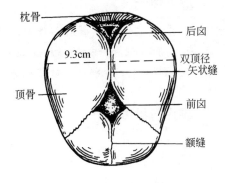

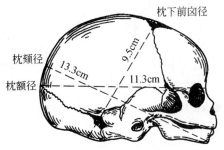

图7-5　胎头颅骨、颅缝、囟门及径线

（二）胎位

产道为一纵行管道,纵产式时胎体纵轴与产道相一致,故容易通过。正常体重的胎儿,胎头是胎儿身体中最大的部位,也是通过产道最困难的部分,胎肩次之,胎臀最小。若胎头能够顺利通过产道,则肩和臀的娩出一般没有问题。因此,头先露(头位)分娩是最有利于分娩的胎位,又以枕前位为最佳。臀位时,胎臀先娩出,阴道不能被充分扩张,且胎头娩出时因无变形机会而致后出胎头困难。横位时,胎体纵轴与骨盆轴垂直,足月活胎不能通过产道,对母儿威胁极大。

（三）胎儿有无畸形

胎儿某一部分发育异常,如脑积水、连体儿等,由于胎儿局部过大不能通过产道可以导致难产。

重点提示

产程观察时要根据大囟门、小囟门、矢状缝与骨盆的关系来判断胎方位。正常情况下胎儿以双顶径(9.3cm)和枕下前囟径(9.5cm)通过产道。

四、精神心理因素

在分娩过程中,产妇的精神心理因素可影响产程的进展及胎心的变化,甚至导致难产。分娩对于产妇而言是一种持久而强烈的应激源,产妇在承受产痛的同时,还会感觉到焦虑和紧张,发生生理应激和精神心理应激,并由此产生一系列机体变化,如心率加快、呼吸急促、肺内气体交换不足等。这种机体变化对母儿产生的不利影响包括子宫缺氧导致收缩乏力、宫口扩张缓慢、产程延长、产妇体力消耗过多、胎儿宫内缺血缺氧等。相反,如果产妇以良好的精神状态和积极乐观的心态来对待分娩,可以提高其对产痛的耐受力和对分娩过程的适应力,有利于产程顺利进展。因此,应尽可能消除焦虑和紧张情绪对产妇的负面影响。目前,医院开展的导乐待产、温馨待产等,就是最大程度减少精神心理因素对分娩产生的不利影响。

重点提示

产力、产道、胎儿、精神心理是决定分娩的4个因素,其中骨盆和胎儿大小相对固定不变,产力、胎方位和产妇的精神心理因素相对可变。护理人员应保护产力,及时发现并矫正异常的胎方位,疏导产妇的心理压力,促进分娩顺利进行。

讨论与思考

张护士就职于某医院妇产科,负责所在医院的孕妇学校的宣教工作,授课的对象是在本院门诊进行产前检查的孕妇及家属。今天的授课内容如下,请你帮助她准备授课资料。

(1)何谓分娩?决定分娩的因素有哪些?

(2)试述软产道在分娩过程中的变化。

第二节 枕左前位分娩机制

学习要点

1. 分娩机制的概念及枕前位分娩机制的内容
2. 胎头衔接(入盆)的概念

分娩机制是指胎儿先露部通过产道时,为适应骨盆各平面的不同形态和骨盆轴的方向,而被动地进行一系列适应性转动,使其以最小的径线通过产道的全过程。临床上枕先露占95.55%~97.55%,其中以枕左前位最多见,故本节以枕左前位为例阐述分娩机制。

一、衔 接

胎头双顶径进入骨盆入口平面,颅骨最低点接近或达到坐骨棘水平,称为衔接(图7-6),也称入盆。胎头衔接时呈半俯屈状态,以枕额径(11.3cm)衔接,胎头矢状缝坐落在骨盆入口右斜径上,胎儿枕骨在骨盆左前方。初产妇一般在预产期前1~2周,经产妇在临产后衔接。

二、下 降

胎头沿骨盆轴方向前进的动作,称为下降。下降贯穿于分娩全过程,是判断产程进展的重要标志之一。

三、俯 屈

胎头在骨盆腔内下降,当到达骨盆底遇到肛提肌的阻力时,使胎头的下颌部贴近胸壁,称为俯屈(图7-7)。俯屈后的胎头由衔接时的枕额径(11.3cm)变为枕下前囟径(9.5cm),以最小的径线适应产道进一步下降。

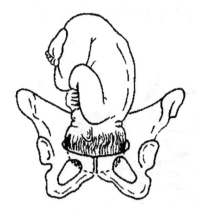

图 7-6　胎头衔接

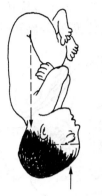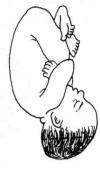

图 7-7　胎头俯屈

四、内 旋 转

当胎头进一步下降至骨盆底遇到阻力,肛提肌收缩使胎头枕部自骨盆左前方逆时针旋转45°达耻骨联合后面,使矢状缝与中骨盆及骨盆出口前后径一致称内旋转(图 7-8)。此动作于第一产程末完成,以适应中骨盆和骨盆出口前后径大于横径的特点。

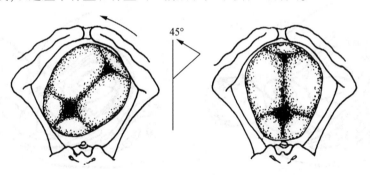

图 7-8　胎头内旋转

五、仰 伸

胎头完成内旋转后,到达阴道外口时,宫缩和腹压迫使胎头继续下降,而骨盆底肛提肌收缩力将胎头向前推进,两者共同作用形成合力使胎头发生仰伸。当胎头的枕骨达到耻骨联合下缘时,以此为支点使胎头顶、额、眼、鼻、口、颏相继娩出(图 7-9)。此时双肩径沿骨盆左斜径入盆。

六、复位及外旋转

胎头娩出后,为恢复与胎肩的正常关系枕部向左顺时针旋转45°,称复位。此时双肩径沿骨盆左斜径下降抵达中骨

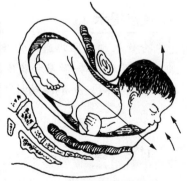

图 7-9　胎头仰伸

盆,为适应骨盆腔形态,双肩向中线旋转45°使双肩径与骨盆出口前后径一致,胎头为保持与胎肩的正常关系亦随之旋转,称外旋转(图7-10)。

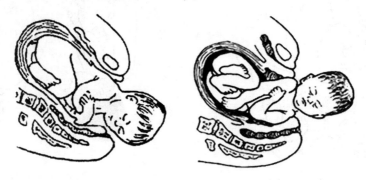

图 7-10　胎头复位及外旋转

七、胎肩及胎体娩出

胎儿完成外旋转动作后,前肩(胎儿右肩)随之在耻骨弓下娩出。继之,胎儿后肩(左肩)从会阴前缘娩出(图7-11),胎体及下肢随之顺利娩出。至此,胎儿娩出过程全部完成。

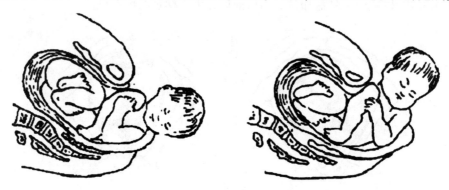

图 7-11　胎肩娩出

重点提示

分娩机制是胎儿通过骨产道所采取的适应性动作,包括衔接、下降、俯屈、内旋转、仰伸、复位及外旋转、胎肩和胎体的娩出,其中下降贯穿于分娩过程的始终,俯屈使胎头的径线由枕额径(11.3cm)变为枕下前囟径(9.5cm)。

讨论与思考

分娩机制是指胎儿娩出过程中,先露部为适应骨盆各平面的不同形态和骨盆轴的方向,而被动地进行一系列适应性转动,以最小的径线通过产道的过程。请问:

1. 分娩机制包括哪几个连续的动作?
2. 胎头俯屈使胎头的径线有什么改变?

第三节　先兆临产、临产的诊断及产程分期

学习要点

1. 先兆临产的症状及临产的诊断
2. 产程的分期及其正常时限

一、先兆临产

先兆临产又称分娩先兆,是指分娩开始之前出现的一些预示临产的征象,是真正进入产程之前的预警,主要包括以下 3 个征象。

1. 上腹轻松感(胎儿下降感)　分娩前 1~2 周因胎先露衔接(入盆),使子宫底下降,多数初产妇出现上腹部轻松感,并且进食量增多,呼吸轻快。因膀胱受压可有尿频症状。

2. 假临产　分娩发动前,孕妇常出现不规律宫缩而引起下腹部轻微胀痛,其特点是收缩力弱且不规律,持续时间短;不伴有宫颈管消失及宫颈口扩张;休息或给予镇静药能抑制其发生。

3. 见红　分娩发动前 24~48h,由于宫颈内口附近的胎膜与该处子宫壁分离,毛细血管破裂,阴道排出血性分泌物,称见红。这是临产即将开始最可靠的征象。

二、临产的诊断

临产开始的重要标志为有规律的子宫收缩,持续 30~40s 及以上,间歇 5~6min,且逐渐增强,同时伴有进行性宫颈管消失、宫口扩张及胎先露下降。

三、总产程及产程分期

总产程即分娩全过程,是从规律宫缩开始至胎儿胎盘娩出。临床上一般分为 3 个阶段。

1. 第一产程(宫颈扩张期)　从规律宫缩开始到宫口开全。初产妇需 11~12h,经产妇需 6~8h。

2. 第二产程(胎儿娩出期)　从宫口开全到胎儿娩出。初产妇需 1~2h,经产妇需数分钟至 1h。

3. 第三产程(胎盘娩出期)　从胎儿娩出到胎盘、胎膜娩出。需 5~15min,不超过30min。

重点提示

　　见红是先兆临产中最可靠的征象,规律的子宫收缩、宫口进行性扩张、胎先露下降是临产的标志。产程分三期,分别是宫颈扩张期、胎儿娩出期、胎盘娩出期。

讨论与思考

　　张女士,28岁,目前已妊娠39周,近3d来自觉呼吸畅快,食量较以前明显增多。今日夜里自觉腹部阵痛,1h出现2~3次,自以为临产,赶紧在丈夫的陪同下到医院就诊,准备住院。医生检查后诊断为"先兆临产",建议回家等待。张女士想知道的是:

　　1. 何谓先兆临产? 先兆临产与临产有什么区别?

　　2. 临产后产程如何分期? 每个正常产程的时限是多少?

第四节　分娩的临床经过、处理及护理

学习要点

　　1. 正常分娩的临床经过

　　2. 正常分娩的产程观察、处理和护理

一、第一产程的临床经过、处理及护理

　　第一产程是产妇的待产阶段,即在规律且逐渐增强的子宫收缩中等待胎先露的下降和宫口开全。

(一)临床经过

　　(1)一般情况:临产后产妇因宫缩以及宫缩时宫颈扩张、子宫下段受到牵拉而感到下腹部及腰骶部疼痛,即产痛。同时,产妇的脉搏、呼吸有所增快,宫缩时血压升高5~10mmHg,间歇期恢复。

　　(2)规律宫缩:临产开始时宫缩持续30s,间歇期5~6min。随着产程进展,子宫收缩时间逐渐延长,间歇期渐短,且强度不断增强。至宫口近开全时,子宫收缩持续可达60s及以上,间歇期可短至1~2min。

　　(3)宫口扩张:在此期间随着规律性子宫收缩,宫颈管变软、缩短、消失,宫口逐渐扩张,当开大至10cm时称宫口开全,随之进入第二产程。初产妇宫口扩张的规律是先慢后快,可分为两期。

　　1)潜伏期:从规律性宫缩开始至宫口扩张至3cm,初产妇平均2~3h扩张1cm,约需8h,若>16h为潜伏期延长。此期特点为子宫颈口扩张及胎先露下降均较缓慢。

2)活跃期:从宫口开大 3cm 至宫口开全,初产妇约需 4h,若>8h 为活跃期延长。此期特点为宫口扩张迅速,胎先露下降亦明显加快。活跃期又分为:①加速阶段,宫口扩张 3～4cm,约需 1.5h;②最大加速阶段,宫口扩张 4～9cm,约需 2h;③减速阶段,宫口扩张 9～10cm,约需 0.5h。

(4)胎头下降:伴随宫缩和宫颈口扩张,胎先露逐渐下降,坐骨棘水平是判断胎先露下降程度的标志。当胎头颅骨最低点平坐骨棘水平时,用"0"表示;在坐骨棘上 1cm 时,用"-1"表示;在坐骨棘下 1cm 时,用"+1"表示,依此类推(图 7-12)。宫口扩张 4cm 以内胎先露下降不明显,先露的高低约在平坐骨棘水平,即"0"位,宫口扩张 4～10cm 期间胎先露下降加快,平均每小时下降 0.86cm。

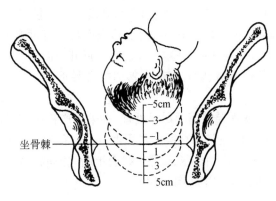

图 7-12 胎头高低的判定

重点提示

胎头下降和宫口扩张的速度是判断产程进展的重要标志。其中从临产到宫口开大 3cm 称潜伏期,从宫口开大 3cm 至宫口开全称活跃期。

(5)胎膜破裂:简称破膜。胎先露入盆后将羊水阻断为前后两部分,胎先露前面的羊水约 100ml,形成前羊水囊。宫缩时前羊水囊楔入宫颈管内,有助于宫颈口的扩张。随着产程进展,前羊水囊内的压力进一步增高,囊壁逐渐变薄,胎膜自然破裂,羊水流出。破膜多发生在第一产程末、宫口近开全时。

(6)心理反应:住院待产使产妇生活环境暂时改变,感到陌生不适应,加之逐渐加重的"产痛",使产妇在数小时待产过程中多有焦虑、恐惧和急躁的情绪,部分产妇会感到"痛不欲生",甚至失去理智。家属也常产生紧张情绪。

(二)治疗要点

正常情况下,分娩是一个自然进展的生理过程。在第一产程中,既要观察产程的进展,也要观察母儿安危,如果发现难产征兆或母儿的安危受到影响,应及早处理或根据情况改行剖宫产分娩。

(三)护理

1. 护理诊断及合作性问题

(1)疼痛:与子宫收缩及宫颈扩张有关。

（2）知识缺乏：缺乏和分娩相关的知识。

（3）潜在并发症：产力异常、胎儿窘迫。

2. 护理措施

（1）产程观察：观察宫缩、宫颈扩张及胎先露下降、胎心、胎膜破裂等。

①子宫收缩：护理人员定时将手轻置于产妇腹壁上，感觉宫缩时宫体隆起变硬，间歇时宫体松弛变软的情况，观察并记录宫缩持续时间、间歇时间及其强度，注意动作轻柔。也可用胎儿监护仪描记宫腔压力曲线了解宫缩。

②宫口扩张及胎先露下降：通过肛门指诊（肛查）进行观察。产妇两腿屈曲分开，检查者站于产妇右侧，用消毒纸遮盖阴道口以避免大便污染，右手戴手套蘸润滑剂后轻插入肛门，隔着直肠壁和阴道后壁进行指诊，可以了解到：宫颈软硬度、厚薄、扩张程度、是否破膜、骨盆腔大小、胎先露、胎方位及先露下降程度等（图7-13）。检查次数不宜过多，第一产程初期每2~4小时检查1次，宫口扩张>4cm后应1~2h检查1次，宫口近全时应半小时检查1次，检查总次数不应超过10次。如果肛查不清、疑有脐带先露和脐带脱垂、产程进展缓慢时应在严密消毒下行阴道检查。

检查结果应及时记录，发现异常情况尽早处理，多采用产程图记录产程进展。产程图横坐标为进入产程时间（h），纵坐标左侧为宫颈扩张程度（cm），右侧为胎头下降程度，一般于临产后开始绘制。用红色"○"表示宫颈扩张，蓝色"×"表示胎先露的位置，将宫颈扩张和胎头下降情况的动态变化连成曲线即为产程图（图7-14）。

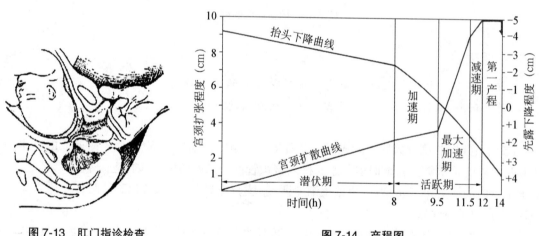

图7-13 肛门指诊检查   图7-14 产程图

③观察胎心：胎心反应胎儿在宫内的情况。胎心应在子宫收缩间歇期听诊，每次听1min并计数。正常胎心率为110~160/min，宫缩时由于子宫胎盘缺血缺氧、胎头受压等原因，胎心率暂时加快，宫缩间歇期随即恢复正常。若宫缩后胎心率不能恢复正常（低于110/min或高于160/min）、胎心强弱不均、节律不整等均提示胎儿宫内窘迫，应立即报告医生。胎儿监护仪既可描记胎心曲线，也可反应胎心与宫缩的关系，能更早发现胎儿宫内缺氧的征象，目前在临床中被广泛应用。

④胎膜破裂：正常羊水清亮，若羊水呈黄绿色，混有胎粪，提示胎儿宫内窘迫，应给予紧急处理；若羊水清亮而胎头浮动未入骨盆者，需将产妇臀部抬高，预防脐带脱垂。

破膜后,应立即让产妇取平卧位,同时听诊胎心,并观察羊水的颜色、性状和量,记录破膜时间,破膜超过12h未分娩者,应给予抗生素以预防感染。

(2)母体观察及护理

①生命体征:正常情况下每8小时测量体温1次,若遇胎膜早破或有感染征象,应4h测量1次并记录,在宫缩间歇期每隔2小时测量血压1次。若发现体温升高达37.5℃以上、脉搏超过100/min、血压升高等应及时报告医生给予相应处理。

②一般护理,缓解产痛:提供良好的待产环境,减少不良刺激。协助产妇擦汗、沐浴、更衣,保持外阴部清洁、干燥,剃去阴毛(备皮)。指导产妇在宫缩时深呼吸,或家属协助按摩其腰骶部,可缓解疼痛。在宫缩间歇期指导产妇放松休息,聆听音乐、谈话,以转移注意力,减轻其对疼痛的感觉。

③合理进食:分娩消耗体力较大,鼓励产妇在宫缩间歇期少量多餐,进高热量、易消化、清淡饮食,注意补充足够水分,保持水、电解质平衡。不能进食者必要时静脉输液。

④活动与休息:临产后胎膜未破、宫缩不强者,鼓励产妇在室内适当活动,以促进宫缩,利于宫口扩张和胎先露下降。若初产妇宫口开大5cm以上,经产妇宫口开大3cm,应卧床待产。劝导产妇取左侧卧位睡眠和休息,有利于胎盘循环和保存体力。

⑤排尿与排便:鼓励产妇2~4h排尿1次,以免膀胱充盈影响宫缩及胎头下降,若小便不能自解必要时给予导尿。初产妇宫口扩张不足4cm,经产妇宫口扩张不足2cm时可给予清洁灌肠。灌肠既能避免在分娩时排便污染,又能反射性地刺激宫缩,加速产程进展。灌肠溶液为0.2%肥皂水500~1000ml,温度为39~42℃,在两次宫缩间歇期插管。未灌肠者鼓励排便1次。

重点提示

温肥皂水灌肠的时机是初产妇宫口扩张不足4cm,经产妇宫口扩张不足2cm。有胎膜破裂、异常阴道流血、胎头未衔接、胎位异常、剖宫产史、宫缩过强、胎儿宫内窘迫、短时间即将分娩及心脏病患者等均不宜灌肠。

⑥做好心理护理:加强与产妇的沟通,体贴产妇,建立良好的护患关系,及时提供分娩过程中的相关信息,提高产妇对疼痛的耐受能力,并促使其在分娩过程中密切配合,顺利完成分娩。

二、第二产程的临床经过、处理及护理

(一)临床经过

1. 子宫收缩增强　宫口开全后,宫缩频而强,持续1min或更强,间歇1~2min,腹部、腰骶部疼痛加剧,产妇体力消耗较大,大汗淋漓,可有呕吐。

2. 产妇排便感,肛门松弛　先露部降至骨盆出口时压迫盆底组织及直肠,产妇产生排便感,宫缩时不自主地向下用力屏气,以增加腹压协助胎儿娩出,同时肛门括约肌逐渐松弛张开。

3. 胎儿娩出　随着产程进展,会阴膨隆变薄,阴唇张开,胎头先露部逐渐暴露于阴道口。

（1）拨露：宫缩时胎头露出阴道口，间歇时又缩回阴道内，称为胎头"拨露"。

（2）着冠：几次拨露后胎头双顶径已越过骨盆出口，宫缩间歇期不再回缩，称胎头"着冠"。

胎头着冠后会阴已极度扩张，再经 1~2 次宫缩胎头枕骨抵达耻骨弓下方，并以耻骨弓下缘为支点仰伸，使胎头娩出，随即复位和外旋转，胎儿前肩、后肩、胎体相继娩出，之后羊水涌出，子宫迅速缩小，宫底降至平脐。

> **重点提示**
>
> 宫口开全、产妇排便感、肛门括约肌松弛是进入第二产程的标志，其中肛查宫口开全最可靠。

4. 心理反应　产妇经历了第一产程的漫长等待体力消耗过大而感到极度的疲劳，加之第二产程开始后产痛进一步加剧，胎先露对盆底和直肠的压迫产生明显的憋胀感，产妇的不适增加，会产生悲观、倦怠，甚至是恐惧和无助。家属也常有紧张不安的情绪。

（二）治疗要点

进入第二产程后应指导产妇正确使用腹压，加速产程进展，并密切观察胎心及胎先露下降情况，及时发现异常并处理。产程进展良好者按程序接生。

（三）护理

1. 护理诊断及合作性问题

（1）焦虑：与缺乏顺利分娩的信心有关。

（2）知识缺乏：缺乏正确使用腹压的知识。

（3）有母儿受伤的危险：与保护会阴和接生手法不当所致的母体软产道损伤、新生儿产伤有关。

2. 护理措施

（1）观察胎心及产程进展：初产妇宫口开全、经产妇宫口开大 4cm 转入分娩室。此时应勤听胎心，一般于宫缩间歇期每 5~10 分钟听 1 次，直至胎儿娩出，有条件者可用胎儿监护仪动态监测胎心和宫缩。了解宫缩的强度与频率，并观察胎先露下降情况。若出现胎心异常、胎先露不降或下降缓慢等异常情况，应及时报告医生并配合采取相应措施，尽快结束分娩。

（2）指导产妇正确使用腹压：产妇在产床上取膀胱截石位，双手握住产床两侧的把手，双脚蹬踏在产床上，在宫缩开始时深吸一口气后屏住，然后如排大便样向下用长力以增加腹压，宫缩间歇时呼气并使全身肌肉放松，指导产妇休息。宫缩再次出现时，重复屏气动作，以加速产程进展。

（3）提供心理支持：第二产程中护理人员要守护在产妇身边，有条件的医院也可让家属陪在身边，安慰和鼓励产妇，同时给予喂水、擦汗等护理。将产程进展情况随时告知产妇，以缓解其紧张、恐惧和焦虑的心理，建立分娩的信心。

（4）做好接产准备

①物品准备：包括高压灭菌产包，外阴冲洗和消毒所用的器械、消毒液、气门芯、新生儿吸痰管、吸痰器、常用药物等。

②产妇外阴准备：产妇仰卧于产床上，取膀胱截石位，臀下放置一次性防水垫和便盆，按照外阴冲洗法进行外阴的清洗和消毒，范围是前起阴阜后至肛门，两侧至大腿内侧上 1/3。具体

操作方法:第一步用一把无菌卵圆钳夹 1 块消毒纱布蘸软皂液擦洗外阴部,顺序是小阴唇、大阴唇、阴阜、大腿内上 1/3、会阴及肛周、最后肛门(图 7-15);第二步用纱布或棉球阻挡阴道口,防止液体进入阴道,用温开水 800ml 冲洗外阴部的皂液,顺序是由上至下、由外向内;第三步用 1∶1000 的苯扎溴铵溶液冲洗消毒,或按擦洗顺序涂以 0.5%聚维酮碘消毒。注意每一步均要更换无菌卵圆钳,不能重复使用。最后移去便盆和防水垫,臀下垫消毒巾。

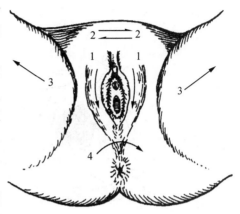

图 7-15　外阴部擦洗的顺序

　③接产人员准备:将产包放置在床尾,按外科刷手法进行常规刷手、穿手术衣、戴无菌手套后立于产床右侧。助手打开红外线辐射灯预热新生儿处理台,并准备好新生儿包被。

　④铺床:助手协助打开产包,接产者先将产包内大单两角展开,平铺在产妇臀下,大单上缘直达产妇腰部,分别套上右腿套、左腿套,然后铺上孔巾,露出外阴部。注意铺单时要有无菌意识,避免双手及手术衣的前胸部受到污染。

　(5)接产

　①接产宣教:告诉产妇产程的进展,并告知其与助产人员配合的重要性,如在助产人员的指导下正确使用腹压,并能及时张口哈气,缓释腹压,这样可以使第二产程缩短并减少会阴裂伤的发生。

　②接产要领:保护会阴避免软产道撕裂伤,同时协助胎头俯屈,让胎头以最小径线(枕下前囟径)在宫缩间歇期缓慢通过阴道口,胎肩娩出时也要保护好会阴。

　③评估会阴条件,适时会阴切开:会阴体过长、过紧、缺乏弹性、会阴水肿、耻骨弓过低、胎儿过大等因素是导致会阴撕裂伤的主要原因,接产者如估计分娩时会阴撕裂不可避免,或母儿有病理情况急需结束分娩者,应及时行会阴切开术(详见会阴切开缝合术章节)。

　④接产步骤:当胎头拨露会阴后联合较紧张时,开始保护会阴。保护会阴方法是:在会阴部盖上一块消毒巾,接产者的右肘支撑在产床上,拇指与其余四指分开,利用手掌向上、向内托住会阴部以减少张力,同时左手应轻轻下压胎头枕部,协助胎头俯屈和缓慢下降。宫缩间歇期保护会阴的右手稍放松,以免压迫过久引起会阴水肿。当胎头枕骨在耻骨弓下露出时,左手应协助胎头仰伸。嘱产妇张口哈气缓释腹压,或在宫缩间歇期均匀向下屏气,使胎头缓慢娩出。胎头娩出后,先以左手自鼻根向下颏挤压,挤出口鼻内的黏液和羊水,然后协助胎头复位及外旋转,使胎儿双肩径与骨盆出口前后径相一致。左手将胎儿颈部向下轻压,使前肩自耻骨弓下先娩出,继之再向上托胎颈,使后肩从会阴前缘缓慢娩出(图 7-16)。双肩娩出后,保护会阴的右手方可离开会阴体,然后双手协助胎体娩出。胎儿娩出后,将一弯盘置于阴道口下方,以估计阴道出血量,记录胎儿娩出时间。

　⑤脐带绕颈的处理:当胎头娩出后,若发现脐带绕颈一周且较松者,可用手将脐带顺肩上推或沿胎头下滑;若脐带绕颈较紧或绕两周以上者,可用两把止血钳夹住颈部脐带,在两钳之间剪断脐带,注意勿伤及胎颈(图 7-17)。松解脐带后,再协助胎儿娩出。

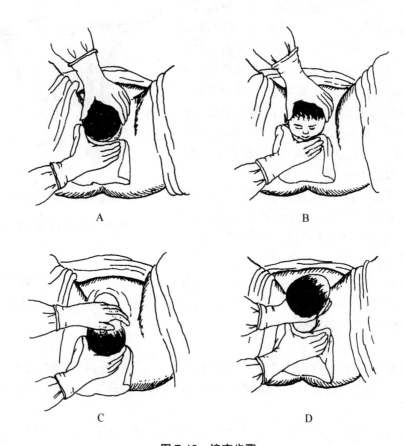

图 7-16 接产步骤

A. 保护会阴,协助胎头俯出;B. 协助胎头仰出;C. 协助前肩娩出;D. 协助后肩娩出

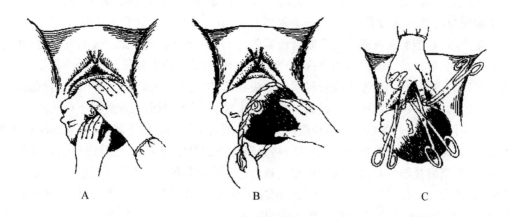

图 7-17 脐带绕颈的处理

A. 将脐带从肩部推下;B. 将脐带沿胎头滑下;C. 在两钳之间剪断脐带

三、第三产程的临床经过、处理及护理

(一)临床经过

1. 胎盘剥离　胎儿娩出后,子宫腔容积迅速缩小,胎盘不能相应缩小而与子宫壁发生错位、剥离。子宫继续收缩,胎盘完全剥离游离在宫腔内,在接生人员的适时配合下排出体外。

> **重点提示**
>
> 　　胎盘剥离的征象:①子宫收缩、变硬,宫底上升,子宫呈狭长形;②少量阴道出血;③露于阴道外口的脐带自行向下延伸;④在耻骨联合上方按压子宫下段,子宫底上升,可见阴道外口的脐带向外延伸而不再回缩(图 7-18)。

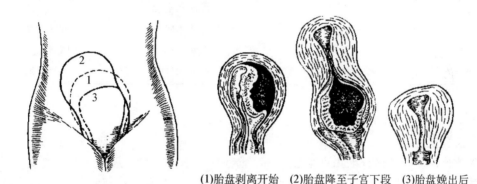

　　　　(1)胎盘剥离开始　(2)胎盘降至子宫下段　(3)胎盘娩出后

图 7-18　胎盘剥离时子宫的形状

2. 胎盘娩出　胎盘娩出方式有两种:①胎儿面娩出式。胎盘自中央部剥离形成胎盘后血肿,而后向周边剥离。其特点是先见胎儿面娩出,后见少量阴道流血,临床多见,约占 3/4。②母体面娩出式。胎盘从边缘开始剥离,血液沿剥离面流出,而后向中心剥离。其特点是先见较多量阴道流血,后见胎盘母体面娩出,临床少见,约占 1/4。

3. 心理反应　经过漫长的等待和忍耐,剧烈的产痛暂时停止,胎儿平安娩出,产妇有成就感和幸福感。如果新生儿有窒息或畸形等异常,产妇的精神会受到极大创伤,感到悲观、失落。

(二)治疗要点

新生儿娩出后及时进行清理呼吸道、刺激啼哭、处理脐带、阿普加评分等,同时要预防产后出血。胎盘剥离后要助娩胎盘,检查软产道。以上措施同时或交叉进行,需要接产者、台下助手密切配合,必要时需要医生参与。

(三)护理

1. 护理诊断及合作性问题

(1)潜在并发症:新生儿窒息、产后出血的可能。

(2)预感性悲哀:与产后疲惫、会阴切口疼痛或新生儿性别不理想有关。

2. 护理措施

(1)正确护理新生儿,预防新生儿窒息

①清理呼吸道,建立呼吸:是新生儿娩出后的首要任务。用洗耳球或吸痰管轻轻吸出新生儿口、鼻腔黏液及羊水,保持呼吸道通畅。当确认呼吸道黏液和羊水已经吸净时,可用手轻拍新生儿足底促其啼哭。新生儿大声啼哭,表示呼吸道已畅通,呼吸功能已建立。

②新生儿阿普加评分(Apgar score)(表 7-2):是判断新生儿有无窒息及窒息严重程度的方法,包括出生后 1min 内、5min 及 10min 共 3 次评分。对于窒息新生儿,第一次评分反映宫内及出生当时情况,5min 及以后评分反映复苏效果,与新生儿的预后关系密切。

表 7-2 新生儿阿普加评分法(Apgar score)

体征	应 得 分 数		
	0分	1分	2分
每分钟心率	0	少于 100 次	100 次及以上
呼吸	0	浅慢且不规则	佳
肌张力	松弛	四肢稍屈	四肢活动
喉反射	无反射	有些动作	咳嗽、恶心
皮肤颜色	口唇青紫、全身苍白	躯干红,四肢青紫	全身红润

重点提示

阿普加评分时根据新生儿出生后 1min 内的心率、呼吸、肌张力、喉反射和皮肤颜色 5 项体征进行评分,满分为 10 分。8~10 分为正常新生儿;4~7 分为轻度窒息,经立即清理呼吸道、吸氧等措施后即可恢复;0~3 分为重度窒息,需紧急抢救,行气管插管、给氧、药物治疗等。

③处理脐带:结扎脐带的方法有双重棉线结扎法、气门芯、脐带夹、血管钳等,其中以前两种方法较为常用。双重棉线结扎法:新生儿娩出后,用两把血管钳在距脐轮 10~15cm 处夹住脐带,于两钳之间剪断脐带。用 75% 乙醇棉签消毒脐带根部及脐轮周围,用无菌粗棉线在距脐轮 0.5cm 处结扎第 1 道,再在结扎线上 0.5cm 处结扎第 2 道,结扎时既要扎紧防止脐带出血,又要避免用力过紧勒断脐带。在第 2 道结扎线上 0.5cm 处剪断脐带,用无菌纱布包裹挤出残端脐带血。用 2.5% 碘酒或 20% 高锰酸钾溶液消毒脐带断面,用无菌纱布覆盖好,再用脐绷带包扎。气门芯法:将气门芯胶管切成 0.3cm 的胶圈,在胶圈上套拴约 5cm 长的双丝线,置于 75% 的乙醇中浸泡 30min 以上备用。断脐、消毒后用一止血钳套上气门芯,距脐根 0.5cm 处钳夹脐带,在钳夹远端 0.5cm 处剪去脐带,牵引气门芯上丝线使之套于止血钳下的脐带上,取下止血钳后消毒包扎脐带残端(图 7-19)。

④入母婴同室前护理:接产者擦干新生儿身上的羊水和血迹,检查体表有无畸形后用左手托住新生儿头部及背部,用右手握住新生儿双足,让产妇确认新生儿性别后,将新生儿放置在备好的处理台上交给台下助手完成下一步护理。台下人员擦净新生儿足底,在新生儿记录单摁上新生儿足印和母亲拇指印。进一步详细检查新生儿有无体表畸形,如兔唇、腭裂、手脚多指症、尿道下裂、脑脊膜膨出等,并测量新生儿身长、体重。将标有母亲姓名、新生儿性别、体

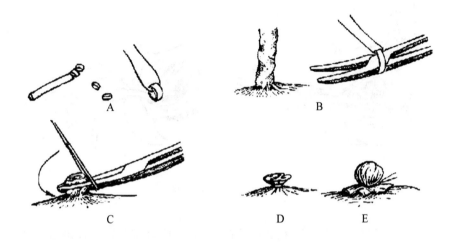

图 7-19 "气门芯法"结扎脐带示意图

A. 小橡皮管剪成小皮圈后穿上丝线；B. 小皮圈套于止血钳上准备钳夹脐带；C. 牵拉丝线将皮圈拉绕过止血钳套住脐带；D. 被气门芯勒紧的脐带；E. 消毒包扎后的脐带残端

重、出生时间的腕带系在新生儿左手腕上。将新生儿穿好衣服、兜上尿布后包裹于襁褓之中，其外系上标有母亲姓名、床号、住院号、新生儿性别、体重、出生时间的小标牌。然后用抗生素眼药水滴眼以防结膜炎，将新生儿送至母亲身旁进行第一次母婴接触和首次哺乳。为防止新生儿散热，新生儿娩出后直至包裹前的操作均应在保暖台上进行。

> **重点提示**
>
> 新生儿娩出后首要的任务是清理呼吸道，然后要结扎脐带，进行入室前护理，整个过程要注意保暖、保持呼吸道通畅、信息记录准确。

（2）正确助娩胎盘

①助娩胎盘：接产者正确认识胎盘剥离征象，切忌在胎盘尚未完全剥离之前按压子宫底或牵拉脐带，以免引起胎盘部分剥离而出血或拉断脐带，甚至因强行牵拉脐带造成子宫内翻。当确定胎盘已完全剥离时，协助胎盘娩出。方法：右手牵拉脐带，左手经产妇腹壁握持宫底并轻轻按揉，嘱产妇屏气用力加腹压，当胎盘娩出至阴道口时，接生者双手捧住胎盘，朝一个方向旋转并缓慢向外牵拉，协助胎盘胎膜完整娩出（图 7-20）。若在胎膜娩出过程中发现胎膜有部分撕裂，可用血管钳夹住断裂上端的胎膜，再继续朝原方向旋转，直至胎膜完全娩出。胎盘胎膜娩出后，仍继续按揉宫底以刺激子宫收缩减少出血，同时用弯盘收集阴道流血并统计出血量。一般正常分娩总的失血量为 100~300ml。

②检查胎盘胎膜完整性：将胎盘辅平，母体面向上，注意胎盘小叶有无缺损；然后提起脐带，检查胎膜是否完整及胎膜边缘有无血管断端，及时发现副胎盘；测量胎盘大小与厚度；最后测量脐带长度。

（3）预防产后出血

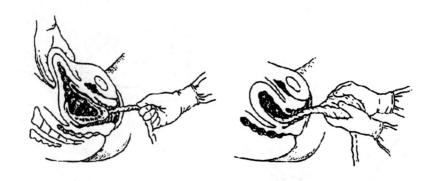

图 7-20　协助娩出胎盘

①当胎儿双肩娩出后立即给产妇肌内注射缩宫素 10U,以加强宫缩促进胎盘剥离,减少子宫出血。

②若胎儿已娩出 30min 胎盘尚未娩出,或胎盘、胎膜娩出不全,阴道出血量多时,应该报告医生。

③检查软产道:胎盘娩出后,应仔细检查会阴、小阴唇内侧、尿道口周围、阴道及宫颈有无裂伤,若有裂伤应立即缝合。

(4)心理支持:及时告知产妇产程的进展情况,不断给予心理安慰和支持。如果新生儿有畸形或窒息等异常情况,应把握好说话的分寸,以免产妇因精神刺激导致产后出血。

附:第四产程

胎盘娩出后 2h 内容易发生产后出血、产后子痫、休克、新生儿窒息等并发症,应该将产妇留在产房继续观察。为了引起医护人员的重视,有学者建议把产后 2h 称为第四产程。在第四产程内护理人员应做的工作包括:①观察生命体征,第三产程后应立即测血压、脉搏、呼吸,以后应 0.5~1h 测 1 次;②促进舒适,移去产妇臀下污染敷料,重新消毒外阴并换上消毒会阴垫,为产妇擦汗更衣,注意保暖,给予温热红糖水或清淡、易消化流质饮食;③倾听产妇的不适主诉如胸闷、呼吸困难、肛门下坠感等,并观察有无面色苍白、发绀、烦躁不安或表情淡漠、多汗、无力等;④按摩子宫并观察收缩情况,观察阴道出血量,协助产妇排空膀胱;⑤新生儿无异常,产后 30min 内可将新生儿抱给母亲进行第 1 次母婴接触及哺乳;⑥观察 2h 无异常后,送产妇及新生儿回母婴同室休养。

讨论与思考

十月怀胎,一朝分娩。对于经历了怀孕过程的孕妇来说,分娩的过程更值得期待,也常常让孕妇感到焦虑和紧张。正确处理好产程对于产妇及即将出生的新生命都有十分重要的意义。作为临床护士你应该知道:

1. 正常分娩中 3 个产程的临床经过各是什么(列表比较)?

2. 正常分娩 3 个产程中分别观察哪些内容?如何护理?

第五节　无 痛 分 娩

学习要点

1. 了解减轻分娩疼痛的方法
2. 产妇疼痛的护理

分娩镇痛,即无痛分娩,是指用各种方法使分娩时的疼痛减轻甚至消失。如何使产妇清醒、无痛苦地迎接新生命的诞生,是医学界追求的目标。但是,由于产妇对分娩镇痛的认识和要求不同,世界各国实施无痛分娩的情况差距较大,欧美国家 25% 的医院几乎全部孕妇实行无痛分娩,在日本仅有 13%,在我国则不足 1%。为产妇减轻痛苦,是对生命个体的尊重,也反映出一种生育文明。随着经济的发展和人民生活水平的提高,会有越来越多的产妇希望减轻分娩时的疼痛。

一、分娩疼痛的发生机制

产痛是大多数女性经历的程度最为严重的疼痛,多与子宫收缩压迫宫颈及子宫下段神经节、宫颈扩张时肌肉过度受牵拉,以及子宫肌纤维缺血缺氧等解剖因素有关。此外,对分娩的恐惧心理可使人体提高对疼痛的敏感,降低大脑皮质及皮质下的痛域,使由子宫区传入的微弱疼痛刺激信号被感知为剧烈的疼痛,而强烈的刺激则变得不能忍受。不同的心理感受使个体对分娩疼痛的感受程度有明显不同,其中 50% 的产妇感到难以忍受,35% 的产妇可以忍受,甚至还有 15% 的产妇感到轻微疼痛。

二、分娩疼痛对产妇和胎儿的影响

大量临床观察发现,剧烈的产痛对产妇和胎儿均可产生不利影响。由于疼痛使产妇的交感神经过度兴奋,致儿茶酚胺释放入血,母体代谢率增加,血氧的消耗亦明显增加。宫缩刺激还可反射性使副交感神经受到刺激,产妇出现深快呼吸,使动脉血二氧化碳分压降低,乳酸水平升高,继而导致代谢性酸中毒。以上因素又可直接影响胎儿的血氧供应,发生胎儿宫内窘迫。

三、减轻分娩疼痛的方法

(一)心理疗法

心理疗法就是通过消除产妇紧张情绪达到减轻疼痛的目的,常用的心理疗法包括如下。

1. **心理支持**　从精神关爱入手,使孕产妇放松。①开展孕期保健宣传教育,帮助孕妇正确认识妊娠与分娩的经过。建立孕妇学校,让孕妇及其丈夫参加听课,结合板报、宣传册、多媒体等形式,让孕妇了解分娩的机制,掌握其生理的自然规律和表现,解除对妊娠和分娩产生的恐惧、焦虑、忧郁等不良情绪。②创造优美、舒适的分娩及休养环境。待产室、产房、母婴室是产妇待产、分娩和产后休养的场所,应保持空气新鲜、光线充足、色调柔和,室内设施美观、典雅、实用、安静,尽量减少噪声,消除孕产妇对入住环境的陌生感。③建立良好的医患关系。医护人员通过亲切的语言、和善的表情、和蔼的态度去影响患者,满足患者的需求,与孕产妇建立互相尊重、信任和合作的平等关系,以取得信任,使孕产妇主动参与分娩过程。④疏导、劝慰和激励。产妇临产后予以耐心安慰,鼓励其把内心的压抑感受、苦闷和疑问倾吐出来,以宣泄内心的压抑、消除积郁而使心情舒畅。在孕产妇倾吐过程中,有的放矢加以劝慰,给予安抚、体贴和支持,激励产妇的努力与坚强,并为其讲解分娩知识,帮助分析疼痛的原因,及时提供产程进展信息。通过激励,使机体大脑皮质处于广泛兴奋状态,不仅能增加肾上腺皮质激素、甲状腺激素的分泌,升高血糖,增强机体应激能力,同时能促进内源性垂体后叶催产素的脉冲释放,增加子宫平滑肌细胞内钾离子浓度,增加兴奋-收缩耦连,增加产力而有利于缩短产程,从而增强对自然分娩的信心,提高产妇在分娩中的耐痛阈,具有镇痛作用。

2. Lamaze 法　又称拉梅兹法,于 1952 年法国产科医生 Fernand Lamaze 提出,是目前使用较广泛的心理疗法。从怀孕 7 个月后一直到分娩这段时间,对孕妇及家属进行生育理念、分娩知识教育,并针对神经肌肉控制、产前体操及呼吸技巧等进行训练。进入产程后每当宫缩开始,产妇主动放松自己,并通过肌肉控制及呼吸技巧的应用,转移注意力,使分娩时减轻疼痛。具体应用方法如下。

(1)呼吸技巧:主要分为 5 个阶段。第一产程潜伏期使用缓慢而有节奏性的胸式呼吸(廓清式呼吸),频率为正常呼吸的 1/2;随着产程进展,宫缩的频率和强度增加,使用较浅的胸式呼吸,频率为每分钟 30 次;当宫口开大到 7~8cm 时,使用喘-喘-吹呼吸法,即先快速而连续地吸几次气,再用力地长吐一口气出来;宫口近开全时,使用较浅的喘息呼吸;进入第二产程后指导产妇屏气用力,即先长长吸一口气,然后憋气,再用力将胎儿娩出,当胎头娩出 2/3 时应用哈气呼吸或吹蜡烛呼吸。

(2)放松技巧:通过有意识地放松某些肌肉,然后逐渐放松全身肌肉。放松的方法多样,可触摸肌肉紧张部位、想象某些美好事物或听轻松美好的音乐等,使全身肌肉放松,在分娩过程中不致因不自觉的紧张而造成皱眉、握拳等肌肉紧张和疲倦。

拉梅兹生产法具有间接的镇痛作用,增加自然分娩的顺应性,但是在应用时,在产前必须完整学习全部技巧,熟练每一步骤,临产后要做到临危不惧,才能发挥最大效果。

3. 陪伴分娩　是指通过精神上的支持、鼓励及感情的安抚减少产妇的焦虑、恐惧及不适,消除孤独无助的心理,缓解分娩疼痛,包括丈夫或其他家属陪伴及 Doula 陪产。

(1)以家庭为中心的关护:医院提供家庭式的分娩环境,丈夫或其他家属陪伴产妇待产,鼓励产妇及家人积极参与和决策分娩方式、镇痛方法,营造温馨氛围,维护母亲的个人习惯和新生儿的心理学健康。丈夫陪伴从临产开始直到分娩结束,可分担产妇的紧张,能亲眼见到新生儿的诞生,听到孩子出生时的哭声,从而增强夫妻之间、父子之间的感情。

(2)导乐陪产:导乐是希腊语 Doula 的音译,原意为有经验的女性帮助其他女性,后来引申为一个有爱心、有生育经历的妇女或助产士、护士,在整个产程中给产妇以持续的心理、生理及情感上的支持,鼓励其增强信心,消除紧张感,从而提高痛阈,减轻产痛。产妇疼痛时,Doula 帮助按摩或压迫,可减轻因阵痛引起的不适,使产妇在热情关怀、充满信心与希望中度过分娩。

此外,还有水浴镇痛法、自然分娩法、瑞德分娩镇痛法、催眠术法等。

(二)药物性的分娩镇痛

应用麻醉药或镇痛药来达到镇痛效果,常用的镇痛方法如下。

1. 椎管内阻滞镇痛 根据给药部位不同分为连续硬膜外镇痛、腰麻-硬膜外联合阻滞、微导管连续蛛网膜下腔镇痛等。当宫口开到3cm,或产妇对疼痛的忍耐达到极限时,麻醉医生在产妇的腰部将低浓度的局麻药注入硬膜外腔或蛛网膜下腔,采用间断注药或用输液泵自动持续给药,达到镇痛效果,镇痛可维持到分娩结束。常用药物有布比卡因、芬太尼,用药剂量大约相当于剖宫产麻醉时用量的1/5,浓度较低,镇痛起效快,可控性强,安全性高,其中连续硬膜外镇痛被认为是最令人满意的产时镇痛方法。

2. 吸入麻醉法 笑气即氧化亚氮,分娩镇痛时,按一定比例与氧气混合吸入,数十秒可产生镇痛作用,停止数分钟后作用消失。在助产人员的指导下,较易于掌握。

四、药物性分娩镇痛的护理

1. 麻醉前心理护理 产妇和家属最担心的是使用麻醉药物后的母婴安全问题,因此,助产士应协助医生耐心解释无痛分娩的原理及操作过程,打消产妇及家属的顾虑,缓解紧张情绪。

2. 镇痛中的护理

(1)生活护理:麻醉后疼痛减轻,可让产妇多进高热量低脂饮食,鼓励适当的活动,有利于胎头下降以加速第一产程的进展。

(2)观察药物的不良反应:如恶心、呕吐、呼吸抑制等。

(3)监测生命体征,尤其注意血压的监测:硬膜外麻醉时广泛交感神经阻滞引起低血压,故在阻滞前必须常规建立静脉通道,这样有利于适当扩容,还可根据母婴病情变化随时给药。期间应连续动态监护血压、脉搏、血氧饱和度,并注意观察产妇的呼吸幅度、节律和频率。如出现低血压或呼吸异常,报告医生进一步处理。

(4)严密观察宫缩及宫口开大情况:因产妇的阵痛感不明显,护理人员对宫缩和产程的观察不能以产妇的主观感觉为指标,应使用胎心监护仪连续监测宫缩及胎心,并及时行肛查确定产程进展,若出现产程停滞,应及时告知医生。

(5)其他:准备呼吸兴奋药,以备新生儿窒息。

3. 镇痛后护理

(1)按医嘱观察生命体征并根据镇痛方式的不同采取适当的体位。

(2)使用椎管内阻滞麻醉的产妇应注意对穿刺部位的护理,注意保持清洁、干燥,防止感染。

讨论与思考

产痛常常令即将临产的产妇感到紧张和恐惧,希望减轻分娩时的疼痛是她们的正常心理。请问:

1. 分娩镇痛的常用方法有哪些?

2. 如何做好心理护理以减轻产痛?

第六节 计划分娩

计划分娩是指医生根据孕妇和胎儿情况,用不同的引产方法促进宫颈成熟并发动宫缩,使分娩过程在预定的时间内完成。计划分娩的发动受人为控制,使分娩过程在医生监护下完成,便于及时发现产程中的意外情况,并能及时处理,减少和避免对母婴不必要的伤害。

一、计划分娩的适应证

1. 治疗性(医学性)计划分娩 由于医学方面的原因而实行的择期引产,如过期妊娠、妊娠期高血压疾病、妊娠合并贫血、妊娠合并心脏病及妊娠合并糖尿病等疾病,为保证母儿双方安全,选择最佳时期终止妊娠。

2. 预防性计划分娩 最常见的是过期妊娠,孕周已超过 41 周,胎儿已成熟,为防止过期妊娠,设法在孕 42 周前结束分娩。此外如骨盆轻度狭窄,孕周已达 37 周或经促胎肺成熟,估计胎儿体重达 2500g,即可设法终止妊娠,以达到预防难产的目的。

3. 社会性计划分娩 是指无医学指征而进行的择期引产,也就是从医院环境出发,设法使产妇在医院人力较集中、医务人员精力较充沛的时间完成分娩过程,一旦产妇出现异常情况,有利于抢救治疗。

二、计划分娩的禁忌证

不能阴道分娩者及不宜阴道分娩者均不能计划分娩。如头盆不称、胎位异常、胎儿宫内窘迫、重型胎盘早剥、中央型前置胎盘、脐带过短、缠绕或打结致胎儿宫内窘迫者、胎儿不成熟、早产儿及低体重儿及妊娠合并症如妊娠合并心脏病心功能Ⅱ级以上等。

三、计划分娩的程序及方法

1. 判断胎儿成熟度 胎儿成熟是实施计划分娩的前提条件。B 超检查胎盘为Ⅱ~Ⅲ级、胎儿双顶径>8.5cm,股骨长度>7cm 等,提示胎儿成熟。

2. 促进宫颈成熟 宫颈成熟度是影响计划分娩成功率的关键因素,不成熟的宫颈引产不易成功。因此,在引产前常规进行宫颈 Bishop 评分,如<7 分,引产前应给予促宫颈成熟,常用的方法有:①普拉睾酮 200mg 溶于 5% 葡萄糖液 20ml,缓慢静脉注射,每日 1 次,可连用 3d;②2.5U缩宫素加入 5% 葡萄糖注射液 500ml 中静脉滴注,根据宫缩强度、频率及胎心,调整滴数,至当日 20:00 仍未发动有效宫缩者,停缩宫素静脉滴注,次日重复使用,连用 3d;③米索前列醇 25μg 放置于阴道后穹窿,如无宫缩或宫缩不规律,4h 后可重复使用,24h 总量不超过

100μg;④放置一次性宫颈扩张棒。

3. 引产 对于宫颈成熟,Bishop 评分>7 分者应予以引产,常用缩宫素静脉滴注。将缩宫素 2.5U 加入 0.9% 的生理盐水 500ml 内,从 4~5 滴/min 开始滴注,根据宫缩强弱每 15~30 分钟调节一次滴速,每次增加 4 滴,最多不超过 60 滴/min,直至宫缩时宫腔压力达 50~60mmHg,宫缩间隔 2~3min,持续 40~60s。静脉滴注过程中专人观察宫缩、听胎心音及测量血压,宫缩持续 1min 以上或胎心率不稳定,立即停止滴注。

讨论与思考

计划分娩是用不同的引产方法促进宫颈成熟并发动宫缩,使分娩过程在预定的时间内完成,其中宫颈的成熟度是计划分娩成功与否的关键。请问:

1. 计划分娩的适应证有哪些?
2. 促宫颈成熟的方法有哪些?

第七节 家庭接生

学习要点

1. 了解家庭接生的适应证及禁忌证
2. 了解家庭接生的相关注意事项

为了保障母婴安全、降低孕产妇死亡率和婴儿死亡率,目前我国大力提倡孕产妇住院分娩,甚至在全国范围内实施农村孕产妇住院分娩补助项目,以提高住院分娩率。但是,在一些偏远的山区、农村,仍有产妇在家中分娩,做好家庭接生仍有重要意义。下面介绍家庭接生的相关知识和注意事项。

一、适应证及禁忌证

家庭接生的人力、物力等条件有限,一旦出现母婴并发症时应急处理能力较差,故仅限于在产前检查时估计能够正常分娩的孕妇,凡有任何高危因素存在,均不适于家中分娩。

二、环 境 准 备

接产房间应打扫干净,光线明亮,温度适宜,最好在 24~28℃,搬出多余物品,保证有足够的空间。

三、物 品 准 备

1. 接产用物准备
(1)高压灭菌产包 1 个,内有敷料包和器械包各 1 个。

(2)消毒液及其他物品,2.5%碘酊棉球、75%乙醇棉球、0.1%新洁尔灭溶液、20%高锰酸钾、气门芯胶圈、吸痰管,无菌包内卵圆钳3把、无菌弯盘1只、大棉球、无菌纱布和棉球若干、会阴缝合所用的针、线等。

2. 常用药物 1%普鲁卡因、0.25%氯霉素眼药水、麦角新碱、缩宫素、50%葡萄糖液、维生素C针剂、尼可刹米、毛花苷C、氨茶碱、新生儿用卡介苗、乙肝疫苗、破伤风抗毒素等。

3. 家用物品准备 塑料布或油布1块,消毒卫生纸数包,新生儿衣物,脸盆2个,冷、开水壶各1个。

若接生包未进行高压蒸气消毒,可用蒸笼蒸,水开后蒸1~2h。器械亦可煮沸消毒15min,紧急时金属器械可用95%乙醇或白酒燃烧消毒。

四、接 生 准 备

1. 接生员用0.1%苯扎溴铵溶液将房间喷雾消毒。

2. 接生员戴好帽子、口罩,用肥皂水将手刷净。

3. 在床或炕边铺好油布,上铺双层小床单,产妇取截石位躺在上面。接生人员立于产妇右侧,临产前用温肥皂水擦洗产妇外阴,用温开水将肥皂水洗净,用0.1%苯扎溴铵溶液消毒外阴。

4. 接生员打开产包,先将大单两角展开,平铺在产妇臀下,大单下缘直达产妇腰部(铺单时保护好双手避免污染)。嘱产妇将右腿抬起,为其套右腿套,然后套上左腿套,最后铺孔巾或治疗巾4块,暴露外阴部。

5. 接生员穿好隔离衣,戴手套,准备接生。

五、注 意 事 项

1. 接产者应该随叫随到,由经验丰富者出诊。到达现场后首先了解产妇情况,进行必要的检查,对能否正常分娩做出初步的判断。如发现难产征象或其他分娩期并发症,应立即护送到医院,或者请求现场支援。

2. 接产过程要注意无菌操作。如在接产者进入现场之前胎儿已娩出,应在常规消毒处理之后给予母婴肌内注射破伤风抗毒素,并酌情使用抗生素预防感染。

3. 产后2h观察内容同医院内观察,并进行母乳喂养指导及其他产褥期知识的指导和健康教育。2h后如无异常方可离开现场。

六、产 后 访 视

接生员在产后1d、3d、5d进行家访,内容如下。

1. 产妇健康情况 精神状态、体温、血压、饮食、哺乳、子宫收缩、恶露等情况,宣传产后卫生保健知识,介绍计划生育知识,提高产妇自我保健能力。督促产妇在产后6~8周到乡卫生院或妇幼保健部门做全面检查。

2. 新生儿健康情况 身长、体重、脐带是否脱落及有无感染、哺乳方式及量、皮肤有无黄染及黄染的程度等。指导新生儿沐浴并对新生儿进行预防接种,宣传并示范科学育儿知识及方法。

讨论与思考

　　家庭分娩由于医疗条件的限制,较住院分娩有更多的风险性,请说出哪些产妇不适于家庭分娩?

(李民华)

第 8 章

正常产褥及护理

学习要点

1. 产褥期产妇各器官的生理变化
2. 产褥期产妇的心理变化
3. 产褥期护理措施

案例分析

患者女,26 岁。初产妇,足月妊娠,行会阴侧切分娩。产后第 2 天,会阴伤口水肿明显,局部无分泌物和压痛。

请分析:如何为该患者制定护理计划?

从胎盘娩出至产妇全身各器官(除乳腺外)恢复至非孕期状态的一段时期称为产褥期,一般为 6 周。

第一节 产褥期母体的变化

一、生 理 变 化

(一)生殖系统的变化

1. 子宫 胎盘娩出后的子宫逐渐恢复至非孕期状态的过程,称为子宫复旧。产后子宫是变化最大的器官,主要包括以下几个方面。

(1)子宫体肌纤维的缩复:子宫缩复不是肌纤维细胞数目减少,而是通过细胞胞浆蛋白被分解排出,从而使细胞质减少、细胞体积缩小,裂解的蛋白质及其代谢产物通过肾脏排出体外。产后随着子宫肌纤维的缩复使子宫体逐渐缩小,于产后第 1 天宫底略上升或平脐,以后每日下降 1~2cm。产后 1 周,子宫缩小至妊娠 12 周大小,在耻骨联合上可扪到宫底,重约 500g;产后 10d,子宫降至骨盆腔内,腹部检查扪不到宫底;产后 6 周恢复到非妊娠期大小。子宫重量也逐渐减少,由分娩结束时的 1000g 降至非孕时的 50g。

（2）子宫内膜的再生：胎盘剥离后，子宫即缩小到原来的一半，导致开放的螺旋动脉及静脉窦压缩变窄和栓塞，出血逐渐减少直至停止。约产后 3 周，除胎盘附着面外，子宫内膜基本完成修复，胎盘附着处的子宫内膜修复需 6 周。

（3）子宫颈及子宫下段的变化：胎儿娩出后宫颈松软，壁薄皱起，宫颈外口如袖口状，产后 2~3d 宫口仍能容两指。产后 1 周宫颈内口关闭，宫颈管复原。产后 4 周时宫颈完全恢复正常状态。因初产妇自然分娩时宫颈多在 3 点及 9 点处发生轻度裂伤，故宫颈口由产前的圆形变为"一"字形。产后子宫下段收缩逐渐恢复为非孕时的子宫峡部。

2. 阴道　分娩后阴道壁肌肉松弛，肌张力低，阴道黏膜皱襞因过度伸展而消失，产褥期内阴道壁肌张力可逐渐恢复，约产后 3 周开始出现黏膜皱襞，但阴道于产褥期结束时不能完全恢复至妊娠前状态。

3. 外阴　分娩时外阴因受压而充血、水肿，产后 2~3d 自行消退；若有轻度的裂伤或会阴切口缝合后，可在 3~4d 愈合。处女膜在分娩时撕裂形成残缺不全的痕迹，称处女膜痕。

4. 盆底组织　盆底肌肉及筋膜常因分娩时过度扩张而弹性减弱，也可出现部分肌纤维断裂。产后 1 周内，盆底组织充血水肿消失，张力逐渐恢复。产褥期如能坚持产后运动，盆底肌肉可恢复至接近孕前状态，否则极少能恢复原状。

> **重点提示**
>
> 　若盆底肌及筋膜发生严重裂伤、产褥期过早参加体力劳动，可导致阴道壁膨出，甚至子宫脱垂。

（二）内分泌系统的变化

分娩后雌激素、孕激素和胎盘泌乳素水平急剧下降，至产后 1 周时已降至未孕时水平。胎盘泌乳素于产后 6h 已不能测出。人类绒毛膜促性腺激素（HCG）在产后 2 周内逐渐下降至消失。不哺乳产妇一般于产后 6~10 周恢复排卵；哺乳产妇因垂体泌乳素（PRL）的分泌可抑制排卵，月经复潮延迟，甚至在哺乳期间月经一直不来潮，平均在产后 4~6 个月恢复排卵。由于首次月经来潮前常有排卵，故在月经恢复前也有受孕的可能。

（三）乳房的变化

乳房的主要变化是泌乳。产后因低雌激素、高泌乳激素水平，乳汁开始产生。新生儿吸吮乳头时，通过神经冲动可刺激产妇腺垂体泌乳素的释放，促进乳汁分泌。吸吮动作还可反射性引起神经垂体释放缩宫素，刺激乳腺肌细胞和乳腺管收缩，使乳汁从腺泡、小导管进入输乳导管和乳窦而促使乳汁排出，即喷乳反射。产后 1~3d，每次哺乳新生儿可吸出 2~20ml，3d 后乳汁分泌的量逐渐增加。

> **重点提示**
>
> 　新生儿频繁吸吮是保持持续泌乳的关键，不断排空乳房，也是维持泌乳的重要条件。此外，产妇的营养、睡眠、健康情况和情绪状态都与乳汁的分泌密切相关。

（四）循环系统及血液的变化

产后 72h 内，胎盘娩出后，胎盘循环停止，子宫收缩，大量血液从子宫进入体循环，加之妊娠期间过多的组织间液回吸收,使回心血量增加,血容量增加 15% ~ 25%,原有心脏病的产妇易发生心力衰竭。妊娠期血容量增加,于分娩后 2~3 周可恢复至未孕状态。

产褥早期白细胞、红细胞及血红蛋白值逐渐增多,其中性粒细胞增长最多,淋巴细胞减少。凝血因子 I、凝血酶、凝血酶原于产后 2~4 周降至正常,因此产褥早期血液仍处于高凝状态,有利于血栓形成,减少产后出血。

(五)消化系统的变化

产妇因分娩时体力消耗及体液流失,产后 1~2d 内常感口渴,喜进流食,但食欲欠佳,以后逐渐好转。胃肠肌张力及蠕动力减弱,约需 2 周恢复正常。产妇因活动少,肠蠕动减弱,加之会阴部切口、会阴裂伤、痔及进食少渣饮食等,易发生便秘。

(六)泌尿系统的变化

妊娠期潴留在体内的大量水分,于分娩后的最初几日经由肾排出,故产后最初 1 周尿量明显增多。在分娩过程中,膀胱过分受压,导致黏膜充血、水肿,膀胱肌肉张力降低,加之产后外阴伤口疼痛、不习惯卧床排尿、产后疲乏等原因,容易发生残余尿增多和尿潴留。妊娠期发生的肾盂及输尿管生理性扩张,需产后 4~6 周恢复正常。

(七)腹壁的变化

腹壁皮肤受妊娠子宫膨胀的影响,弹力纤维断裂,腹直肌呈不同程度分离,产后腹壁明显松弛,其紧张度需至产后 6 周或更长的时间方能恢复。妊娠期出现的下腹正中线色素沉着于产褥期逐渐消退,原有的紫红色妊娠纹变为永久性的白色妊娠纹。

二、心 理 变 化

产褥期妇女将会经历不同的感受:高涨的热情、希望、满足、幸福感、乐观、压抑、焦虑等。产妇在妊娠期的心理状态、对分娩的承受能力、环境影响、社会支持、产妇的年龄、夫妻关系、经济条件等诸多因素均不同程度地影响产妇的心理变化。年轻产妇可能在母亲角色的学习上会遇到很多困难,影响其心理适应;年龄较大的产妇身体恢复较年轻产妇慢,往往有疲乏感,需要更多的休息。一般来说,丈夫及亲友关系良好的产妇将得到更多的理解和帮助,有助于心理调适,更利于照顾新生儿。

产后妇女对其成为母亲角色的成长过程可分为 3 个时期。

1. 依赖期 产后 1~3d。多表现为用言语来表达对孩子的关心、较多地谈论自己的妊娠和分娩感受。较好的妊娠和分娩经历、满意的产后休息、丰富的营养和较早较多的与孩子对视及身体接触,将帮助产妇较快地进入第二期。在依赖期,丈夫及家人的关心帮助,医务人员的关心指导都极为重要。

2. 依赖-独立期 产后 3~14d。产妇表现出较为独立的行为,改变依赖期中接受特别照顾和关心的状态。产妇开始学习护理自己的孩子、亲自喂奶而不要帮助。但这一时期也容易产生压抑,可能与分娩后产妇感情脆弱、太多的母亲责任、由新生儿诞生而产生爱的被剥夺感、痛苦的妊娠和分娩过程及糖皮质激素和甲状腺素处于低水平等因素有关。产妇可有哭泣,对周围漠不关心,停止应该进行的活动等表现。及时的护理、加倍地关心产妇并让其家人参与、提供婴儿喂养和护理知识、耐心指导并帮助产妇护理和喂养自己的孩子、鼓励产妇表达自己的心情并与其他产妇交流等均有助于提高产妇的自信心和自尊感、促进接纳孩子、接纳自己。

3. 独立期 产后 2 周至 1 个月。在这一时期,新家庭形成并运作。产妇和她的家庭逐渐成为一个系统,形成新的生活形态。夫妇和孩子共同分享欢乐和责任,开始恢复分娩前的家庭活动。产妇及其丈夫往往会承担许多压力,如兴趣与需要的背离、哺育孩子、承担家务及维持夫妻关系中各自角色扮演的矛盾等。

第二节 产褥期临床表现

一、症状与体征

1. **产后宫缩痛** 是指产褥早期因宫缩引起的下腹部阵发性剧烈疼痛。多呈强直性收缩,于产后1~2d出现,持续2~3d自然消失,经产妇及剖宫产产妇比初产妇多见,母乳喂养时加剧。

2. **乳房** 产后1~2d,乳房松软。初产妇产后3d,经产妇产后2d可分泌乳汁,由于缺少哺乳知识和方法不当,可出现乳房胀痛和乳头皲裂。

3. **疲乏** 分娩时的用力、不适,产后医护人员的频繁观察、护理新生儿及哺乳导致产妇在产后最初几日内倍感疲乏,精神不振,自理能力下降,不愿接近孩子。

4. **排尿和排便** 产后2~3d内由于需排出妊娠时潴留的水分,产妇往往多尿。但分娩过程中膀胱受压黏膜水肿充血及会阴切口疼痛也易发生尿潴留及尿路感染,还可发生便秘。

5. **体温、脉搏、呼吸和血压** 产褥期体温因脱水和白细胞增多可略升高,多在产后24h内消退,且不会超过38℃。脉搏缓慢,60~70/min,约产后1周恢复。呼吸由妊娠时的胸式呼吸转变为胸腹式呼吸,14~16/min。血压平稳在正常范围内,患妊娠高血压疾病者于产后血压明显降低,逐渐恢复。

6. **子宫复旧** 胎盘娩出后,子宫圆而硬,宫底在脐下一指。于产后第1天宫底略上升或平脐,以后每日下降1~2cm。产后1周,在耻骨联合上可扪到宫底;产后10d,子宫降至骨盆腔内,腹部检查扪不到宫底;产后6周恢复到非妊娠期大小。

7. **恶露** 产后经子宫排出的坏死蜕膜组织、血液及宫颈黏液称恶露。分血性恶露、浆液恶露和白色恶露3种依次排出。正常恶露总量为250~500ml,有血腥味,但不臭,持续4~6周。若子宫复旧不良合并感染时,恶露增多,并伴有臭味。

重点提示

恶露的性状和持续时间

类型	颜色	成 分	持续时间
血性恶露	鲜红	大量血液、胎膜及坏死蜕膜	3~4d
浆液恶露	淡红	血液减少、多为坏死蜕膜、白细胞、宫腔渗出液、可有细菌	10d左右
白色恶露	白色	大量白细胞、坏死组织及细菌	2~3周

---

8. **会阴伤口** 分娩所致的会阴部及处女膜的轻度裂伤或会阴缝合切口,产后3d内可出现局部水肿、疼痛,产后3~5d消失。

9. **褥汗** 产褥早期产妇排出大量汗液,尤在睡眠和初醒时更加明显,多为产后皮肤汗腺排泄功能旺盛所致,产后1周左右可自行好转。

10. **体重减轻** 胎儿、胎盘及羊水于分娩后排出,产时出血、产后恶露排出、子宫复旧、褥汗及尿液的排出等可使产妇体重下降 11~14kg。

二、心理表现

1. 不稳定情绪 因为产妇产后身体内的雌激素和孕激素水平下降,与情绪活动有关的儿茶酚胺分泌减少,体内的内分泌调节处在不平衡状态,所以其情绪很不稳定。有 50%~70% 的妇女在产后 3d 发生抑郁症,其表现为精神沮丧、焦虑不安、失眠、食欲不振、易激动、注意力和记忆力减退等。

2. 焦虑情绪 产妇在经历妊娠、分娩之后,不但身体疲惫虚弱,而且精神也会受到影响。若在妊娠期间并发其他疾病,产时发生难产,产褥期感染患病,产时、产后失血过多,产后垂体、甲状腺功能低下等,很可能诱发产妇精神障碍。

3. 紧张情绪 造成紧张情绪的原因是多方面的,与分娩后体内激素比重重新分配,产妇分娩后角色转变,不知如何哺育期待已久的小儿有关。家庭关系、环境等因素,使产妇不能及时诉说,也会导致产后各种并发症的发生。

4. 依赖性情绪 产妇由于产后生理的特殊性,受传统"月子"习惯影响而产生依赖性心理。产妇由于分娩时巨大的体力消耗,产后会感到非常疲劳,同时产妇体内的激素发生很大变化,产后 2 周内特别敏感,易受暗示,依赖性较强。

第三节 产褥期护理

由于产褥期产妇在生理和心理上都发生了巨大变化,产褥期的护理应考虑到产妇及其家庭成员的生理和心理需要,帮助产妇及其家庭成员适应新生命的降临以后父母角色转换。

一、护理诊断

1. 舒适的改变 与产后宫缩、会阴切口疼痛、乳房胀痛、褥汗等因素有关。
2. 便秘 与产后活动少、饮食不合理、肠蠕动减少等因素有关。
3. 尿潴留 与产时损伤、不习惯床上小便、膀胱肌肉麻痹等因素有关。
4. 睡眠形态紊乱 与婴儿哭闹、哺乳及照料婴儿有关。
5. 知识缺乏 缺乏产后自我保健及婴儿护理技能知识。
6. 母乳喂养无效 与母乳喂养技能不熟、母亲产后疲劳及缺乏自信心有关。
7. 有感染的危险 与产道的损伤、贫血、营养不良等因素有关。

二、护理措施

(一)一般护理

1. 环境 产后应有一温湿度适宜、安静舒适的休养环境。室温 18~20℃,湿度为 55%~60% 为宜,空气新鲜,经常通风换气,保证室内有充足的光线。

2. 个人卫生 每天梳头刷牙,要勤用热水擦身或淋浴,勤换衣裤、会阴垫及床单等。

3. 生命体征 产后 24h 内应密切观察血压、脉搏、体温、呼吸的变化。若产妇脉率增快明显,应注意血压、子宫收缩、阴道出血量、会阴或腹部伤口情况,以便及时发现产后出血及其他变化。体温≥38℃应及时通知医生。一般产后应每日测量体温、脉搏、血压、呼吸各 1 次。

4. 休息与活动　产后 12h 内以卧床休息为主,若生命体征平稳,24h 后下床活动并逐渐增加活动量或进行产后保健操。早期活动可增强血液循环,促进子宫收缩、恶露排出、会阴伤口愈合,促进大小便排泄通畅,并可预防盆腔或下肢静脉血栓形成。产褥期应保证充分的休息和睡眠,活动时间和范围应逐渐增加,2 周后可从事少量家务活动,但避免长时间下蹲或站立、提重物以及重体力劳动等,以免导致子宫脱垂。

5. 营养　正常分娩后稍事休息,产妇即可进食易消化的半流质饮食,以后可根据产妇具体情况进普食。产后的饮食应营养丰富,易于消化,少量多餐,并适当补充维生素和铁剂。此外,进食汤汁类食物可促进乳汁分泌,应限制辛辣、刺激食品及酒类,在医生的指导下使用药物。

(二)生殖器官的观察与护理

1. 子宫复旧的观察与护理　产后 2h 内易发生因子宫复旧不良导致的产后出血,故产后即刻、30min、1h、2h 各观察 1 次子宫收缩、宫底高度,以后每日应在同一时间测量子宫底高度,观察子宫复旧情况。检查前先排空膀胱,仰卧床上,检测由脐部至宫底的距离。检查宫底高度的同时注意子宫及双侧附件有无压痛。如宫底上升,宫体变软,可能有宫腔积血,应按摩子宫排除血块,促使收缩。

2. 恶露的观察与护理　经常观察恶露的量、性质及气味。阴道有组织物掉出时,应保留送病理检查;疑有感染时,应查白细胞及中性分类计数,做阴道拭子细菌培养及药物敏感试验,同时应注意体温和脉搏的变化。

3. 会阴护理　保持会阴部清洁干燥,如有侧切伤口,产妇应采取健侧卧位,勤换会阴垫,以减少恶露流进会阴伤口。伤口愈合良好者于产后 3~5d 拆线,拆线前应排大便一次,拆线后一周内避免下蹲,以防伤口裂开。若伤口感染,应提前拆线引流或行扩创处理。伤口局部有硬结或分泌物时,于分娩后 7~10d 可温水坐浴,但恶露量多且颜色鲜红者应禁止坐浴。产妇能自理或会阴无伤口者,护士应指导产妇进行自我会阴部护理。

> **重点提示**
>
> 每日用 0.05% 聚维酮碘液擦洗外阴 2 次,并观察伤口愈合情况。水肿严重者局部用 50% 硫酸镁湿热敷,2~3/d,每次 20min。产后 24h 后可用红外线照射外阴,能退肿消炎促进伤口愈合。伤口疼痛时可适当服镇痛药,若疼痛剧烈或有肛门坠胀感,应通知医生检查,以便发现外阴及阴道壁深部血肿并及时处理。

(三)排泄的护理

1. 排尿的护理　护士应于产后 4h 鼓励产妇排尿。护士应向产妇讲明排尿的意义,解除思想顾虑并协助排尿。

> **重点提示**
>
> 若有尿潴留发生,护士可:协助产妇坐起或下床排尿;用温开水冲洗尿道外口;听流水声诱导排尿反射;下腹部无伤口者可放置热水袋,刺激膀胱收缩;也可按摩膀胱或针刺三阴交、关元、气海等穴位刺激膀胱肌收缩。用上述方法无效时,应在无菌操作下留置导尿管,开放引流 24~48h,使膀胱肌肉休息并逐渐恢复其张力。

2. 排便的护理　产后产妇因卧床时间长、减少运动、肠蠕动减弱、腹肌松弛等因素均易发生便秘。产后应鼓励产妇多饮水,多食蔬菜类及水果,尽早下床活动及做产后操,以防便秘发生,必要时给缓泻药。因痔疼痛影响排便时,可用安钠素栓置肛门内起到镇痛作用。肛门洗净后可涂 20% 鞣酸软膏,有收敛镇痛作用。

(四) 乳房护理

1. 一般护理　应穿棉质胸罩,大小适宜,避免过松或过紧。每次哺乳前,产妇应洗净双手,用温开水擦洗乳房及乳头,乳头处如有痂垢应先用油脂浸软后再用温水洗净。每次哺乳前按摩乳房,刺激泌乳反射。哺乳时护士应进行喂养方面知识和技能的指导,预防乳房肿胀或乳头皲裂。如乳汁充足,孩子吸不完时,应用吸乳器将剩余的乳汁吸出,以免影响乳汁分泌;如吸吮不成功,则指导产妇挤出乳汁喂养。

2. 乳头皲裂的护理　由于婴儿含接姿势不良可造成乳头皲裂,母亲常感到乳头疼痛。轻者可继续哺乳,先喂健侧乳房,再喂患侧。哺乳前先湿热敷乳房和乳头 3～5min,同时按摩乳房,并挤出少量乳汁使乳晕变软,容易被婴儿衔吮。增加哺乳的次数,缩短每次哺乳的时间。如果母亲因疼痛不能哺乳时,应将乳汁挤入消毒容器内,用小勺喂哺婴儿,每 3 小时 1 次,直至好转。每次哺乳后,再挤出数滴乳汁涂于皲裂的乳头、乳晕上,并将乳房暴露在新鲜空气中,有利于伤口愈合。

3. 乳房胀痛的护理

(1) 原因:开奶晚,婴儿衔接不良,限定喂奶时间,不能经常排空乳房。

(2) 预防:产后 30min 内开始哺乳,促进乳汁通畅;确保正确的衔接姿势,做到充分有效的吸吮,鼓励按需哺乳。

(3) 处理:哺乳前先热敷、按摩乳房,使乳腺管通畅,在两次哺乳间冷敷乳房,减少局部充血、肿胀。如果婴儿能吸吮应采取正确的衔接姿势频繁喂养,若因乳房过度肿胀,婴儿无法吸吮时应将乳汁挤出喂哺婴儿。

(4) 手工挤奶方法:护士要教会产妇挤奶方法。母亲精神放松,把双手彻底洗净,将已消毒的挤奶容器靠近乳房。拇指及示指放在乳晕上,两指相对,其他手指托着乳房。用拇指及示指向胸壁方向轻轻下压,不可压得太深,否则将引起乳导管阻塞。压力应作用于乳晕下方的乳窦上,反复一压一放,如果射乳反射活跃,奶水还会流出甚至喷出。挤压乳晕的手指不能滑动或摩擦动作,应依各个方向挤压乳晕,使每个乳窦的乳汁都被挤出。一侧乳房至少挤压 3～5min,待乳汁少了,就可挤另一侧乳房,如此反复数次持续 20～30min。

4. 退乳的护理　产妇因病或其他原因不能哺乳者,应及时退奶。产妇分娩后应限制进汤汁类食物。已泌乳者可外敷芒硝,将芒硝碾碎放薄布袋中敷于乳房,每侧乳房 200g,用乳罩托住,芒硝结块时应更换,直至无乳汁分泌。也可用麦芽 60～90g 煎服,每日 1 剂,连服 3d。

(五) 产后锻炼

产后第 2 天开始可进行产后锻炼,做产褥期保健操,以恢复腹肌及盆底肌肉张力,保持健美体型,预防尿失禁、膀胱直肠膨出和子宫脱垂。根据产妇情况逐渐增加运动量。

第 1 节:腹式深呼吸,仰卧,深吸气,收紧腹部,然后呼气。

第 2 节:缩肛动作,仰卧,两臂放于身旁,进行缩肛和放松动作。

第 3 节:伸腿动作,仰卧,双腿轮流上举和并举,与身体成直角。

第 4 节:腹背运动:仰卧,髋与腿放松,分开稍屈,脚底放在床上,尽力抬高臀部和背部。

第 5 节:仰卧起坐。

第 6 节:腰部运动:跪姿,双膝分开,肩肘垂直,双手平放在床上,腰部进行左右旋转动作。

第 7 节:全身运动:跪姿,双臂支撑在床上,左右腿交替向背后高举。

(六)性生活指导

产褥期生殖器官尚未完全复原,不宜性生活,以免引起感染。排卵可在月经未复潮前即先恢复,故应采取避孕措施,提倡使用避孕套。

(七)产后复查

分娩后 6 周进行产后复查,以了解产妇全身及生殖器官恢复情况,乳房情况,对婴儿进行全身检查,了解喂养及发育状况,进行保健咨询。对有并发症的产妇应及时给予治疗处理。

讨论与思考

1. 产褥期产妇全身各器官(除乳腺外)恢复至非孕期状态。

(1)产褥期产妇生殖系统的复旧有哪些? 如何观察?

(2)针对产褥期产妇应开展哪些健康教育内容?

2. 产后经子宫排出的坏死蜕膜组织、血液及宫颈黏液称恶露。

(1)比较各类恶露的特点。

(2)如何正确地实施会阴的护理工作?

3. 产后容易发生残余尿增多和尿潴留。

(1)常见原因有哪些?

(2)如何预防与正确处理?

（卞　燕）

第 *9* 章

妊娠并发症及护理

第一节 自 然 流 产

学习要点

1. 流产的概念、临床类型及鉴别诊断
2. 流产的处理与护理措施

> **案例分析**
>
> 患者女,30 岁,已婚。停经 50d,阴道流血 1d,血量多于月经,鲜红色,伴有下腹部坠痛。内诊:子宫增大如孕 50d 大小,宫颈内口可容 1 指,阴道有活动性出血。妊娠试验(+)。
>
> 请分析:该患者最可能的诊断是什么? 诊断标准是什么? 护理要点是什么?

妊娠不足 28 周、胎儿体重未达 1000g 终止者称为流产。发生在 12 周以前为早期流产,发生在 12 周或之后者为晚期流产。流产分自然流产和人工流产,本节仅讲述自然流产。

【病因】 病因较多,主要有以下几方面。

1. 胚胎及附属物异常 ①胚胎发育异常。多为遗传基因缺陷或染色体数目结构异常,是早期自然流产的主要原因。②胎盘异常。滋养层发育不全或绒毛变性,导致胎盘功能减退或胎儿血液循环障碍引起胚胎死亡。

2. 母体方面 ①全身性疾病。孕妇患全身性疾病,如严重感染、严重贫血、高热、慢性消耗性疾病、慢性肝肾疾病、高血压、心力衰竭等疾病。②生殖器官疾病。子宫畸形、子宫肌瘤、宫腔粘连等,均可影响胚胎着床发育而引发流产。宫颈重度裂伤、宫颈内口松弛所至宫颈功能不全易引起晚期流产。③内分泌失调。黄体功能不全、高催乳素血症、甲状腺功能减退、糖尿病血糖控制不良等。④创伤、过劳刺激子宫收缩均可导致流产。

3. 免疫因素 母儿血型不合、孕妇抗磷脂抗体存在可引发流产。

4. 其他因素　过多接触有害化学毒物及放射线,过量吸烟、酗酒、滥用有害药物。

> **重点提示**
>
> 　　早期流产主要原因多为遗传基因缺陷、染色体数目或结构异常,而晚期流产主要原因多为子宫颈裂伤、宫颈内口松弛所致。

　　【病理】　妊娠 8 周以前的流产,绒毛与母体蜕膜联系不牢,胎囊易从子宫壁完全脱落排出,流产发生时出血不多。妊娠 8~12 周的流产,因绒毛深植蜕膜之中,与蜕膜联系较牢固,妊娠物不易完整剥离排出,影响子宫收缩,出血较多。妊娠 12 周后,胎盘已形成,流产先出现腹痛,然后排出胎儿及胎盘。

　　【分类及临床表现】　流产主要症状是停经后阴道流血和腹痛。按流产发展的不同阶段,分为以下临床类型。

　　1. 先兆流产　先阴道少量流血,继之下腹出现轻微胀痛,也可无腹痛。妇科检查:宫口未开,子宫大小与停经周数相符,无妊娠物排出,尿妊娠试验阳性。B 型超声检查胚囊大小与停经周数相符,胎心、胎动存在。经休息及治疗流血可逐渐停止,腹痛消失,妊娠继续。若出血增加,或腹痛加重可发展为难免流产。

　　2. 难免流产　指流产已不可避免,多由先兆流产发展而来。阴道流血量增多,下腹疼痛加剧。如胎膜破裂有阴道流水。妇科检查:宫颈口已扩张,见胎囊膨出或妊娠物堵塞宫颈口。子宫大小与停经周数相符或略小于停经周数。B 型超声检查宫腔内多无组织,子宫大小与停经周数基本相符或略小。

　　3. 不全流产　难免流产继续发展,妊娠物部分排出,还有部分残留宫腔内或嵌顿于宫颈口处。残留组织影响子宫收缩,阴道流血不止,可反复间歇出血,有时可大出血,甚至发生失血性休克。妇科检查:宫颈口已扩张,有持续性出血,宫口可见妊娠物堵塞,子宫小于停经周数。B 型超声可见宫腔内有残留妊娠物,子宫大小小于停经周数。尿妊娠试验阴性。

　　4. 完全流产　妊娠物已完全排出,阴道流血逐渐停止,腹痛逐渐消失。妇科检查:宫颈口已关闭,子宫接近正常大小。B 型超声显示宫腔无妊娠物残留。尿妊娠试验阴性。

　　自然流产的临床经过简示如下。

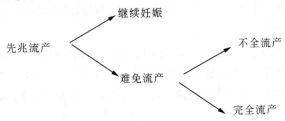

　　此外,流产还有以下 3 种特殊情况。

　　①稽留流产:胚胎或胎儿已死亡滞留宫腔内未能及时自然排出者,又称过期流产。因胚胎组织机化,与宫壁粘连而不易完整剥离,坏死组织稽留宫腔过久可释放凝血活酶,引起弥散性血管内凝血。临床表现为阴道流血时有时无,子宫小于停经周数,尿妊娠试验阴性,B 型超声检查胎心、胎动消失。流产发生在妊娠早期子宫不增大反而缩小,早孕反应消失,发生在妊娠中期,腹部不见增大,胎动消失。

②复发性流产:自然流产连续发生 3 次或 3 次以上者为复发性流产。特点为每次流产发生流产的时间、病因相同。其临床经过与一般流产相同。早期流产多为免疫因素、黄体功能不全、甲状腺功能低下、染色体异常等。晚期流产常见宫口松弛、子宫畸形、肌瘤等。

③流产合并感染:流产过程中因流血时间过长或宫腔内组织残留均可引起宫腔内感染,常为厌氧菌和需氧菌混合感染。如不及时治疗感染可扩散到盆腔、腹腔或全身,引起盆腔炎、腹膜炎、败血症及感染性休克。

重点提示

流产的主要症状是停经后阴道流血和腹痛。早期流产的临床经过为先阴道流血,而后出现腹痛,晚期流产的临床经过为先出现腹痛(阵发性子宫收缩),后排出胎儿、胎盘,再阴道流血。

【诊断】 根据病史、临床表现、辅助检查(妊娠试验、B 型超声等)判断(表 9-1),还应与异位妊娠、子宫肌瘤、葡萄胎、痛经、功能失调性子宫出血等疾病鉴别。

表 9-1 各型流产的鉴别诊断

类型	病 史			妇科检查	
	阴道出血量	下腹痛	组织物排出	子宫颈口	子宫大小
先兆流产	少	无或轻	无	闭合	符合孕周
难免流产	增多	加剧	无	扩张	符合或小于孕周
不全流产	增多	减轻	部分	扩张或有物堵塞	小于孕周
完全流产	减少	无	全部	闭合	正常或略大

【处理】 根据流产类型的不同进行恰当处理。

1. 先兆流产 ①绝对卧床休息,出血停止 3～5d 后可下床活动。一经确诊后不做阴道检查,禁性生活。②必要时镇静。精神过度紧张可选对胎儿影响小的镇静药,如苯巴比妥 0.03g,2～3/d。③黄体酮支持。黄体酮 10～20mg,每日肌内注射,至阴道流血停止后 3～7d,仅对黄体功能不全者有效。④预防感染。⑤观察病情,腹痛加剧或阴道出血量增多,表明病情加重,应及时报告医生。

2. 难免流产 一经确诊,应立即促使胚胎及附属物完全排出,防止出血和感染。早期流产及时行清宫术。晚期流产,子宫较大,出血较多,用缩宫素 10～20U 加入 5% 葡萄糖液 500ml 中静脉滴注,促进子宫收缩,胎儿及附属物排出后,检查是否完全排出,必要时刮宫以清除宫腔内残留组织。

3. 不全流产 一旦确诊,立即清除宫腔残留组织,防止大出血和感染。阴道大量出血伴休克者,应同时补液输血,并给予抗生素预防感染。

4. 完全流产 无感染征象多不须处理,但排出物必须检查,以确保妊娠物完全排出,并明确流产原因。

5. 稽留流产 常规进行凝血功能检查,如发现凝血功能障碍,应尽早用肝素、纤维蛋白原、输新鲜血液,待凝血功能障碍纠正后,再行刮宫术或引产术。妊娠<12 周,行刮宫术,术中

预防子宫穿孔,一次刮不净,5~7d 后 2 次刮宫。妊娠>12 周,口服己烯雌酚 5~10mg,3/d,共 5d,提高子宫平滑肌对缩宫素敏感性,然后静脉滴注缩宫素(5~10U 加 5% 葡萄糖液 500ml),也可用前列腺素或依沙丫啶等引产。

6. 复发性流产　预防为主,受孕前夫妇双方均做全面检查,针对病因进行治疗。再次受孕应注意休息,加强营养,禁止性生活;黄体功能不足,给黄体酮支持治疗至孕 10 周或超过以往流产发生月份再停药;宫颈内口松弛,在妊娠 14~16 周时行宫颈内口环扎术,术后随诊,提前住院待产,于分娩前拆除缝线。

7. 流产合并感染　各种流产均可合并感染,以不全流产多见。治疗原则以控制感染的同时行清宫术。出血不多,先抗生素治疗 2~3d,感染控制后再刮宫。出血量多,紧急应用抗生素和输血的同时,卵圆钳夹出大块组织,控制出血,此时勿搔刮宫壁,以免炎症扩散,感染控制后再彻底清宫。

> **重点提示**
>
> 先兆流产保胎为主;难免、不全流产以减少出血和预防并发症为原则。稽留流产以预防 DIC 和子宫穿孔为主;流产合并感染根据患者出血和感染轻重给以先抗感染或抗感染同时止血。复发性流产以寻找病因进行预防为原则。

【护理诊断及合作性问题】
1. 潜在并发症　失血性休克。
2. 有感染的危险　与阴道出血、组织残留及手术有关。
3. 焦虑　与担心母儿安全有关。

【护理措施】
1. 制止出血,防止休克
(1)先兆流产:①绝对卧床休息,禁止性生活,禁忌灌肠和肛查,减少各种刺激,以免诱发出血量增多。②提供必要的生活护理。③根据需要遵医嘱给予镇静药、孕激素等药物。④随时评估孕妇的病情变化,如腹痛是否加重,阴道出血是否增多。
(2)难免流产及不全流产:①流产合并大量出血,患者取头低足高位,保护重要脏器,吸氧并注意保暖;立即测量血压、脉搏,正确估计出血量;建立静脉通道,备血,做好输血准备。②做好终止妊娠术前准备,根据需要开放静脉,必要时输血;严密监测孕妇生命体征,术中及术后注意阴道流血及宫缩情况,刮出组织常规送病理检查。
2. 预防感染　①监测患者的体温、血象,观察阴道分泌物的性状、颜色、气味等,加强会阴护理,会阴擦洗 2/d,每次大小便后及时清洗会阴,保持外阴清洁。②发现感染迹象及时报告医生,并按医嘱给予抗感染处理。
3. 减轻焦虑　失去胎儿产妇往往表现为伤心、悲哀、自责,应予以同情与理解,帮助产妇及家属接受现实,顺利渡过悲伤期。此外,还应与产妇分析此次流产的原因,以防再次流产的发生。
4. 健康指导　保持外阴清洁,禁止性生活 1 个月。纠正贫血,加强营养,提高机体抵抗力。清宫术后若阴道流血淋沥不尽,流血量超过平素月经量,分泌物有异味,或伴有腹痛发热等症状应及时就诊。有复发性流产史的孕妇,未孕前应积极治疗,确诊妊娠后积极保胎治疗。保胎时间应超过以往流产发生的妊娠周数。

讨论与思考

1. 张女士,25 岁,停经 52d 后,阴道少量流血 1d,轻微腹痛,妇科检查:子宫增大如妊娠 50d,软,宫口未开,尿妊娠试验阳性。

(1)本患者可能发生了哪种类型的流产?

(2)简述先兆流产的临床表现有哪些?

2. 30 岁妇女,停经 52d,昨日出现少量阴道流血,未行任何处理。今日阴道流血量增加,并伴有阵发性腹痛,1h 前流出一大块肉样组织物。妇科检查:阴道有血迹,宫口开大约两指,子宫增大如妊娠 40d 大小,软,B 型超声宫腔内有混合回声。

(1)试分析患者的流产是哪种类型?

(2)制定下一步处理、护理的方案。

第二节 异位妊娠

学习要点

1. 异位妊娠的病因、病理、临床表现、诊断

2. 异位妊娠的处理原则和护理措施

案例分析

患者女,27 岁,已婚。自诉停经 50d,少量阴道出血 5d,2h 前突然下腹剧痛,伴肛门坠胀感,晕厥 1 次,前来急诊。既往身体健康,月经正常。查体:痛苦面容,脸色苍白,血压 80/50mmHg,心率 110/min,下腹明显压痛,反跳痛。妇科检查:子宫颈口闭,有举痛,后穹窿饱满并触痛,子宫稍大、软,子宫左侧扪到触痛明显的包块。

请分析:该患者最大可能的诊断是什么?诊断标准是什么?护理要点是什么?

正常妊娠受精卵着床在子宫腔内膜,当受精卵在子宫腔以外部位着床发育时称异位妊娠,俗称宫外孕。发病率约 2%,是妇产科常见急腹症之一,如不及时诊治可危及生命。根据受精卵着床部位,异位妊娠分为输卵管妊娠、卵巢妊娠、腹腔妊娠、阔韧带妊娠及子宫颈妊娠(图 9-1)。因输卵管妊娠最多见,占异位妊娠 95% 左右,故本节只叙述输卵管妊娠。

【病因】 任何妨碍孕卵正常运行的因素均可造成输卵管妊娠。

1. 慢性输卵管炎 是最常见的致病因素。慢性炎症使输卵管管腔黏膜粘连、管腔变窄,或输卵管周围粘连,蠕动减弱,从而影响孕卵顺利通过和运行。

2. 输卵管手术史 输卵管绝育术后可因输卵管瘘或再通而导致输卵管妊娠。

3. 输卵管发育不良或功能异常 输卵管过长、双输卵管、输卵管憩室或蠕动异常使孕卵在输卵管腔内停留时间过长,可导致输卵管妊娠。

4. 盆腔肿瘤压迫 子宫肌瘤或卵巢肿瘤压迫输卵管,影像官腔通畅,使受精卵运行受阻。

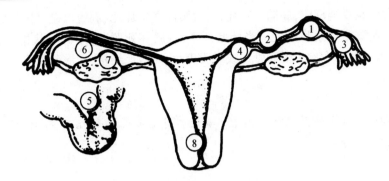

图 9-1　异位妊娠常见部位

①输卵管壶腹部妊娠;②输卵管峡部妊娠;③输卵管伞部妊娠;
④输卵管间质部妊娠;⑤腹腔妊娠;⑥阔韧带妊娠;⑦卵巢妊娠;⑧宫
颈妊娠

5. 其他　近年来辅助生殖技术应用,使输卵管妊娠发生率增加。宫内节育器避孕失败,发生输卵管妊娠机会增大。子宫内膜异位症,内分泌异常也可引发。

【病理】　输卵管妊娠以壶腹部最多见,其次是峡部,间质部及伞端妊娠较少见。由于输卵管管腔狭小,管壁肌层薄且缺乏黏膜下组织,妊娠时不能形成完整的蜕膜,不利于胚胎发育,因此,在妊娠发展到 6~8 周后就会发生输卵管妊娠流产、破裂(图 9-2 和图 9-3)。

1. 输卵管妊娠

(1)输卵管妊娠流产:多见输卵管壶腹部妊娠,常发生在妊娠 8~12 周,可出血不多,也可引起腹腔内大出血。

(2)输卵管妊娠破裂:多见输卵管峡部妊娠,常发生在妊娠 6 周左右,往往引起腹腔内大出血,导致患者休克。

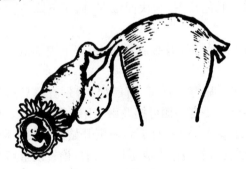

图 9-2　输卵管妊娠流产

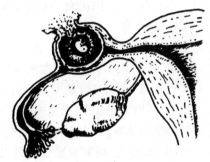

图 9-3　输卵管妊娠破裂

(3)继发性腹腔妊娠:输卵管妊娠流产或破裂胚囊偶尔也会存活,存活胚胎的绒毛依附在输卵管或到腹腔后获得营养而继续生长形成阔韧带妊娠或腹腔妊娠。

(4)陈旧性宫外孕:输卵管妊娠流产或破裂后,如未及时手术,反复出血,腹腔内积血形成血肿,以后机化变硬并与周围组织粘连形成包块,临床上称陈旧性宫外孕。

2. 子宫的变化　输卵管妊娠后,体内激素与正常妊娠有同样变化,因此使子宫增大、变软、子宫内膜发生蜕膜样反应,胚胎一旦死亡,蜕膜即发生坏死、剥脱出血。异位妊娠绒毛产生 HCG 促使子宫内膜发生蜕膜样变。当胚胎死亡,蜕膜坏死脱落,呈碎片状排出,引起子宫出血,时有时无,量不多。病检为蜕膜管型或蜕膜碎片,无绒毛结构,无滋养细胞。

重点提示

慢性输卵管炎是最常见的致病因素。病理多见输卵管妊娠流产、破裂,还可继发腹腔妊娠或陈旧性宫外孕。

【临床表现】

1. 症状　典型症状为停经后突然腹痛与阴道流血。

(1)停经:多数患者有 6~8 周停经史,间质部妊娠停经可达 12 周以上。少数患者可将不规则阴道流血误认为月经。

(2)腹痛:是输卵管妊娠患者就诊的主要症状。输卵管妊娠发生流产或破裂前,因胚胎生长使输卵管膨胀而产生一侧下腹部隐痛或酸胀感。当破裂或流产发生时,常突感一侧下腹部撕裂样疼痛,血液积聚直肠子宫陷凹产生肛门坠胀感。患者因疼痛和内出血可引起恶心、呕吐、昏厥及休克。

(3)阴道流血:当胚胎死亡后可有不规则阴道流血,少于月经量、色暗红,子宫蜕膜剥离出血时伴蜕膜管型或蜕膜碎片排出。阴道流血量与病情严重程度不成正比。

(4)昏厥与休克:由腹腔内出血所致,患者头晕眼花,恶心呕吐,心慌,出冷汗,并伴面色苍白,脉搏细弱,血压下降,严重者出现失血性休克。

(5)腹部包块:输卵管妊娠流产或破裂形成血肿或与周围组织粘连,在下腹部可以触到有压痛的肿块,反复出血时包块可不断增大。

2. 体征

(1)一般情况:腹腔内出血多时,患者呈贫血貌,面色苍白、脉快而细弱、血压下降等休克表现。体温一般正常。

(2)腹部检查:破裂或流产后,腹部多有明显压痛、反跳痛及腹肌紧张,患侧下腹部最为显著。出血多时腹部叩诊可有移动性浊音。

(3)妇科检查:宫颈口可见少量暗红色血液流出。后穹窿饱满、有触痛,宫颈有明显举痛或摇摆痛。子宫稍大变软,内出血多时子宫有漂浮感。子宫一侧可扪及触痛阳性的包块。

【诊断与鉴别诊断】　多有停经史,突然发作的撕裂样剧痛,自下腹一侧开始向全腹扩散。阴道出血量少,暗红色,可有蜕膜管型排出。休克程度与外出血不成正比。妇科检查阴道后穹窿饱满有触痛,宫颈举痛或摇摆痛,子宫稍大而软。腹腔内出血多时子宫可有漂浮感,子宫一侧或后方可触及压痛明显包块。输卵管妊娠应与流产、急性输卵管炎、急性阑尾炎、黄体破裂、卵巢囊肿蒂扭转鉴别。临床表现不典型,可借助以下辅助检查。

1. 妊娠试验　用放射免疫法测定血中的 HCG 是早期诊断异位妊娠的重要方法。

2. B 型超声检查　宫腔内无妊娠物,宫旁可见轮廓不清的液性或实质性包块,如包块内见有囊胚或胎心波动,则可以确诊。

3. 阴道后穹窿穿刺术　是判断有无盆腔内出血最为简单可靠的诊断方法。用 18 号穿刺针自阴道后穹窿刺入直肠子宫陷凹抽吸,如抽出暗红色血液放置 10min 后不凝固,或为陈旧性不凝固血液,支持内出血诊断。穿刺阴性不能排除输卵管妊娠,有移动性浊音时可做腹腔穿刺术。

4. 腹腔镜检查　该项检查不仅可以诊断异位妊娠,而且可在诊断确定情况下进行治疗。适用于输卵管妊娠尚未流产或破裂的早期患者及诊断有困难的患者。大量内出血或伴有休克者,禁忌腹腔镜检查。

5. 子宫内膜病理检查　宫腔排除物送病检,仅见蜕膜组织不见绒毛。现已很少依靠诊断性刮宫协助诊断异位妊娠,仅用于阴道出血量较多的患者。

> **重点提示**
>
> 1. 停经、腹痛、阴道流血是异位妊娠的主要症状。妇科检查出现宫颈举痛或摇摆痛。
> 2. 常用的辅助检查有阴道后穹窿穿刺术是判断有无盆腔内出血最为简单可靠的方法;腹腔镜是目前异位妊娠尚未流产或破裂的早期患者诊断的"金标准"。

【处理】　输卵管妊娠的处理包括期待疗法、药物治疗和手术治疗。

1. 期待疗法　适于少数输卵管妊娠可能发生自然流产或被吸收,症状较轻而无需手术或药物治疗者。在期待过程中应注意观察生命体征和腹痛的变化,并进行 B 型超声检查和血 HCG 监测。若期待过程中发现患者血 HCG 水平下降不明显或又升高,或患者出现内出血征象,均应及时改行药物治疗或手术治疗。

2. 药物治疗　包括化学药物治疗和中医治疗,又称"保守治疗"。适用于输卵管妊娠早期未破裂、有生育要求的年轻妇女,或内出血少、无休克、病情较轻者。①化学药物治疗:局部用药采用 B 型超声引导下穿刺将甲氨蝶呤(MTX)50mg 直接注入输卵管妊娠囊内。②中药治疗:全身用药,采用中医活血化瘀、消炎杀胚。

3. 手术治疗　诊断明确有休克表现者应在抗休克的同时尽快手术。根据病情选择输卵管切除术或修补术。①保守手术:即输卵管修补术。适用有生育要求的年轻患者,特别是对侧输卵管已切除或有明显病变者。②根治手术:即输卵管切除术。适用无生育要求的输卵管妊娠内出血并发休克急症患者,在积极抗休克的同时进行。③腹腔镜手术:目前腹腔镜手术已广泛应用,是近年来治疗异位妊娠的主要方法。

> **重点提示**
>
> 输卵管妊娠处理包括期待疗法、药物治疗和手术治疗。不论采取哪种方法,均应注意生命体征,防治休克。发生休克时应边抗休克边手术。治疗前后均应配合使用抗生素,以预防感染。

【护理诊断及合作性问题】

1. 组织灌注量不足　与内出血及输卵管破裂有关。

2. 潜在并发症　失血性休克,与非手术治疗中输卵管破裂有关。

【护理措施】

1. 尚未确诊的护理　应配合做好辅助检查,以协助诊断。同时密切观察生命体征,注意腹痛情况,观察阴道出血的量、颜色、性状等。

2. 期待治疗的护理 ①嘱患者绝对卧床休息,协助完成日常生活护理;②密切观察病情变化,若腹痛突然加重,或出现面色苍白、脉搏细速等变化,应立即报告医生,并做好抢救准备;③宜给予高营养,富含维生素的半流质饮食;④保持大便通畅,避免使用腹压,以免诱发出血;⑤若有阴道排出物,必须送病理检查;⑥经常巡视孕妇,了解需要。

3. 手术治疗的护理 一旦决定手术,应在短时间内完成术前准备。术后严密监测生命体征,尤其应注意阴道出血和腹腔内出血情况。

4. 急性内出血的护理 ①严密观察生命体征,每10~15分钟观察并记录1次。注意腹痛情况,如腹痛部位、性质、伴随症状。观察阴道流血量、颜色、性状。②抽血做交叉配血试验,并做好输血准备。③保持静脉通畅,遵医嘱输液、输血补充有效循环量。④吸氧。⑤注意记录24h液体出、入量。⑥复查血常规,观察血红蛋白、红细胞计数,以判断贫血情况。⑦遵医嘱及时准确给药。

5. 药物治疗的护理 做好化学药物治疗或中药治疗的配合。

6. 减轻焦虑 给患者解释病情,以减轻恐惧心理。开导患者生育只是女性全部能力的一部分,而不是唯一能力,且今后还有受孕的可能,并允许家属陪伴,提供心理安慰,帮助其度过悲哀期。

7. 健康指导 术后注意休息,加强营养,纠正贫血。保持外阴清洁,勤洗澡,勤换衣,性伴侣稳定。禁止性生活1个月。另外,告诫患者下次妊娠时要及时就医,且不宜轻易终止妊娠。

讨论与思考

28岁已婚妇女,婚后3年不孕,曾患慢性盆腔炎。现停经54d,阴道少量流血4d。今晨突发下腹剧痛,伴明显肛门坠胀感,血压70/50mmHg。妇科检查:宫颈举痛明显,子宫稍大稍软,右附件区有明显触痛,腹部叩诊有移动性浊音。

1. 现在可以进行哪些辅助检查帮助诊断?
2. 如果你是一位在岗护士,你的护理措施有哪些?

第三节 早 产

学习要点

1. 早产的概念、临床表现
2. 早产的预防、处理和护理措施

妊娠满28周至不满37周之间分娩称为早产。此期间娩出的新生儿称早产儿。由于早产儿各器官尚未发育成熟,故易于死亡。据不完全统计,75%新生儿死亡与早产有关,所以防治早产对降低围生儿死亡率有重要意义。

【病因】

1. 孕妇方面 ①生殖器官异常,如子宫畸形、肌瘤、宫口过松等;②妊娠合并症与并发症,如心脏病、母儿血型不合、慢性肾炎、严重贫血、感染性疾病等;③其他,如外伤、过劳、性生活不当,特别是妊娠晚期性生活引发胎膜炎。

2. 胎儿、胎盘因素　前置胎盘、胎盘早剥、胎膜早破、双胎妊娠、羊水过多等。

3. 其他　30%早产原因不明。

【临床表现】

1. 先兆早产　指有规律或不规律宫缩,伴有进行性宫颈管缩短。

2. 早产临产　符合下列条件即可诊断。①出现规律宫缩(每 20 分钟≥4 次或每 60 分钟≥8 次),伴有宫颈的进行性改变;②宫颈扩张 1cm 以上;③宫颈展平≥80%。

【预防】　①加强营养,避免精神创伤。妊娠晚期禁止性交,预防感染,防止胎膜早破。②注意休息,左侧卧位。定期产前检查,积极治疗妊娠合并症,预防妊娠并发症发生。③子宫颈口松弛者妊娠 14~18 周时行子宫颈内口环扎术。

【处理】　根据孕周、胎儿大小,结合孕妇情况决定处理方案。

1. 先兆早产　以保胎治疗为主。如胎心率正常、无阴道出血或体温升高者使用药物治疗。常用药物有宫缩抑制药如硫酸镁、钙拮抗药等。同时嘱孕妇绝对卧床休息,取左侧卧位,避免性生活、劳累、提举重物或护理乳房等。每日测量体温,及早发现感染征象。

2. 早产临产　应尽力设法提高早产儿成活率。①分娩前给地塞米松 5mg 肌内注射,预防新生儿呼吸窘迫综合征;②产前给孕妇肌内注射维生素 K_1 10mg,连用 3d,降低新生儿颅内出血发生率;③分娩时避免大剂量使用镇静药以防抑制呼吸建立;④吸氧;⑤产时适时会阴切开,缩短第二产程。

重点提示

早产重在预防,妊娠后期应避免性生活,防治合并症及并发症。如早产临产,应尽早预防新生儿呼吸窘迫综合征、颅内出血,降低围生儿病死率。

【护理诊断及合作性问题】

1. 有围生儿受伤的危险　与早产儿发育不成熟、生活能力低下有关。

2. 焦虑　与担心分娩结局和孩子健康有关。

【护理措施】

1. 一般护理　绝对卧床休息,左侧卧位。

2. 医护治疗配合　①先兆早产保胎应严密观察和记录胎心、胎动、宫缩、阴道流血、胎膜破裂等,有异常情况及时报告医生。②保持外阴清洁,遵医嘱使用抗生素预防感染。③临产后吸氧,严密观察胎心音,做好抢救新生儿准备。④行会阴切开并协助胎头娩出,防止早产儿颅内出血。⑤胎儿娩出后立即清理呼吸道,吸氧,按高危儿监护。

3. 心理护理　介绍早产相关知识,减轻焦虑情绪,积极面对现实,并取得患者及家属配合。如围生儿死亡,耐心开导,使产妇尽快摆脱忧郁心情。

4. 健康指导　加强孕期监护和保健指导,识别早产征象。出现临产征兆应及时就诊。指导避孕措施,有生育计划者至少半年后可再次妊娠,妊娠时必须加强产前保健和监护。向产妇及家属传授早产儿的喂养和护理知识。

讨论与思考

患者26岁,妊娠32周,自觉腹部出现不规律疼痛伴有阴道少量分泌物流出,非常紧张,急到医院求查,并询问是否会发生早产。

1. 你将进行哪些检查来明确诊断?
2. 现在应对患者进行怎样的护理?

第四节 过期妊娠

学习要点

1. 过期妊娠的概念、对母儿影响及诊断
2. 过期妊娠的处理原则及护理措施

案例分析

患者29岁,第1胎,已妊娠42周无产兆。检查:宫高33cm,LOA,胎头已入盆,胎心130/min,2周前尿雌三醇测定为18mg/24h,今晨测定为8mg/24h。

请分析:该患者诊断是什么? 护理诊断有哪些?

凡平时月经周期规则,妊娠达到或超过42周者尚未分娩,称为过期妊娠。过期妊娠围生儿死亡率是正常足月分娩的3倍。

【病因】 常见因素:①如头盆不称,胎先露对子宫下段及宫颈的压迫刺激较弱;②胎儿畸形如无脑儿、羊水过多;③前列腺素和雌二醇分泌不足而孕酮水平较高;④另外,与遗传因素也有关。

【病理】

1. 胎盘功能正常 除胎盘重量略有增加外,其外观及镜检均与足月妊娠胎盘相似,胎儿继续生长,成为巨大儿。颅骨钙化,不易变形,导致分娩困难,母儿受伤率增加。

2. 胎盘功能减退 外观见胎盘母体面呈片状或多灶性梗死及钙化,胎儿面及胎膜常被胎粪污染,呈黄绿色。镜下表现为胎盘绒毛内血管床减少,间质纤维化增加,绒毛表面钙化、血管梗死等。因胎盘灌注量减少,胎儿不再继续生长发育,其皮下脂肪减少,皮肤多皱褶,头发浓密,指(趾)甲长,身体瘦长,貌似"小老人"。胎儿对缺氧的耐受性低下,易发生胎儿宫内窘迫,甚至胎死宫内,新生儿窒息发生率增加。另一方面,羊水减少,42周后羊水减少迅速,甚至<300ml,羊水污染率明显增加。

【诊断】

1. 核实预产期,判断妊娠是否真正过期 ①月经周期正常,根据末次月经计算孕周;②月经周期不规律或末次月经不详者,根据开始出现早孕反应时间(孕6周出现)、首次胎动时间加以估计;③妊娠早期曾做妇科检查者,按当时子宫大小推算;④B型超声检查,妊娠早期测定妊娠囊直径,孕中期以后测定胎儿头臀长、双顶径、股骨长等,以及晚期根据羊水量的变化推算预产期;⑤根据子宫底高度判断孕周;⑥根据妊娠前基础体温升高的排卵期推算预产期;⑦夫妇两地分居,应根据性交日期推算。

2. 子宫大小　子宫符合妊娠足月大小,宫颈已成熟,羊水量渐减少,孕妇体重不再增加或减轻,应视为过期妊娠。

3. 确定胎儿宫内安危　①进行胎儿监护仪检测,无应激试验(NST)有反应型提示无缺氧,无反应型需做宫缩应激试验(OCT),若出现胎心频发晚期减速,提示胎儿缺氧;②羊膜镜检查,观察羊水量及胎粪污染程度,确定有无胎儿窘迫;③12h 胎动次数<10 次或逐日下降 50%且不能恢复者为胎儿窘迫。

4. 判断胎盘功能是否正常　①B 型超声测定羊水量及胎盘成熟度;②进行胎盘功能检查,通过胎动计数、尿雌三醇测定、尿雌三醇/肌酐(E/C)比值测定;③羊膜镜观察羊水量及性状来了解。

【处理】　避免过期妊娠发生,一旦确定妊娠过期,尽早根据胎儿大小及安危、胎盘功能、宫颈成熟度决定分娩方案。并做好抢救新生儿准备,及时发现和处理新生儿并发症。

1. 胎盘功能尚好,无胎儿缺氧征象　①宫颈尚未成熟促宫颈成熟后引产;②宫颈已消失人工破膜,破膜后羊水清亮、量多,严密监护阴道分娩;③胎儿宫内窘迫、羊水量少且混有胎粪应行剖宫产术;④因过期妊娠易发生胎儿宫内窘迫,临产后应特别注意胎心变化,胎心监护仪进行监护;⑤发现胎心率异常宫口已开全,可行阴道助产术,宫口未开全,应行剖宫产术。

2. 胎盘功能减退,胎儿宫内窘迫　无论宫颈条件如何,均应立即终止妊娠,以剖宫产较为安全。

（重点提示）

过期妊娠应再次确定是否过期,并了解胎儿安危,胎盘功能。根据胎儿、胎盘情况尽早决定分娩方式,分娩方式以减少对胎儿损伤为原则,并做好新生儿抢救准备。新生儿按高危儿对待。

【护理诊断及合作性问题】

1. 知识缺乏　与缺乏对过期妊娠危害的知识有关。

2. 围生儿受伤的危险　与手术及胎盘功能减退有关。

【护理措施】

1. 一般护理　定期产前检查,临近预产期遵医嘱产前检查,超过预产期 1 周未临产必须检查,并做好住院治疗准备;适当活动,从事力所能及的工作,坚持散步每日 1~2 次,每次约 30min。

2. 病情监测　加强监护,勤听胎心音,自我监测胎动,必要时胎儿电子监护,发现异常立即报告医生;遵医嘱及时送检血、尿标本并配合其他检查,了解胎儿宫内安危。

3. 医护治疗配合　需要手术者遵医嘱给药、做好剖宫产术(或阴道助产手术)术前准备、新生儿窒息抢救准备;产科处理配合,严密观察产程进展和胎心率变化,氧气吸入,发现异常及时报告医生,新生儿按高危儿加强护理。

4. 心理护理　向孕产妇及家属说明过期妊娠对母儿的危害,终止妊娠的必要性,使孕妇接受并配合医护人员处理。

5. 健康指导　强调加强产前检查的必要性,准确核实预产期,避免过期妊娠的发生。加强新生儿护理。

讨论与思考

张女士,28 岁,第 2 胎,42⁺⁴周妊娠,未临产。

1. 此过期妊娠对母儿可能有哪些影响?

2. 如果孕妇记不清自己的末次月经,你有哪些方法来鉴别此妊娠是否过期?

第五节　妊 娠 剧 吐

学习要点

1. 妊娠剧吐概念、临床表现和处理原则

2. 妊娠剧吐的护理措施

妊娠 5～10 周出现频繁恶心呕吐,不能进食,排除其他疾病引发的呕吐,体重较妊娠前减轻$\geq 5\%$、体液及电解质失衡及新陈代谢障碍,需住院输液治疗者,称为妊娠剧吐,发生率 0.5%～2%。

【病因病理】　病因不明,多数认为与妊娠体内 HCG 水平增高有关。部分神经系统功能不稳定孕妇妊娠剧吐多见,说明本病与大脑皮质及皮质下中枢功能失调也有关。病理主要是由于增多的雌激素对胃肠道平滑肌刺激所致。

【临床表现及诊断】　年轻初孕妇多见,多在停经 40d 左右出现早孕反应且逐渐加重,直至呕吐频繁不能进食,严重时呕吐物有胆汁或咖啡样物质。因严重呕吐,导致脱水及电解质紊乱。长久不能进食,脂肪代谢加快,酮体积聚,引起代谢性酸中毒。孕妇疲乏,皮肤、黏膜干燥,眼球下陷,脉搏增快。尿量减少、比重增加,尿中出现蛋白和管型。血红蛋白及血细胞比容升高。病情发展,眼底视网膜可出血,孕妇意识模糊呈昏睡状态。

根据病史及临床表现不难诊断。应排除葡萄胎、肝炎、胃炎等疾病,判断病情轻重,测定尿量、尿比重、尿酮体,血红细胞计数、血细胞比容,二氧化碳结合力、钾、钠、氯、尿素氮等,必要时还应进行眼底检查。

【处理】　病情轻者选择患者接受的易消化食物,少量多餐。给予心理支持和对症治疗,了解思想情绪,解除顾虑。病情严重应禁食、住院治疗,每日静脉补充液体 3000ml,可加入氯化钾、维生素 C 及维生素 B₆。保证每日尿量 1000ml 以上。代谢性酸中毒者静脉滴注碳酸氢钠溶液。一般治疗 2～3d 病情多迅速好转。呕吐停止可进食,若进食不足,仍需适当补液。病情仍不见好转,体温持续升高达 38℃ 以上,心率>120/min,出现黄疸或蛋白尿,甚至抽搐者应考虑终止妊娠。

【护理诊断及合作性问题】

1. 体液不足　与频繁呕吐、不能进食有关。

2. 焦虑 与担心自身安全和胎儿发育等有关。

【护理措施】

1. 一般护理 保持病室舒适、清洁,消除可能引起呕吐的因素。避免食用易引起呕吐的食物,鼓励轻症患者少量多餐,重症患者禁食。

2. 医护治疗配合 密切观察呕吐物及尿液量、颜色和性状,准确记录液体出、入量;按时测体温、脉搏、呼吸、血压;遵医嘱及时采集血尿等标本送检;观察皮肤和巩膜,发现异常及时报告医生。

3. 心理护理 与患者及家属沟通,解除思想顾虑。关心、体贴患者,介绍疾病相关知识,帮助树立战胜疾病的信心,主动配合治疗和护理,争取早日康复。

讨论与思考

请你区分妊娠剧吐与早孕反应,并对妊娠剧吐与早孕反应孕妇进行健康指导。

第六节 妊娠期高血压疾病

学习要点

1. 妊娠期高血压疾病病因、分类、病理变化、临床表现和对母儿的影响
2. 妊娠期高血压疾病处理原则,硫酸镁使用原则及注意事项
3. 妊娠期高血压疾病护理措施

案例分析

初孕妇,36岁,妊娠24周。近日自感头晕、头痛,产检时测血压160/110mmHg、蛋白尿0.4g/24h、脚踝部出现凹陷性水肿。

请分析:该患者诊断是什么?本病的最基本病例变化是什么?治疗时首选的药物是什么?

妊娠期高血压疾病是妊娠与血压升高并存的一组疾病,发病率为5%~12%。多数病例在妊娠期出现一过性高血压、蛋白尿症状,分娩后随之消失。该病严重影响母婴健康,是孕产妇和围生儿病死率升高的主要原因。

【病因】 病因至今尚不清楚,目前有以下几种学说。

1. 异常滋养层细胞侵入子宫肌层 研究发现子痫前期患者胎盘有不完整的滋养层细胞侵入子宫动脉,使子宫螺旋动脉发生广泛改变,最终发展为动脉粥样硬化,同时导致螺旋动脉腔狭窄、闭锁。动脉粥样硬化使螺旋动脉不能适应常规功能,引起胎盘血流量灌注减少,引发妊娠期高血压疾病一系列症状。

2. 免疫机制 妊娠是自然同种异体移植。免疫学说认为,妊娠期高血压疾病是因为胎儿某些抗原物质引起母体的免疫反应。

3. 血管内皮细胞受损 来源于胎盘及蜕膜的炎性介质产生大量毒性因子,引起胎盘血管

内皮损伤,并提高血管紧张素Ⅱ的敏感性,使血压升高,导致全身,特别是胎盘的一系列病理变化。

4. 遗传因素 妊娠期高血压疾病的家族多发性提示遗传因素与该病发生有关。

5. 营养缺乏 已发现多种营养障碍如低白蛋白血症、钙、镁、锌、硒等缺乏与子痫前期发生发展有关。特别是细胞内钙离子升高,血清钙下降,导致血管平滑肌细胞收缩,血压上升。

6. 胰岛素抵抗 近年研究发现妊娠期高血压疾病患者存在胰岛素抵抗,认为胰岛素抵抗与妊娠期高血压疾病的发生密切相关。

此外,本病还和以下高危因素有关:①初产妇;②孕妇年龄≥40岁;③多胎妊娠;④高血压;⑤慢性肾炎;⑥糖尿病。

【病理生理】

该病基本病理生理变化是全身小血管痉挛,内皮损伤及局部缺血。全身各系统各脏器灌流减少,对母儿造成危害,重者可导致母儿死亡。

1. 脑 脑血管痉挛,通透性增加,导致脑水肿、充血、局部缺血、血栓形成及出血等。患者可出现感觉迟钝、混乱、头痛、头晕、恶心、呕吐,甚至抽搐、昏迷等症状。

2. 肾 肾小球毛细血管痉挛缺氧,肾小球内皮细胞肿胀,管腔狭窄,使肾血流量减少,肾小球滤过率下降,出现少尿、水肿、蛋白尿及管型尿等,严重者可出现肾衰竭,尿蛋白的多少标志着妊娠期高血压疾病的严重程度。

3. 肝 肝内小动脉痉挛,肝细胞不同程度缺血、坏死,引起黄疸。肝内小动脉扩张,血管充血,静脉窦压力升高,出现肝包膜下出血。

4. 心血管 血管痉挛,外周阻力增加,血压升高。心肌收缩力和射血阻力增加,心排出量明显减少,加之心肌缺血、间质水肿、心肌点状出血或坏死、肺水肿,严重时导致心力衰竭。

5. 血液 ①血液容量:由于全身小血管痉挛,血管壁渗透性增加,血液浓缩,血细胞比容上升。当血细胞比容下降时,多合并贫血或红细胞受损或溶血。②凝血机制:妊娠期高血压疾病患者多伴有一定量的凝血因子缺乏或变异所致的高凝血状态。另外,血小板减少,红细胞破坏可出现网状红细胞增多、血红蛋白尿及血红蛋白症。

6. 内分泌及代谢 妊娠期高血压疾病妊娠晚期钠潴留,患者细胞外液可超过正常,出现水肿,但与妊娠期高血压疾病的严重程度及预后关系不大。子痫抽搐导致酸中毒。

7. 子宫胎盘 子宫血管痉挛使子宫胎盘血流减少,致胎儿发育迟缓(IUGR)甚至死亡。严重时螺旋小动脉栓塞,蜕膜坏死出血导致胎盘早期剥离。

重点提示

全身小血管痉挛为本病的基本病理生理变化。各系统各脏器灌注量减少,对母儿造成危害,甚至导致母儿死亡,其中脑出血、心力衰竭、胎盘早剥是常见的并发症及致死原因。

【分类及临床表现】

1. 妊娠期高血压疾病的分类见 表9-2。

表 9-2　妊娠期高血压疾病分类及临床表现

分　类		临　床　表　现
妊娠期高血压		妊娠期出现高血压,收缩压≥140mmHg 和(或)舒张压≥90mmHg,并于产后 12 周恢复正常;尿蛋白(-);少数患者可伴有上腹部不适或血小板减少。产后方可确诊
子痫前期	轻度	妊娠 20 周以后出现收缩压≥140mmHg 和(或)舒张压≥90mmHg 伴尿蛋白≥0.3g/24h 或随机尿蛋白(+)
	重度	血压和尿蛋白持续升高,母体脏器功能不全或胎儿并发症多有发生
子痫		子痫前期孕妇抽搐不能用其他原因解释
慢性高血压并发子痫前期		慢性高血压孕妇妊娠前无蛋白尿,妊娠后蛋白尿≥0.3g/24h;或妊娠前有蛋白尿,妊娠后蛋白尿明显增加或血压进一步升高或出现血小板减少<100×10⁹/L
妊娠合并慢性高血压		妊娠 20 周前收缩压≥140mmHg 和(或)舒张压≥90mmHg(除外滋养细胞疾病),妊娠期无明显加重;或妊娠 20 周后首次诊断高血压并持续到产后 12 周之后

2. 重度子痫前期可出现以下表现　①血压持续升高:收缩压≥160mmHg 和(或)舒张压≥110mmHg;②蛋白尿≥5.0g/24h 或随机蛋白尿≥(+++);③持续性头痛或视觉障碍或其他脑神经症状;④持续性上腹部疼痛,肝包膜下血肿或肝破裂症状;⑤肝功能异常:肝酶 ALT 或 AST 水平升高;⑥肾功能异常:少尿(24h 尿量<400ml 或每小时尿量<17ml)或血肌酐>106μmol/L;⑦低蛋白血症伴胸腔积液或腹腔积液;⑧血液系统异常:血小板呈持续性下降并低于100×10⁹/L;血管内溶血、贫血、黄疸或血 LDH 升高;⑨胎儿生长受限或羊水过少;⑩心力衰竭、肺水肿。

3. 子痫发作的典型表现　子痫抽搐进展迅速,前驱症状短暂,表现为抽搐、面部充血、口吐白沫、深昏迷;随之深部肌肉僵硬,迅速发展为典型的全身高张阵挛惊厥、有规律的肌肉收缩和紧张,持续 1～1.5min,其间患者无呼吸动作;此后抽搐停止,呼吸恢复,但患者仍昏迷,最后意识恢复,表现为困惑、易激惹、烦躁。子痫发生前可有不断加重的重度子痫前期,也可发生于血压升高不显著、无蛋白尿者。通常产前子痫较多,发生于产后 48h 者约占 25%。

重点提示

妊娠期高血压疾病是妊娠期特有的疾病,以高血压、水肿、蛋白尿为三大临床主征。病情的严重程度与高血压、蛋白尿有关,预后与有无并发症有关。

【诊断】

1. 病史　患者有妊娠期高血压疾病的高危因素和以上表现,询问时应注意有无上腹不适、头痛、视物模糊等症状。

2. 高血压　同一手臂 2 次或 2 次以上测量,持续血压升高达收缩压≥140mmHg 和(或)舒张压≥90mmHg。特别是舒张压,是妊娠期高血压诊断和评估预后的重要指标。如间隔 4h 或 4h 以上两次测量舒张压均≥90mmHg 可诊断。

3. 尿蛋白　指 24h 内尿液中蛋白含量≥300mg,或随机尿蛋白≥3.0g/L,或尿蛋白定性≥(+)。监测标本中避免被羊水或阴道分泌物污染。

4. 辅助检查 ①血液。血细胞计数、血红蛋白含量、红细胞比容、血黏稠度、凝血功能,可反复检查。②尿液。尿比重、尿常规,尿比重≥1.020 为尿液浓缩,尿蛋白(+)为尿蛋白含量300mg/24h,尿蛋白(++++)为尿蛋白含量 5g/24h。③肝、肾功能测定。肝功能受损时 ALT、AST 升高,低蛋白血症,白/球蛋白比值倒置;肾功能受损时血清肌酐、尿素氮、尿酸升高;重度子痫前期与子痫测电解质与二氧化碳结合力。④眼底检查。视网膜小动脉痉挛程度能反映全身小血管痉挛程度,可反映本病的严重程度。眼底检查可见视网膜痉挛、水肿、渗出或出血,严重时发生视网膜脱离。⑤其他。心电图、超声心动图、脑血流图、胎盘功能、胎儿成熟度检查等。

【鉴别诊断】 子痫前期与慢性肾炎合并妊娠相鉴别,子痫与癫痫、脑炎、脑肿瘤、脑血管畸形破裂出血、糖尿病高渗性昏迷、低血糖昏迷相鉴别。

【预防】 ①建立健全三级妇幼保健网,积极加强围生期保健。加强健康教育,使孕妇掌握孕期卫生基础知识,自觉进行产前检查。②指导孕妇合理饮食与休息。进食富含蛋白质、维生素、铁、钙、镁、硒、锌等微量元素的食物及新鲜蔬菜水果,减少动物脂肪的摄入,防止盐的过量,但不限盐和液体。保持足够休息,心情愉快,休息时左侧卧位。③补钙。国内外研究表明,每日补钙 1~2g 能降低妊娠期高血压疾病发生率。

【处理】 目的是争取孕妇完全恢复健康,胎儿出生后能够存活。采取对母儿影响最小方式终止妊娠。

1. 妊娠期高血压 门诊治疗即可:①休息。左侧卧位,保证充足睡眠,每日>10h。②镇静。精神紧张、焦虑或睡眠欠佳给予镇静药,如地西泮睡前口服。③加强监护。注意自觉症状,如头痛、视物不清、上腹不适。每日测体重及血压,每 2 天查一次尿蛋白。定期监测血液、胎儿发育状况和胎盘功能。④间断吸氧,2/d,每次 30min 至 1h。⑤饮食。充足蛋白质、热量,不限盐和液体,全身水肿者适当限制盐的摄入。

2. 子痫前期 住院治疗,防止子痫及并发症发生。基本治疗原则为休息、镇静、解痉,有指征地降压、利尿,并密切监测母儿状态,适时终止妊娠。

(1)休息:同妊娠期高血压。

(2)解痉:首选硫酸镁。

作用机制:①镁离子抑制运动神经末梢释放乙酰胆碱,阻断神经肌肉接头间的传导,使骨骼肌松弛;②镁离子刺激血管内皮细胞合成前列环素,抑制内皮素合成,降低机体对血管紧张素Ⅱ的反应,缓解血管痉挛状态;③镁离子通过阻断谷氨酸通道阻止钙离子内流,解除血管痉挛、减少血管内皮损伤;④镁离子可提高孕妇和胎儿血红蛋白亲和力,改善氧代谢。

用药方法:静脉给药结合肌内注射。①静脉给药:首次负荷,首先 25% 硫酸镁 20ml 加入10% 葡萄糖注射液 20ml 中,5~10min 推完;继之 25% 硫酸镁 60ml 加入 5% 葡萄糖注射液500ml 静脉滴注,滴速为 1~2g/h。②肌内注射:25% 硫酸镁 20ml 加入 2% 利多卡因 2ml,臀肌深部注射。每日硫酸镁总量为 25~30g。疗程为 1~2d。

不良反应:当血清镁离子浓度超过 3.5mmol/L 可发生镁中毒。首先出现膝反射减弱或消失,继之出现全身肌张力减退、呼吸困难、复视、语言不清,严重者可出现呼吸肌麻痹,甚至呼吸停止、心脏骤停,危及生命。

注意事项:定时检查膝腱反射是否减弱或消失;呼吸不少于 16/min;尿量每小时不少于17ml 或每 24 小时不少于 400ml;硫酸镁治疗时需备钙剂,一旦出现中毒反应,立即静脉注射

10%葡萄糖酸钙10ml。

（3）镇静：适当镇静可消除焦虑和紧张情绪，达到降低血压、缓解症状及预防子痫发作的作用。①地西泮：具有较强镇静、抗惊厥、肌肉松弛作用，对胎儿及新生儿影响小。2.5～5mg口服，3/d或10mg肌内注射。必要时间隔15min后重复给药，24h总量不超过100mg。②冬眠药物：哌替啶100mg，氯丙嗪50mg，异丙嗪50mg加入10%葡萄糖液500ml内静脉滴注；紧急情况可1/3量加入25%葡萄糖液20ml缓慢静脉推注（>5min）。余2/3加入10%葡萄糖液250ml静脉滴注。应注意防止出现体位性低血压。冬眠药物仅应用于硫酸镁治疗效果不佳者。

（4）降压：①降压目的，预防子痫、心脑血管意外和胎盘早剥等严重母胎并发症。②降压对象，血压≥160/110mmHg或舒张压≥110mmHg或平均动脉压≥140mmHg，以及原发性高血压、妊娠前高血压已用降压药者。③常用降压药，如拉贝洛尔、肼屈嗪、硝苯地平、尼莫地平、甲基多巴、硝普钠等。④目标血压，无并发脏器功能损害的孕妇，收缩压控制在130～155mmHg，舒张压控制在80～105mmHg；并发脏器功能损害的孕妇，收缩压控制在130～139mmHg，舒张压应控制在80～89mmHg；为确保子宫胎盘血流灌注，血压不可低于130/80mmHg，降压过程中血压波动不易过大。

（5）利尿：仅用于全身性水肿、急性心力衰竭、肺水肿、血容量过多且伴有潜在性肺水肿者。常用利尿药有呋塞米、甘露醇等。

（6）适时终止妊娠：是治疗的有效措施。

终止妊娠指征：①子痫前期患者经积极治疗24～48h仍无明显好转者；或孕周≥34周；或孕龄<34周，胎盘功能减退，胎儿已成熟者；或孕龄<34周，胎盘功能减退，胎儿尚未成熟者，可用地塞米松促胎肺成熟；②子痫者抽搐控制2h后。

终止妊娠方法：①引产，适用于病情控制后，宫颈条件成熟者。人工破膜后给缩宫素静脉滴注引产。第一产程密切观察产程进展，使产妇安静和充分休息。第二产程会阴侧切后胎头吸引或低位产钳助产缩短产程。第三产程预防产后出血。分娩中加强母儿安危及血压监测，病情加重，立即剖宫产结束分娩。②剖宫产，适用有产科指征，宫颈条件不成熟，不能在短时间内经阴道分娩，引产失败，胎盘功能明显减退，或已有胎儿窘迫征象者。

3. 子痫处理　子痫是疾病最严重阶段，是导致母儿死亡最主要原因，应积极处理。处理原则是控制抽搐、控制血压、纠正缺氧酸中毒，抽搐控制后终止妊娠。同时，密切观察病情变化，及早发现心力衰竭、脑出血、肺水肿、HELLP综合征、肾衰竭、DIC等并发症，并积极处理。

（1）控制抽搐：①25%硫酸镁20ml加入25%葡萄糖液20ml静脉推注（>5min），尔后2～3g/h静脉滴注，同时使用镇静药，控制抽搐；②20%甘露醇250ml快速静脉滴注降颅压。

（2）血压过高给予降压药。

（3）纠正缺氧酸中毒：吸氧，根据二氧化碳结合力及尿素氮值给予碳酸氢钠纠正酸中毒。

（4）终止妊娠：抽搐控制后2h可终止妊娠。

重点提示

妊娠期高血压疾病处理应在妊娠期高血压阶段加强保健，注意休息，合理饮食，间断吸氧。子痫前期的治疗原则为解痉为主，辅以降压、镇静、利尿，适时终止妊娠。子痫处理原则为控制抽搐，纠正缺氧酸中毒，监测血压，防止并发症，子痫控制后终止妊娠。

【护理诊断及合作性问题】

1. 体液过多　与水钠潴留、低蛋白血症有关。

2. 母儿受伤的危险　与胎盘血流量减少,子痫抽搐、昏迷,硫酸镁应用有关。

3. 焦虑　与担心疾病对母儿影响有关。

4. 潜在并发症　急性肾衰竭、胎盘早剥、脑出血、DIC 等。

5. 知识缺乏　缺乏疾病相关知识。

【护理措施】

1. 一般护理　保证充足睡眠;适当控制盐、脂肪摄入,增加蛋白质、维生素、铁、钙及其他微量元素摄入;定时产前检查;症状严重住院治疗。

2. 病情监测　①监测生命体征,每小时测血压、脉搏、呼吸各 1 次,体温每 4 小时测 1 次。随时观察和询问孕妇有无头晕、头痛、眼花,恶心等自觉症状;②监测子痫表现,观察记录抽搐发作时间、持续时间、间隔时间、发作状态及频率、神志表现,有无舌咬伤、摔伤、骨折,窒息、吸入性肺炎等;③监测分娩先兆,用手触摸腹部,了解宫底高度和子宫收缩、强度及频率。监测胎心率、阴道流血、宫口扩张、胎先露下降等情况。

3. 子痫急救护理　①防止受伤,专人护理,加用床档,防止患者坠床。②保持呼吸通畅,昏迷或未完全清醒者应禁食、禁水,头偏向一侧,防止呕吐物吸入窒息或造成吸入性肺炎。备好气管插管和吸引器,以便及时吸出呕吐物及分泌物。③防咬伤,备好开口器,用缠有纱布的压舌板或竹筷插于患者上、下磨牙之间。④防舌后坠堵塞呼吸道,取出患者义齿,必要时以缠有纱布的卵圆钳牵拉舌头。⑤避免一切刺激,保持环境安静,避免声、光刺激,患者置于单人暗室。一切治疗与护理操作尽量集中进行,动作轻柔。⑥严密监测生命体征及尿量,及时记录液体出入量等。

4. 医护治疗配合　①使用硫酸镁时护理中应监测孕妇血压,膝腱反射、呼吸、尿量。备好 10% 葡萄糖酸钙注射液。②使用氯丙嗪时注意少数患者可出现直立性低血压,应加以预防。

5. 心理护理　①本病的病理变化是可逆的,在产后多能恢复正常,帮助患者树立战胜疾病的信心,缓解紧张、焦虑情绪。②耐心倾听孕妇倾诉,了解心理变化,并对其表示理解。③解释所采取治疗及护理措施的目的和意义。

6. 健康指导　①加强妊娠期健康教育,切实开展产前检查、妊娠期宣教,使孕妇及家属了解妊娠高血压疾病对母儿的危害,做到自觉主动地从早孕期开始检查,及时发现、及时治疗。②产褥期宣教,嘱患者出院后要定期复查血压、尿蛋白,有异常及时到医院就诊。③本次妊娠胎儿死亡,嘱其血压正常 1~2 年后再妊娠,孕早期应到高危门诊检查,接受产前检查和妊娠期保健指导。

讨论与思考

孙女士,25 岁,G_1P_0,宫内妊娠 30 周时发现双下肢水肿,休息不能缓解,未治疗。现妊娠 35 周,自诉头晕、头痛、恶心 2h 来院检查。入院查体:体温 37.1℃,脉搏 82/min,呼吸 18/min,血压 160/105mmHg。发育正常,营养中等,心肺未发现异常,肝脾未触及,双下肢水肿(卄)。产科检查:宫高 36cm,腹围 97cm,头先露,未衔接,胎心 120/min。实验室检查:血红蛋白 90g/

L,血小板 $90×10^9$/L,尿蛋白定量 200mg/24h。

1. 试分析该病的高危因素及病理机制。

2. 治疗时首选的药物是什么？使用中需观察哪些征象？出现药物中毒时如何解救？

3. 如果本例患者发生子痫,你如何进行护理？

第七节　前　置　胎　盘

学习要点

1. 前置胎盘的概念、病因、分类、临床表现

2. 前置胎盘的处理和护理措施

➕ **案例分析**

　　初产妇,35 岁,妊娠 35 周,曾人工流产 2 次。因近半个月反复少量无痛性阴道出血而入院。检查:血压 90/60mmHg,宫缩持续 20s,间歇 5~6min,强度弱,胎方位 LSA(骶左前),胎心率 140/min。

　　请分析:该患者最大可能的诊断是什么？护理措施如何制定？

　　妊娠 28 周后,胎盘附着于子宫下段,甚至胎盘下缘达到或覆盖宫颈内口,其位置低于胎儿先露部者,称前置胎盘。本病是妊娠晚期出血的主要原因之一,处理不当危及母儿生命。

　　【病因病理】　目前尚不清楚。可能与下列因素有关:①子宫内膜炎和子宫内膜损伤,子宫内膜蜕膜发育不良,胎盘为了摄取足够的营养不断扩大面积,延伸到子宫下段;②孕卵发育迟缓,孕卵到达子宫腔,滋养层发育尚不具有着床能力,则孕卵继续下行着床于子宫下段;③胎盘面积过大使胎盘延伸至子宫下段。

　　妊娠晚期子宫开始不规则收缩,附着于子宫下段及宫颈内口上的胎盘不能相应地随之扩展,引起胎盘部分剥离,血窦破裂而出血。随着子宫下段继续扩张,剥离面逐渐扩大,导致出血可反复多次发生。孕妇及胎儿表现为缺血缺氧。胎儿宫内窘迫甚至死亡。因阴道反复流血而致贫血、休克,甚至生命受到威胁。

　　【分类】　胎盘边缘与宫颈内口关系是随孕周和诊断时间不同而改变的,分类也随之发生改变,分类不同决定治疗方案不同,目前以处理前最后一次检查来确定分类。根据胎盘边缘与子宫颈内口的关系,前置胎盘可分为 3 种不同类型(图 9-4):①完全性(中央性)前置胎盘,胎盘组织完全覆盖子宫颈内口。②部分性前置胎盘,胎盘组织部分覆盖子宫颈内口。③边缘性前置胎盘,胎盘附着于子宫下段或边缘接近子宫颈内口。

　　【临床表现】

　　1. 症状　典型症状是妊娠晚期或临产时发生无诱因、无痛性、反复的阴道流血。出血时间早晚、出血量多少、间隔时间、发作次数与分类关系密切。完全性前置胎盘初次出血时间多在妊娠 28 周左右,且出血量多,有时一次大出血即可致患者休克。边缘性前置胎盘初次出血

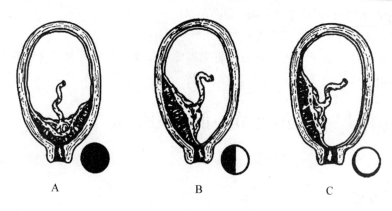

图 9-4　前置胎盘的类型

A. 完全性前置胎盘；B. 部分性前置胎盘；C. 边缘性前置胎盘

时间较晚,有时在分娩开始后才发生出血,出血量也较少。部分性前置胎盘出血时间和出血量介于两者之间。

2. 体征　①全身情况,大量出血者面色苍白,脉搏微弱、血压下降甚至休克;反复出血者可出现贫血,贫血程度与失血量成正比。②腹部检查,子宫软,无压痛,大小与妊娠周数相符。胎位、胎心音清楚。出血量多时可引起胎儿窘迫,甚至胎死宫内。因子宫下段有胎盘附着,胎头不易入盆,约 1/3 患者出现胎位异常。有时在耻骨联合上可听到胎盘杂音。

3. 对母儿影响　前置胎盘产妇易发生产后出血,产褥感染,胎盘植入,羊水栓塞等。胎儿宫内窘迫或胎死宫内。早产及围生儿死亡率也较高。

【诊断】　妊娠晚期无诱因、无痛性、反复发生的阴道流血是前置胎盘的特点。依据出血时间、出血量确定前置胎盘的种类,结合 B 型超声检查及分娩后胎盘检查可以确诊。B 型超声检查可清楚显示子宫壁、胎盘、胎先露部及宫颈位置,并可根据胎盘下缘与宫颈内口的关系确定前置胎盘类型,还可了解胎儿情况。产后检查胎盘边缘有凝血块,胎盘边缘与胎膜破口距离 <7cm,此对剖宫产者无意义。

前置胎盘须与胎盘早期剥离相鉴别。前置胎盘患者严禁肛查及阴道检查。实验室检查失血患者多有血红蛋白、红细胞水平降低。

重点提示

妊娠晚期无诱因、无痛性、反复发生的阴道流血是前置胎盘的特点。结合 B 型超声检查及出血时间和出血量可以确定前置胎盘种类。严禁做肛查及阴道检查,防止发生大出血。

【处理】　治疗原则是抑制宫缩、止血、纠正贫血和预防感染,适时终止妊娠。根据孕妇一般情况、孕周、产次、胎位、胎儿是否存活、是否临产、前置胎盘类型及产道情况等综合分析,制定具体方案。

1. 期待疗法　确保母体安全前提下,等待胎儿达到或接近足月,提高胎儿存活率。适用阴道流血量不多,全身情况好,妊娠 <34 周、胎儿体重 <2000g、胎儿存活。具体方法:①住院观察,绝对卧床休息,左侧卧位,给予镇静及止血药物,纠正贫血;②必要时应用宫缩抑制药;③治

疗期间严密观察阴道流血,配血备用;④反复出血需提前终止妊娠,用地塞米松促胎儿肺成熟;⑤广谱抗生素预防感染。

2. 终止妊娠 阴道大量流血或反复多次出血甚至休克,无论胎儿成熟与否,为确保孕妇安全均应终止妊娠;胎儿存活且已达 36 周以上,或检查胎儿已成熟;胎儿未成熟,但已窘迫,或有胎儿难以存活的畸形应终止妊娠。终止妊娠方式:①剖宫产术,是目前处理前置胎盘最安全有效的手段。可短时间结束分娩,减少胎儿损伤,直视下处理产后出血,达到迅速止血的目的,对母儿均较安全。适用于完全性前置胎盘,部分性或初产妇边缘性前置胎盘也倾向行剖宫产术。②阴道分娩,适用于部分性或边缘性前置胎盘,枕先露,经产妇出血不多产程进展快者。

不论哪种处理,均应预防产后出血及感染。胎儿娩出及早使用宫缩药以防产后大出血。抗生素预防感染,并注意纠正贫血。

3. 紧急情况转运 患者阴道大量流血又无条件进行手术,应迅速建立静脉通道,立即转送,不可冒险做阴道检查及肛门检查。

【护理诊断及合作性问题】

1. 组织灌注量不足 与阴道出血有关。

2. 潜在并发症 胎儿窘迫、失血性休克。

3. 恐惧 与出血所致休克,危及母儿生命有关。

4. 有感染的危险 与失血、贫血,胎盘剥离面接近宫颈外口有关。

【护理措施】

1. 一般护理 ①卧床休息,增加营养。绝对卧床,左侧卧位为宜,每日吸氧,提高胎儿血氧供应。进食高蛋白、高营养食物。②避免各种刺激,减少出血机会。腹部检查动作轻柔,禁做阴道检查及肛门检查。③勤换月经垫,保持外阴清洁干燥。④将病情及手术治疗必要性如实告诉患者及家属,取得配合。

2. 急救护理 阴道大流血者,立即建立静脉通路,及时输血、输液、吸氧、保暖,做好剖宫产术前准备,无条件手术迅速护送转院治疗。

3. 监测病情 ①监测生命体征,严密监测体温、脉搏、呼吸、血压变化,发生异常及时记录并报告医生;②严密观察阴道出血时间及出血量,判断前置胎盘类型;③及时听取胎心,确定胎儿宫内安危。

4. 医护治疗配合 ①出血性休克患者,遵医嘱及时采取抢救措施。②期待疗法护理,定时监测生命体征,观察阴道出血量;指导孕妇左侧卧位或前置胎盘同侧卧位;定时听胎心,必要时做胎儿电子监护;观察体温,有异常及时报告医生;必要时遵医嘱给镇静药、止血药、宫缩抑制药;选择最佳时机终止妊娠。③终止妊娠护理,剖宫手术是目前处理前置胎盘最好方法,做好相应的术前准备、术后护理工作;阴道分娩应做好接产及抢救新生儿准备。胎儿娩出后,及早应用宫缩药,预防产后出血。

5. 心理护理 与患者和家属建立良好关系,尽量解除患者及家属焦虑、恐惧感。期待疗法孕妇需卧床休息,活动受限,自我保护能力下降,加之各项检查、观察和监测,护理人员应提供心理支持,解释目的,增加患者的信心和安全感。

6. 健康指导 期待疗法有效孕妇出院后,嘱多休息,避免剧烈活动,指导自我监测胎动。按时产前检查,再次出血、出现宫缩或胎儿异常随时就诊。进行计划生育指导,推广避孕措施,避免多产、多次刮宫。

讨论与思考

王女士,28 岁,G_2P_1,现妊娠 28 周,1h 前起床时出现阴道流血,无腹痛,子宫大小与孕周相符,无宫缩,胎心好。

1. 依据病例描述该患者最可能的诊断是什么？诊断依据是什么？
2. 该患者首选的辅助检查是什么？

第八节　胎盘早期剥离

学习要点

1. 胎盘早剥的病因、病理、临床表现
2. 胎盘早剥的处理及护理措施

案例分析

初孕妇,32 岁,妊娠 37 周,有轻度妊娠高血压综合征。今晨不慎摔倒,2h 后自觉下腹不适,有少量阴道出血,急诊入院。检查:宫缩弱,持续 30s,间歇 10min。宫高 33cm,子宫软,右侧子宫有轻度局限性压痛,胎心率 140/min。

请分析:该患者最大可能的诊断是什么？诊断标准是什么？护理措施是什么？

妊娠 20 周后或分娩期,附着于正常位置的胎盘在胎儿娩出之前部分或全部从子宫壁剥离者称胎盘早剥。国内发病率为 0.45%～2.1%,是妊娠晚期严重并发症,若不及时处理可危及母儿生命。

【病因】　可能与下列因素有关:①血管病变,胎盘早剥常并发于妊娠期高血压疾病、慢性高血压和慢性肾炎者。②宫腔内压力骤然改变,羊水过多突然破膜或双胎第一胎儿娩出过快,宫腔内压力突然降低引起。③机械因素,腹部受到猛烈撞击、外倒转术纠正胎位等。脐带过短或脐带绕颈胎儿下降时牵拉脐带引起。④全身性疾病,血液凝固功能异常,叶酸或维生素缺乏等严重出血倾向者。⑤子宫静脉压突然升高,妊娠晚期或分娩时,孕妇长期取仰卧位,导致蜕膜静脉淤血或破裂均可引起胎盘早剥。

【病理】　主要病理变化为底蜕膜出血,形成胎盘后血肿,使胎盘自附着处剥离。胎盘早剥的出血分为显性、隐性和混合性 3 种。若胎盘后血肿使胎盘剥离面不断扩大,血液冲开胎盘边缘及胎膜,沿胎膜与宫壁间经宫颈向外流出,为显性出血或外出血。当胎盘边缘或胎膜仍附着于子宫壁上,血液不能向外流出而积聚在胎盘与子宫壁之间,为隐性出血或内出血。当内出血量过多,胎盘后血肿压力增大,冲破胎盘边缘或胎膜,经宫颈口流出,为混合性出血(图 9-5)。当内出血严重时,血液渗入子宫肌层,肌纤维分离、断裂、变性,致使子宫呈紫蓝色,使子宫收缩能力减弱甚至无收缩能力称子宫胎盘卒中。严重者胎盘处的绒毛及蜕膜释放大量组织凝血活酶,进入母体血液循环,引起弥散性血管内凝血(DIC),造成难以控制的产后大出血,危及产妇生命。

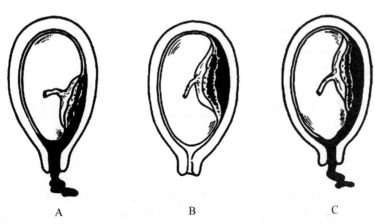

图 9-5　胎盘早剥的类型
A. 显性出血;B. 隐性出血;C. 混合性出血

【临床表现】　根据病情严重程度,将胎盘早剥分为 3 度。

Ⅰ度:多见分娩期,胎盘剥离面小,患者无腹痛或轻微腹痛,贫血不明显。腹部检查子宫软,大小与妊娠月份相符,胎位清楚,胎心率正常。产后检查胎盘母体面有凝血块及压迹。

Ⅱ度:胎盘剥离面占胎盘面积 1/3 左右。表现为突然出现持续性腹痛、腰酸或腰背痛,疼痛程度与胎盘后积血量成正比。无阴道流血或流血量不多,贫血程度与阴道流血量不相符。腹部检查,子宫大于妊娠月份,子宫底随胎盘后血肿增大而升高。胎盘附着处压痛明显。宫缩有间歇,胎位可扪及,胎儿尚存活。

Ⅲ度:胎盘剥离面超过胎盘面积 1/2。临床表现较Ⅱ度重。患者恶心、呕吐、面色苍白、四肢湿冷、脉搏细数、血压下降,休克程度与阴道流血量不成正比。腹部检查子宫硬如板状,宫缩无间歇,胎位扪不清,胎心消失。重者有凝血功能障碍。

【诊断与鉴别】　有导致胎盘早剥的病因,如妊娠期高血压疾病。表现为突然发生腹部持续性疼痛,伴有或不伴有阴道流血。Ⅰ度患者症状不典型可借助 B 型超声检查,B 型超声显示胎盘与子宫壁之间出现液性暗区。Ⅱ、Ⅲ度患者因有典型临床表现,诊断不难。实验室检查可以了解患者贫血程度、凝血功能及肾功能。Ⅲ度患者应进行血常规、血小板计数、出凝血时间及纤维蛋白原等有关 DIC 检查。全血凝块观察及溶解试验为急诊患者的简便凝血功能检测方法。

胎盘早剥须与前置胎盘(表 9-3)、先兆子宫破裂、宫颈病变等鉴别。

表 9-3 胎盘早剥与前置胎盘的鉴别

	胎盘早剥	前置胎盘
发病	急,有血管病变或有诱因	略慢,无诱因
腹痛	剧烈	无
阴道流血	少或无,失血征与外出血量不成正比	反复出血,失血征与外出血量成正比
子宫	宫底升高,硬如板状,有压痛	软,无压痛
胎位胎心	查不清	清楚
B 型超声	示胎盘后液性暗区	示胎盘低于先露部
胎盘检查	有凝血块压迹	胎膜破口距胎盘边缘<7cm

重点提示

典型胎盘早剥表现为妊娠晚期突然发生腹痛伴阴道流血,Ⅰ、Ⅱ度可用 B 型超声辅助诊断。Ⅲ度多并发休克、子宫胎盘卒中、凝血功能障碍(DIC)、肾衰竭及产后难以控制的大出血,危及母儿生命。

【预防】 ①加强产前检查,及时防治妊娠高血压疾病,对合并高血压与慢性肾炎者积极治疗。②妊娠晚期孕妇应避免长时间仰卧、性交与外伤。③外倒转术应掌握适应证和禁忌证,严格按操作规程进行操作。④避免宫腔压力骤降,如羊水过多破膜时应高位破膜使羊水缓慢流出,双胎妊娠分娩时避免第 1 胎娩出过快。

【处理】 原则是一旦确诊,立即终止妊娠。

1. 纠正休克 Ⅱ、Ⅲ度胎盘早剥休克患者,立即开放静脉通道,补充血容量、输新鲜血,尽快改善组织血液灌流状态并吸氧。

2. 终止妊娠

(1)剖宫产手术指征:①Ⅱ、Ⅲ度胎盘早剥,产妇病情继续恶化,胎心消失,宫口未开全,估计短时间内不能结束分娩;②Ⅰ度胎盘早剥,有胎儿窘迫征象;③破膜后产程无进展。手术中取出胎儿、胎盘后应及时给予宫缩药并按摩子宫。

(2)阴道分娩适应证:①初产妇宫口已开全,估计短时间内可经阴道分娩者;②经产妇出血不多,局部压痛轻,无板状腹。分娩中先人工破膜使羊水缓慢流出,促进子宫收缩同时加快产程进展,并使宫腔容积缩小,降低宫腔压力,防止凝血活酶进入子宫血液循环,阻断或预防DIC 发生。胎膜破裂后腹带包裹腹部,压迫胎盘止血,同时静脉滴注缩宫素,密切观察血压、脉搏、宫底高度、胎心及出血情况等。

3. 防治并发症 ①分娩后及时应用子宫收缩药,持续按摩子宫防止产后出血;②对凝血功能障碍者,迅速终止妊娠,阻断促凝物质继续进入母血液循环,早期应用肝素或根据血液化验结果补充凝血因子和选用纤溶抑制药防治凝血功能障碍;③及时补充血容量,必要时使用快速利尿药预防急性肾衰竭。

【护理诊断及合作性问题】

1. 潜在并发症 失血性休克、DIC、肾衰竭、子宫胎盘卒中等。

2. 恐惧 与担心自身及胎儿生命安全有关。

3. 有胎儿受伤的危险　与胎盘功能障碍和胎盘剥离面积有关。

4. 预感性悲哀　与胎儿死亡、子宫切除有关。

【护理措施】

1. 急救护理　①迅速建立静脉通道,遵医嘱输血、输液、补充血容量、尽快恢复正常血压。②立即吸氧,纠正缺氧状态。

2. 病情监测　①定时测量孕妇的血压、脉搏、呼吸、心率、尿量并及时记录。②严密监测阴道出血量、颜色、性状、有无凝块、出血量与失血程度是否相符。③注意子宫高度与妊娠月份是否相符,有无压痛、反跳痛、判断宫缩强度。④检查胎方位是否清楚,胎心率是否正常,有无胎儿宫内窘迫表现。

3. 医护治疗配合　①协助分娩,阴道分娩者做好接产及抢救新生儿准备。剖宫产分娩者积极做好术前准备,术中做好配合。②防止产后出血,胎盘娩出后遵医嘱加强宫缩(用宫缩药、按摩子宫),必要时做好子宫切除术前准备。③预防感染,遵医嘱应用抗生素。

4. 一般护理　①指导产妇进食高热量、高维生素、高蛋白、富含铁剂食物。嘱绝对卧床休息,做好床边护理。②定时用1‰的苯扎溴胺清洁外阴,勤更换会阴垫,保持外阴清洁。

5. 心理护理　关心患者,给予解释,尽快消除恐惧,取得治疗和护理配合。胎儿(新生儿)死亡或产妇因产后出血处理无效行子宫切除,应安排产妇在没有新生儿的房间,允许家人陪伴,注意安慰产妇。

6. 健康指导　注意休息,加强营养,促使身体早日康复。加强产前检查,预防和及时治疗妊娠期高血压疾病、慢性肾炎等诱因,妊娠晚期避免腹部受伤及长时间仰卧,预防胎盘早剥的发生。保持外阴清洁,预防感染。

讨论与思考

患者24岁,停经38周,发现高血压,尿蛋白。今日持续性下腹痛2h入院。查体:发育正常,营养中等。体温36.7℃,脉搏94/min,呼吸20/min,血压150/100mmHg。心肺(-),肝脾(-)。产科检查:宫高38cm,腹围102cm,子宫硬如板状。有压痛,胎位不清,胎心100/min。宫口未开,头先露,已衔接。实验室检查:血红蛋白90g/L,血小板140×10⁹/L,尿蛋白(++)。

1. 试问本例患者最可能的诊断是什么?首选的辅助检查是什么?

2. 对患者护理措施有哪些?

第九节　多胎妊娠

学习要点

1. 双胎妊娠的类型、诊断和处理原则

2. 双胎妊娠的护理措施

> **案例分析**
>
> 患者 35 岁,妊娠 32 周,早孕反应重,有呼吸困难。检查:子宫体积明显大于正常孕周,下肢水肿,阴道静脉曲张。在子宫不同部位闻及频率相差 10/min 以上的胎心音。
>
> 请分析:该患者最大可能的诊断是什么? 诊断标准是什么? 护理要点是什么?

一次妊娠宫腔内同时有两个或两个以上胎儿称多胎妊娠,其中以双胎妊娠最为常见。此属高危妊娠,孕产妇并发症及胎儿围生期死亡率均高。双胎妊娠发生与地区、种族、胎次及家族遗传有关。近年来,由于辅助生育技术广泛应用,双胎妊娠发生率有所升高。本节主要讨论双胎妊娠。

【双胎类型及特点】

1. 双卵双胎　两个卵子分别受精形成的双胎妊娠,称双卵双胎,占双胎妊娠 70%。其两个胎儿的性别和血型可相同或不同,容貌似兄弟姐妹。受精卵着床后分别形成各自胎盘、羊膜和绒毛膜,发育中可融合成一个大胎盘,但胎盘血液循环互不相通,胎儿各自位于自己胎囊中,两胎囊之间有两层羊膜和绒毛膜。

2. 单卵双胎　由一个受精卵分裂形成的双胎妊娠,称为单卵双胎,占双胎妊娠 30%。一个受精卵分裂形成两个胎儿,遗传基因相同,故血型、性别及外貌等相同。发生与种族、遗传、医源性影响无关,胎盘和胎膜因受精卵复制时间不同而有差异,两个胎儿血液循环通过胎盘相通,可以发生双胎输血综合征,引起受血胎儿心脏负担过重,尿量过多而致羊水过多,而供血胎儿因自身血液供应不足发育不良或死亡。

【临床表现】

1. 妊娠期　妊娠早期早孕反应较重;妊娠晚期子宫增大明显,常有压迫症状。因两个胎儿同时发育,营养需要量增加而易出现缺铁性贫血。妊娠期合并症、并发症增加,易发生妊娠期高血压疾病、羊水过多、前置胎盘、胎盘早剥、早产等。

2. 分娩期　由于子宫肌纤维过度延伸,易宫缩乏力使产程延长;当伴羊水过多、胎儿较小或胎位异常时易发生胎膜早破及脐带脱垂;第 1 个胎儿娩出后第 2 个胎儿易发生胎位异常或胎盘早剥;第 1 个胎儿胎臀先露,第 2 个胎儿胎头先露,分娩时两个胎头可以交锁或碰撞;因胎盘剥离面积较大、宫缩乏力易发生产后大出血。

3. 产褥期　产程延长、手术操作产褥感染机会增加。

【诊断】　家族中有多胎史,曾使用过促排卵药,早孕反应较重。妊娠 10 周后腹部检查子宫增大较同期单胎妊娠明显,孕晚期腹围>100cm,可触及多个小肢体,以及 3 个以上的胎体(即胎头或胎臀)。在不同部位听到两个不同节律胎心音,速率每分钟相差 10 次以上,响亮区中间有一无音区。妊娠 7~8 周时 B 型超声检查可见到两个妊娠囊,妊娠 13 周以后可见到两个胎头和躯干,妊娠 12 周后可听到两个不同节律的胎心音则诊断不难。

需与葡萄胎、羊水过多、巨大儿、畸形儿、妊娠合并子宫肌瘤或卵巢囊肿等鉴别。

重点提示

双胎妊娠孕期应注意加强营养和检查,预防早产和并发症,分娩时应采取不同的分娩方式,防治并发症。

【处理】

1. **妊娠期**　争取早期确诊,按高危妊娠对待,防治并发症。妊娠晚期注意休息、加强营养,避免过劳。以下情况应终止妊娠:①合并急性羊水过多,压迫症状明显;②胎儿畸形;③孕妇有严重并发症不宜继续妊娠;④预产期已到尚未临产,胎盘功能减退。

2. **分娩期**　①第一产程:严密观察,做好抢救准备。明确胎位,第 1 个胎儿纵产式可自然分娩,第 1 个胎儿横位宜行剖宫产术。②第二产程:第 1 个胎儿娩出后立即断脐,夹紧胎盘端脐带,防单卵双胎时第 2 个胎儿失血。第 1 个胎儿娩出后,助手在腹部用手固定第 2 个胎儿,保持纵产式,并明确第 2 个胎儿的胎位和胎心,无异常可等待第 2 个胎儿在 20~30min 自然娩出。若等待 15min 无宫缩,可行人工破膜促进子宫收缩,如胎心异常及时结束分娩,头位胎儿用胎头吸引器或产钳助产,臀位可行臀位牵引术。若分娩时第 1 个胎儿为臀位,第 2 个胎儿为头位,为避免胎头交锁,第 1 个胎儿胎头娩出前,助手从腹部上推第 2 个胎儿的胎头,并向侧方做移动。如已发生胎头交锁可在试行缓解失败后,行剖宫产术。当两胎儿均为头位,第 1 个胎儿娩出时,助手应从腹部推开第 2 个胎儿,以免妨碍第 1 个胎儿的胎肩娩出。③第三产程:为预防产后出血及休克,第 2 个胎儿娩出立即行腹部包扎或腹部放置沙袋,防腹压突然降低引发休克。第 2 个胎儿前肩娩出后静脉给予缩宫素加强宫缩,胎盘娩出后持续按摩子宫,防止产后出血。④产后:详细检查胎盘是否完整,识别是单卵或双卵双胎。

【护理诊断及合作性问题】

1. **舒适度改变**　与子宫增大有关。

2. **潜在并发症**　胎膜早破、宫缩乏力、产后出血、产褥感染。

3. **焦虑**　与担心分娩时母儿安危有关。

【护理措施】

1. **一般护理**　①饮食指导,少量多餐,高蛋白、高热量、高维生素食物,增加铁、钙、叶酸供给,防治贫血。②缓解症状,腰背酸痛应卧床休息,可局部热敷。下肢水肿及坠胀可适当垫高下肢或臀部。

2. **病情监测**　①双胎妊娠期易发生贫血、前置胎盘等,督促孕妇配合产前检查及治疗。②分娩期及产后易发生并发症,嘱孕妇一旦胎膜早破绝对卧床休息,抬高臀部。立即听胎心、观察羊水性状,并报告医生。临产后注意观察产程进展,如宫缩强度、宫口扩张及胎先露下降情况。定时听诊胎心音,及时发现胎儿窘迫。

3. **医护配合**　①第一产程:遵医嘱给予对症治疗,如静脉输入葡萄糖液、维生素 C,备好新鲜血液。②第二产程:第 1 个胎儿娩出即断脐,助手协助医生或助产士使第 2 个胎儿胎位保持纵产式。15min 后仍无宫缩,遵医嘱静脉滴注缩宫素。第 2 个胎儿前肩娩出遵医嘱及时使用缩宫素,预防产后出血。③第三产程:为预防腹压骤降引起的产后循环衰竭,第 2 个胎儿娩出后腹部放置沙袋,并以腹带紧裹腹部。注意观察、记录子宫收缩情况及阴道流血量。

讨论与思考

25 岁初孕妇,于妊娠 20 周时发现为双胎妊娠,到医院进行询问。

1. 双胎妊娠可能发生哪些问题?

2. 孕期该孕妇应注意什么?你怎样对她进行健康指导?

第十节 死 胎

学习要点
1. 死胎的病因、临床表现、诊断
2. 死胎的处理及护理措施

妊娠 20 周后,胎儿在宫腔内死亡为死胎。胎儿在分娩过程中死亡为死产,死产也是死胎的一种。

【病因病理】 常因遗传基因突变和染色体畸变或胎儿宫内缺氧。相关因素有:①胎盘及脐带因素,如前置胎盘、胎盘早剥、脐带帆状附着血管前置、脐带打结、扭转、脱垂;②胎儿因素,如胎儿畸形、遗传性疾病、宫内发育迟缓、宫内感染、母儿血型不合等;③孕妇因素,全身性疾病如妊娠期高血压疾病、过期妊娠、糖尿病、慢性肾炎、心血管疾病、严重感染等。

胎儿死亡后 3 周仍未排出,胎盘组织即可发生退行性变,释放凝血活酶进入母血液循环,激活血管内凝血系统,引起弥散性血管内凝血(DIC),导致分娩时和分娩后严重出血,威胁产妇生命。

【临床表现及诊断】 孕妇自觉胎动停止、子宫不再继续增大、听诊胎心音消失。宫高及腹围缩小、体重下降、乳房缩小、胀感消失。胎死时间长者,孕妇可有全身疲乏,食欲不振,腹部下坠,产后大出血或弥散性血管内凝血(DIC)。

自觉胎动消失,子宫停止增长,比妊娠周数小,听不到胎心可考虑为死胎。诊断不明时可结合辅助检查,B 型超声发现胎心和胎动消失是诊断死胎的可靠依据。孕妇 24h 尿 E_3 含量在 3mg 以下或突然下降 50%,也提示胎儿可能死亡。

【处理】 一经确诊、尽早引产。经羊膜腔注入依沙吖啶引产。促宫颈成熟基础上,也可用缩宫素静脉滴注或米非司酮配伍前列腺素引产。胎儿死亡超过 4 周尚未排出应做凝血功能检查。纤维蛋白原含量<1.5g/L,血小板<$100×10^9$/L,肝素治疗,当纤维蛋白原和血小板恢复至有效止血水平,再进行引产,术前配好新鲜血备用。产后预防出血和感染,检查胎盘、脐带及胎儿,尽可能明确死胎原因,及时退奶,可口服己烯雌酚或用炒麦芽煎后代茶饮。

重点提示

胎死宫内较长时间未排出,易激活凝血系统,引起 DIC 发生,应注意预防。

【护理诊断及合作性问题】
1. 悲哀、自尊紊乱 与失去胎儿、担心是否还能生育健康孩子有关。
2. 感染 与死胎宫内滞留时间过长有关。
3. 潜在并发症 产后大出血、弥散性血管内凝血(DIC)。

【护理措施】 如胎儿已排出,进行心理疏导。如胎儿未排出,协助完善相关检查,特别是凝血功能检查,备血,配合引产。产后指导退奶、保持外阴清洁。

讨论与思考

死胎的概念是什么？会引起怎样的严重并发症？处理原则是什么？

第十一节　羊水过多

学习要点

1. 羊水过多的病因,临床表现和诊断方法
2. 羊水过多的处理及护理措施

妊娠期间羊水量超过 2000ml 者称为羊水过多。羊水在数周内缓慢增多为慢性羊水过多,羊水在数日内迅速增加为急性羊水过多。羊水过多发生率为 0.5% ~ 1.0%。

【病因】　1/3 病因不明,2/3 可能与以下病因有关:①妊娠期糖尿病、母儿血型不合、妊娠期高血压疾病、重度贫血等。②胎儿畸形,如无脑儿、脊椎裂、脑脊膜膨出、先天食管闭锁或幽门梗阻。③胎盘、脐带病变,如巨大胎盘、脐带帆状附着等。④特发性羊水过多。

【临床表现及诊断】

1. 临床表现　通常羊水量 3000ml 才出现症状。①急性羊水过多,多发生在妊娠 20 ~ 24 周,由于羊水急剧增多,数日内子宫迅速增大,产生一系列压迫症状,出现呼吸困难,不能平卧,甚至引起发绀,腹部张力过大感到疼痛,食量减少,发生便秘。由于增大的子宫压迫下腔静脉,影响静脉回流,引起下肢及外阴部水肿和静脉曲张。子宫明显大于妊娠月份,胎位不清,胎心音遥远或听不清。②慢性羊水过多,约占 98%,多发生在妊娠 28 ~ 32 周,羊水在数周内逐渐增多,多数孕妇能适应,常在产前检查发现宫高、腹围均大于同期孕妇。检查见腹部膨隆大于妊娠月份,腹壁皮肤发亮变薄,触诊时皮肤张力大,有液体震动感,胎位不清,胎儿部分有浮、沉感,胎心遥远或听不到。

羊水过多孕产妇常并发妊娠期高血压疾病、胎位异常、胎膜早破、早产。胎膜破裂后因子宫骤然缩小,可引起胎盘早剥。胎膜破裂时脐带可随羊水滑出造成脐带脱垂。产后因子宫过大容易引起子宫收缩乏力导致产后出血;羊水过多常引起胎儿畸形、新生儿发育不成熟,并发胎儿窘迫,围生儿病死率增高。

2. 辅助检查　①B 型超声检查,最大羊水池深度(AFV)>7cm,羊水指数(AFI)>21cm 为羊水过多。②甲胎蛋白(AFP)较正常值显著增高者提示胎儿有严重神经管缺陷。

羊水过多应与腹水、巨大儿、双胎妊娠、卵巢囊肿及葡萄胎等相鉴别。

重点提示

妊娠期羊水>2000ml 为过多,<300ml 为过少。过多时注意排除母亲糖尿病、胎儿神经管畸形;过少时多见过期妊娠,胎盘功能减退。

【处理】 主要取决于胎儿有无畸形及压迫症状的严重程度。

1. 胎儿畸形 处理原则为及时终止妊娠。①人工破膜引产。用高位破膜器,自宫颈口沿胎膜向上送入 15~16cm 刺破胎膜,使羊水以每小时 500ml 速度缓慢流出,以免宫腔内压力骤减引起胎盘早剥。此过程中注意血压、脉搏及阴道流血。放羊水后,腹部放置沙袋或加腹带包扎防休克。胎膜破裂 12h 后无宫缩,应用抗生素预防感染。24h 仍无宫缩,促宫颈成熟,或催产素、前列腺素等引产。②经羊膜腔穿刺放出部分羊水,注入依沙丫啶 50~100mg 引产。

2. 正常胎儿 根据羊水过多程度与胎龄决定处理方法。①症状严重孕妇无法忍受(胎龄<37 周),穿刺放羊水。用 15~18 号腰椎穿刺针行羊膜腔穿刺,以每小时 500ml 的速度放出羊水,一次放羊水量<1500ml,以孕妇症状缓解为度。放羊水应在 B 型超声监测下进行,防止损伤胎盘及胎儿。严格消毒防止感染,酌情用镇静保胎药以防早产。3~4 周后重复放羊水以降低宫腔内压力。②前列腺素抑制药治疗,抑制胎儿排尿,但不宜广泛应用。③妊娠已近 37 周,确定胎儿已成熟,行人工破膜,终止妊娠。④症状轻,可以继续妊娠,注意休息,低盐饮食,酌情用镇静药,严密观察羊水量的变化。

【护理诊断及合作性问题】

1. 舒适改变 与子宫异常增大引起呼吸困难、不能平卧、下肢及外阴水肿等有关。

2. 焦虑 与担心母儿安危及胎儿畸形有关。

3. 有围生儿受伤危险 与羊水过多易并发胎盘早剥、胎膜早破、脐带脱垂、早产有关。

【护理措施】

1. 一般护理 ①卧床休息,左侧卧位。压迫症状严重可半卧位,改善呼吸情况。减少下床活动,防止胎膜早破。若胎膜已破,立即平卧,抬高臀部,防止脐带脱垂。②吸氧,改善胎儿缺氧症状。③指导低盐饮食,保持大便通畅,防止用力排便诱发胎膜早破。

2. 病情监测 ①加强产前检查,及早发现妊娠期高血压疾病、糖尿病、胎儿异常等及时处理。②定期测量宫高、腹围、体重。B 型超声监测羊水量变化及胎儿发育情况。③分娩期严密监测胎心变化、羊水性状、子宫收缩、胎位及产程进展情况。④胎儿娩出立即遵医嘱给予缩宫素,仔细检查胎儿有无畸形并详细记录。胎儿畸形引产者,胎儿应送病理检查明确诊断。⑤产后继续观察有无宫缩乏力,出血多者立即协助医生进行止血、防治休克。

3. 医护治疗配合

(1)羊膜腔穿刺放羊水:①向孕妇和家属介绍穿刺的目的、过程,取得其知情同意和配合。②术前测生命体征,做好输液、输血准备及腹部皮肤准备。③嘱患者排空膀胱,取平卧位或半卧位,协助 B 型超声检查,确定穿刺部位。④配合医生羊膜腔穿刺,缓慢放出羊水。严格执行无菌操作规程,防止感染。⑤注意自觉症状,观察生命体征、宫缩、胎心音、宫高、腹围、阴道流血等。及时发现胎盘早剥、早产等异常情况。⑥必要时遵医嘱使用镇静药、宫缩抑制药防早产,使用抗生素预防感染。

(2)人工胎膜破裂:较严重羊水过多,可高位破膜并预防并发症发生。①做好输液、输血准备。②严格无菌操作,协助医生高位人工破膜,使羊水缓慢流出,防止脐带脱垂。③放羊水同时腹部放置沙袋或加腹带包扎,防腹压骤降引起胎盘早剥、休克,同时注意从腹部固定胎儿为纵产式。④观察血压、脉搏、阴道流血及羊水性状、量、胎心音和胎位变化。⑤破膜 24h 无宫缩,遵医嘱静脉滴注缩宫素引产;破膜 12h 未分娩,给予抗生素预防感染;产后注射宫缩药预防产后出血。

讨论与思考

患者 26 岁,现妊娠 35 周,近 1 周发现腹部增大明显,到医院进行检查,B 型超声提示羊水过多。

1. 羊水过多指的是羊水量大于多少?

2. 羊水过多常合并有哪些并发症?

3. 如给本例患者放羊水,你怎样进行医护配合?

第十二节　胎儿窘迫

学习要点

1. 胎儿宫内窘迫的病因、病理、临床表现、诊断

2. 胎儿宫内窘迫的处理及护理措施

案例分析

孕妇,32 岁。妊娠 38 周,晚饭后散步时突感胎动频繁,睡前突感胎动逐渐减弱、消失,急诊入院,听诊胎心音 95/min。

请分析:该患者最大可能的诊断是什么? 诊断标准是什么? 护理要点是什么?

胎儿窘迫是指胎儿在宫内因急性或慢性缺氧危及其健康和生命的综合症状。发病率 2.7% ~ 38.5%。急性胎儿窘迫多发生在分娩期。慢性胎儿窘迫常发生在妊娠晚期,但在临产后常表现为急性胎儿窘迫。

【病因】　①母体血氧含量不足:胎儿所需的氧来自母体,通过胎盘绒毛间隙交换,任何引起母体血氧含量不足的因素均可导致胎儿窘迫。如妊娠合并高血压、慢性肾炎、重度贫血、心脏病;妊娠期高血压疾病、前置胎盘、胎盘早剥;高热、吸烟等。②母儿间血氧运输及交换障碍:如脐带打结、缠绕、脐带扭转、脐带脱垂、脐带过长或过短、胎盘功能减退等。由于脐带和胎盘是母儿间氧和营养物质的输送传递通道,其功能障碍必然影响胎儿氧的供应而致胎儿窘迫。③胎儿因素:胎儿自身如先天性心脏病、呼吸系统疾病、胎儿畸形、母儿血型不合等均可导致胎儿窘迫。

【病理】　基本病理变化是缺氧,因缺氧引起一系列变化。当胎儿轻度缺氧时,由于二氧化碳蓄积及呼吸性酸中毒,表现为交感神经兴奋,肾上腺儿茶酚胺及肾上腺素分泌增加,使心率加快、血压升高。重度缺氧时,转为迷走神经兴奋,心率减慢,无氧酵解增加,酸性代谢产物聚积,胎儿 pH 下降,出现酸中毒。缺氧使肠蠕动亢进,肛门括约肌松弛,胎粪排出污染羊水,呼吸运动加深,羊水吸入,出生后可出现新生儿吸入性肺炎。妊娠期慢性缺氧,可使胎儿生长受限,分娩时急性缺氧可导致颅内出血、缺血缺氧性脑病及脑瘫等终生残疾,甚至导致新生儿死亡。

【临床表现及诊断】

1. **急性胎儿窘迫** ①胎心率变化:胎心率>160/min,尤其是>180/min,为胎儿缺氧的初期表现;胎心率<120/min. 尤其是<100/min,为胎儿严重缺氧的危险征象。胎心改变不能只凭一次听诊确定,应多次检查并改变为侧卧位后再继续检查。②胎动异常:胎儿缺氧早期表现为胎动过频,是胎儿挣扎状态。如缺氧继续加重,胎动逐渐由强变弱,次数逐渐减少直至完全消失。胎动消失一般出现在胎心音消失之前。③羊水胎粪污染:胎儿缺氧引起迷走神经兴奋,肠蠕动亢进,肛门括约肌松弛,使胎粪排入羊水中,羊水呈绿色、黄绿色,进而呈浑浊的棕黄色。羊水污染可分为3度:Ⅰ度浅绿色,质薄,常见慢性缺氧,胎儿有一定的代偿功能;Ⅱ度深绿色或黄绿色,提示胎儿急性缺氧;Ⅲ度呈棕黄色,稠厚糊状,污染胎儿皮肤、指甲及脐带,以及胎盘、胎膜等,提示胎儿缺氧严重,且缺氧时间一般>6h。破膜后羊水流出,可直接观察羊水的性状。也可羊膜镜窥视,透过胎膜了解羊水性状。④胎儿电子监护异常:急性胎儿窘迫OCT出现多发晚期减速,重度变异减速,胎心率<100/min,基线变异<5/min,伴频繁晚期减速提示胎儿缺氧严重,可随时死亡。⑤胎儿头皮血pH测定:pH<7.20,PO_2<1.3kPa(10mmHg),PCO_2>8.0kPa(60mmHg)。此项检查须在胎膜破裂、宫口开大1.5cm以上进行。

2. **慢性胎儿窘迫** ①胎动减少或消失,每12小时胎动计数<10次为胎动减少,临床上常见胎动消失24h后胎心音消失,应予警惕。胎动异常是慢性胎儿宫内窘迫最早的信号。②胎儿电子监护异常,无激惹试验(NST)基线平直,基线变异频率<5/min;OCT可见频繁重度变异减速或晚期减速。③胎盘功能减退,测定24h尿E_3值并动态连续观察,急剧减少30%~40%,或24h尿E_3值在10mg以下者。

【处理】

1. **急性胎儿窘迫** 采取果断处理,改善胎儿缺氧状态。①一般处理:左侧卧位,面罩吸氧,10L/min,每次30min。②缓解宫缩:不协调子宫收缩过强,或缩宫素使用不当引起强直性子宫收缩时,停用缩宫素,同时使用宫缩抑制药,如硫酸镁或哌替啶等。③尽快终止妊娠:宫口未开全,胎心率<120/min或>180/min,伴羊水污染Ⅱ度;羊水污染Ⅲ度,伴羊水过少或胎儿电子监护CST或OCT出现频繁晚期减速或重度变异减速,胎儿头皮血pH<7.20,立即行剖宫产。如宫口已开全,胎头位置在坐骨棘以下尽快经阴道助娩。无论阴道分娩或剖宫产分娩均须做好抢救新生儿准备。

2. **慢性胎儿窘迫** 根据孕周、胎儿成熟度和窘迫程度决定处理方案。①一般处理:左侧卧位,间断吸氧,2/d,每次30~60min。积极治疗各种并发症或合并症,密切监护病情变化。②期待治疗:孕周小,胎儿娩出后存活可能性小,尽量保守治疗以期延长胎龄,同时促进胎儿成熟,等待胎儿成熟后终止妊娠。③终止妊娠:胎儿近足月,胎动减少,OCT出现频繁晚期减速或重度变异减速,以剖宫产终止妊娠。

> **重点提示**
>
> 胎儿窘迫有急、慢两种。前者主要为胎心率异常、羊水胎粪污染、胎动异常、酸中毒、电子胎心监护异常改变;后者为胎动减少、胎儿发育迟缓,延续至临产可发展为急性胎儿窘迫。本病严重威胁胎儿健康和生命,如延续到产后导致新生儿窒息,或胎死宫内。故应加强孕期保健,并教会孕妇自测胎动,及早发现异常及早治疗。

【护理诊断及合作性问题】

1. 气体交换受损(胎儿)　与胎盘功能减退、脐带受压等有关。

2. 焦虑　与担心胎儿安危有关。

3. 预感性悲哀　与胎儿死亡有关。

【护理措施】

1. 观察病情　指导孕妇自数胎动,进行计数。勤听胎心音,每 15 分钟听 1 次胎心音,或用胎儿监护仪监测胎心变化。同时观察羊水量、颜色和性状。

2. 医护治疗配合　指导孕产妇采取左侧卧位,面罩吸氧,10L/min,每次 30min,间隔 5min。因缩宫素引起子宫收缩过强者立即停用缩宫素,遵医嘱静脉给药快速纠正胎儿缺氧。因脐带脱垂者,改变体位或徒手还纳脱垂脐带。积极治疗未缓解者,协助医生阴道助产或剖宫产,同时做好抢救新生儿准备。

3. 一般护理　卧床休息,保证充足睡眠,有利于改善胎儿缺氧。关心孕产妇饮食和大小便情况,鼓励进食营养丰富易消化食物。

4. 心理护理　提供信息,以解疑虑,取得配合。对胎儿死亡的患者及家属,尽量避免独处,并安排在远离其他婴儿的单人病房,鼓励诉说悲伤,接纳哭泣,陪伴并提供支持及关怀,帮助度过悲伤期。

讨论与思考

患者 28 岁,现妊娠 38 周,今早自觉胎动频繁,急来医院检查,听诊发现胎心 115/min,诊断为胎儿宫内窘迫。

1. 引起胎儿窘迫的病因有哪些?

2. 为改善胎儿窘迫的缺氧状态,你将如何护理?

(李莼可)

第**10**章

妊娠期合并症及护理

第一节　心　脏　病

学习要点

1. 心脏病与妊娠的相互影响
2. 妊娠合并心脏病的临床表现及治疗要点
3. 妊娠合并心脏病的护理措施

✚　**案例分析**

　　患者 27 岁。初孕妇,妊娠 20 周。第 1 次来产前检查,自诉日常活动后感到乏力、心悸、气急。经检查确认为妊娠合并心脏病、心功能Ⅱ级。

　　请分析:根据患者的情况,为防止心力衰竭,妊娠期监测的时间应重点放在妊娠第几周?患者休息时尽量采取什么体位?

　　妊娠合并心脏病是产科常见的合并症,我国发生率为 1.06%,是孕产妇死亡的重要原因之一,在我国孕产妇死因中列第 2 位。妊娠合并心脏病的各种类型中,以先天性心脏病最多见,其次是风湿性心脏病、妊娠期高血压疾病性心脏病、围生期心肌病、贫血性心脏病及病毒性心肌炎等。

【相互影响】

1. 妊娠、分娩对心脏病的影响

（1）妊娠期:血容量自妊娠第 6 周开始增加,32~34 周达高峰,平均增加 30%~45%。此后维持较高水平,至产后 2~6 周逐渐恢复正常。血容量增加引起心排出量增加、心率加快,心脏负荷增加;妊娠晚期增大的子宫使膈肌上升,心脏向上、向左、向前移位,大血管轻度扭曲,心脏负荷进一步增加,易导致心力衰竭。

（2）分娩期:产妇血流动力学变化最显著,加之能量和氧的消耗增加,此期心脏负荷最重。第一产程:子宫每收缩一次将 250~500ml 血液挤入体循环,回心血量增加,心脏负荷加重。第二产程:除子宫收缩外,产妇屏气用力,使肺循环压力增加,腹腔压力增高,回心血量增加,此时心脏负荷最重。第三产程:胎儿娩出后,子宫迅速缩小,腹腔压力骤减,大量循环血液流向内脏,回心血量急剧减少;胎盘娩出后,胎盘循环停止,子宫收缩使子宫窦内大量血液进入体循环,使回心血量骤增,剧烈的血流动力学变化易导致心脏病产妇诱发心力衰竭。

(3) 产褥期:产后 3d 内,子宫收缩使部分血液进入体循环,同时孕期潴留于组织间的液体也回流至体循环,使血容量再次增加,加重心脏负荷,此时心脏病产妇仍易诱发心力衰竭。

> **重点提示**
>
> 妊娠 32~34 周、分娩期(尤其第二产程)及产后 3d,心脏负荷最重,是心脏病孕产妇极易发生心力衰竭的 3 个危险期。而心力衰竭和重症感染是心脏病孕产妇死亡的主要原因。

2. 心脏病对妊娠的影响　心脏病不影响受孕,但心脏病变较重者妊娠后因心功能恶化,流产、早产、死胎、胎儿生长受限、胎儿宫内窘迫及新生儿窒息的发生率明显增加,围生儿死亡率增高。

【临床表现】

1. 症状　妊娠期间出现心悸、气短、乏力,进行性呼吸困难,夜间憋醒、端坐呼吸,胸闷、胸痛,咳嗽、咯血等症状。查体可发现有发绀、杵状指、持续性颈静脉怒张,心脏听诊有Ⅱ级以上舒张期杂音,或Ⅲ级以上粗糙的全收缩期杂音,严重的心律失常、心包摩擦音等。

2. 心脏病心功能分级

(1) Ⅰ级:一般体力活动不受限。

(2) Ⅱ级:一般体力活动稍受限,活动后心悸、轻度气短,休息时无症状。

(3) Ⅲ级:一般体力活动明显受限,休息时无不适,轻微日常工作即感心悸、呼吸困难等,或既往有心力衰竭史者。

(4) Ⅳ级:一般体力活动严重受限,不能进行任何体力活动,休息时仍有心悸、呼吸困难等心力衰竭表现。

3. 早期心力衰竭的临床表现

(1) 轻微活动后即有胸闷、心悸、气短。

(2) 休息时心率>110/min,呼吸频率>20/min。

(3) 夜间常因胸闷而坐起呼吸,或需到窗口呼吸新鲜空气。

(4) 肺底部出现少量持续性湿啰音,咳嗽后不消失。

4. 并发症

(1) 心力衰竭:妊娠期血流动力学变化增加心脏负荷,加重心功能不全,引起心房颤动、心动过速、急性肺水肿、心力衰竭。

(2) 亚急性感染性心内膜炎:妊娠期、分娩期及产褥期易发生菌血症,使原有病变的心脏发生感染性心内膜炎。

(3) 缺氧和发绀。

(4) 静脉栓塞和肺栓塞:妊娠期血液处于高凝状态,心脏病伴静脉压增高及静脉淤滞时,可发生静脉血栓,一旦栓子脱落还易诱发肺栓塞。

重点提示

正常妊娠过程中,随子宫增大膈肌升高,心脏移位,大血管扭曲,可在心尖区及肺动脉瓣区闻及Ⅰ~Ⅱ级柔和吹风样收缩期杂音,产后逐渐消失,属生理改变,需与病理性杂音相鉴别。

【诊断】 正常妊娠过程中可出现一系列类似心脏病的症状和体征,如心悸、气短、乏力、心脏杂音等。妊娠还使原有的心脏病某些体征发生变化,增加心脏病诊断的难度。诊断时需注意以下有意义的诊断依据。

1. 妊娠前有心脏病 妊娠前有心悸、气短、心力衰竭史或曾有风湿热病史,经体检、X 线、超声心动图、心电图检查被诊断有器质性心脏病。

2. 临床表现 妊娠期间出现心功能异常或早期心力衰竭的症状和体征。

3. 辅助检查 心电图有严重的心律失常,如心房颤动、ST 段改变、T 波异常、三度房室传导阻滞等;X 线检查显示心脏明显扩大,尤其个别心腔增大;超声心动图示心脏结构异常、心肌肥厚、瓣膜运动异常等。

【处理】

1. 妊娠期

(1)不宜妊娠:心脏病变较重、心功能Ⅲ级以上,有心力衰竭史,肺动脉高压、严重心律失常、右向左分流型先天性心脏病、心脏病并发细菌性心内膜炎、风湿热活动期、急性心肌炎、围生期心肌病遗留心脏扩大者,妊娠期极易发生心力衰竭,不宜妊娠,应采取正确方法严格避孕。已妊娠者应在妊娠 12 周前行人工流产术。

(2)可以妊娠:心脏病变较轻、心功能Ⅰ~Ⅱ级,无心力衰竭史及其他并发症者可以妊娠。从孕早期开始加强产前检查,积极预防和治疗诱发心力衰竭的各种因素,如贫血、心律失常、妊娠期高血压疾病、各种感染(尤其是上呼吸道感染)。严密监护,及时发现和治疗早期心力衰竭。妊娠期顺利者,应在妊娠 36~38 周提前住院待产。

2. 分娩期 妊娠晚期应提前选择适宜的分娩方式。

(1)阴道分娩:心功能Ⅰ~Ⅱ级、胎儿不大、胎位正常、宫颈条件良好者,可在严密监护下经阴道分娩。

(2)剖宫产:对有产科指征及心功能Ⅲ~Ⅳ级者,应择期行剖宫产。

3. 产褥期 产后 3d 产妇必须充分休息,密切监护,应用抗生素预防感染。心功能Ⅲ级以上者不宜哺乳。不宜再妊娠者,产后 1 周行绝育术。

【护理诊断及合作性问题】

1. 潜在并发症 心力衰竭、亚急性心内膜炎、胎儿窘迫。

2. 活动无耐力 与心排血量下降有关。

3. 有感染的危险 与缺氧、抵抗力下降、宫腔内操作有关。

【护理措施】

1. 加强孕期保健和分娩期、产褥期的监护

(1)加强营养,指导孕妇摄入高热量、高蛋白、高维生素、低盐、低脂饮食,防止体重增加过快。妊娠 16 周后,每日食盐量不超过 4~5g。要多进食富含钙、铁、锌等矿物质的食物,预防贫

血和妊娠期高血压疾病。少量多餐,多吃蔬菜和水果,防止便秘发生。

(2)定期产前检查,重点监测心功能和胎儿宫内情况。帮助孕妇及其家属了解心脏病与妊娠之间的相互影响,告知孕妇产前检查的必要性。于妊娠 20 周前每 2 周行产前检查 1 次,20 周后,尤其 32 周以后,应每周产前检查 1 次。定期行超声心动图检查,判断随着妊娠发展心功能的变化,并指导孕妇识别早期心力衰竭的常见症状和体征,教会孕妇监测胎动的方法。定期复查胎儿电子监护,防止和及时发现胎儿窘迫。

(3)经阴道分娩者,严密观察产程进展。①第一产程中,安慰和鼓励产妇消除其紧张情绪,适当应用地西泮、哌替啶等镇静药,每 15 分钟监测生命体征 1 次,每 30 分钟测胎心率 1 次,常规给氧,严密观察产程进展和胎儿情况。一旦发生心力衰竭,立即取半卧位、高浓度面罩吸氧,遵医嘱给予乙酰毛花苷 0.4mg 加入 25% 葡萄糖液 20ml 中缓慢静脉推注。②第二产程宫缩时,避免产妇屏气用力,以免增加心脏负荷,可行会阴切开、胎头吸引或产钳助产,缩短第二产程,同时做好新生儿窒息抢救的准备。③第三产程胎儿娩出后立即在产妇腹部放置沙袋,防止腹压骤降诱发心力衰竭。为防止产后出血加重心肌缺血、诱发心力衰竭,可静脉注射或肌内注射缩宫素 10~20U,禁用麦角新碱。出血较多者,遵医嘱输血、输液,速度不可过快。

重点提示

分娩过程中,避免产妇屏气用力,宫口开全后阴道助产,缩短第二产程。胎儿娩出后立即在产妇腹部放置沙袋。预防产后出血时,因麦角新碱可以使静脉压增高从而诱发心力衰竭,故只可静脉注射或肌内注射缩宫素。

(4)产褥期加强监护。产后 3d 密切监护产妇生命体征和心功能变化,尤其产后 24h 内需绝对卧床休息,不宜过早下床活动,必要时遵医嘱给予镇静药。清淡饮食,防止便秘。有便秘者遵医嘱给予缓泻药,避免用力排便诱发心力衰竭。不宜哺乳者指导其正确回奶及人工喂养新生儿的方法,回奶不能用雌激素。帮助产妇选择适宜的避孕方法。

2. 充分休息,避免劳累 向孕妇及其家属说明休息的重要性,保证孕妇每晚至少 10h 的睡眠,中午宜休息 1~2h,采取左侧卧位。保持生活规律性,避免过度劳累和情绪激动,以免诱发心力衰竭。

3. 预防感染 妊娠期避免上呼吸道感染。产程开始即给予抗生素预防感染,至产后 1 周左右。产褥期注意保持外阴清洁,每日外阴擦洗 2 次,仔细察看伤口、子宫复旧、恶露等情况,每日测体温 4 次。预防泌尿生殖系统感染。

4. 健康指导 帮助孕妇及家属掌握妊娠合并心脏病相关知识,积极配合治疗。不宜妊娠者,嘱其严格避孕,并指导选择正确避孕方法;可以妊娠者,告知产前检查的必要性及产前检查时间。教会孕妇正确识别心力衰竭征象。合理饮食,注意休息,避免劳累、情绪激动、便秘,以免诱发心力衰竭的发生。

讨论与思考

患者 28 岁,15 年前被诊断为先天性心脏病,无心力衰竭史,G_1P_0,妊娠 20 周,心功能Ⅱ级。

(1)妊娠、分娩对心脏病有何影响?

(2)早期心力衰竭有何表现?

(3)该孕妇孕期护理要点是什么?

(4)若该孕妇已妊娠足月,有阴道分娩的条件,分娩过程中要注意什么?

第二节 急性病毒性肝炎

学习要点

1. 病毒性肝炎与妊娠的相互影响
2. 妊娠合并急性病毒性肝炎的治疗要点
3. 妊娠合并急性病毒性肝炎的护理措施

案例分析

患者 26 岁,孕期末进行产前检查,因胎膜早破急诊入院,分娩后完善检查时发现:HBsAg(+)、抗-HBs(−)、HBeAg(+)、抗-HBe(−)、抗-HBc(+)。

请分析:为阻断母婴传播应从妊娠开始多少周后注射乙肝免疫球蛋白?新生儿出生后应接受何种治疗?

病毒性肝炎是由肝炎病毒引起的以肝脏炎症和坏死为主的一种危害较大的传染病,也是引起妊娠期妇女肝病和黄疸最常见的病因。可分为甲型(HAV)、乙型(HBV)、丙型(HCV)、丁型(HDV)、戊型(HEV)、庚型(HGV)及输血传播型(TTV)肝炎 7 种类型。妊娠的任何时期都有可能感染病毒性肝炎,以乙型肝炎最常见。孕妇病毒性肝炎的发病率为 0.8% ~ 17.8%,是非孕期的 6 倍,重症肝炎为非孕期的 66 倍。妊娠这一特殊的生理时期,不仅使肝炎病情复杂化,对胎儿也有很大的危害。目前,重症肝炎仍是我国孕产妇死亡的主要原因之一。

【相互影响】

1. **妊娠对病毒性肝炎的影响** 妊娠期的特殊生理变化,使肝脏负担加重,使原有肝损害进一步加重并复杂化,易发展为重症肝炎,诱发肝性脑病。

(1)妊娠早期,早孕反应使母体摄入减少,体内营养物质相对不足,蛋白质缺乏,肝脏负担加重,抗病能力降低。

(2)妊娠期母体新陈代谢率升高,营养物质消耗增多,肝糖原储备减少,加之孕妇体内产生大量雌激素均需在肝内灭活,胎儿代谢产物也需经母体肝脏解毒,肝脏负担加重。

(3)妊娠期并发症如妊娠期高血压疾病、分娩时体力的消耗、产后出血等可进一步加重肝损害。

2. **病毒性肝炎对妊娠的影响**

(1)对孕妇的影响:病毒性肝炎发生于妊娠早期时,可加重早孕反应,晚期时使妊娠期高血压疾病发病率增高。分娩期因肝功能损害,凝血因子合成减少,易发生产后出血,重症肝炎常并发 DIC,危及母儿生命。

(2)对胎儿、新生儿的影响:胎儿畸形、流产、早产、死胎、死产的发生和新生儿死亡率均明显增高。

3. 母婴传播

(1)甲型肝炎:经粪-口途径传播,不能通过胎盘感染胎儿,孕妇不必终止妊娠。但分娩过程中接触母血或受粪便污染可使新生儿感染。

(2)乙型肝炎:①垂直传播,HBV 通过胎盘引起宫内传播。②产时传播,为乙型肝炎母婴传播的主要途径,占 40%~60%,胎儿通过产道时接触含 HBsAg 的母血、羊水、阴道分泌物,或子宫收缩使胎盘绒毛破裂,母血漏入胎儿血液循环而感染。③产后传播,母乳喂养及接触母亲唾液传播。

(3)丙型肝炎:也存在母婴传播。

(4)丁型肝炎:与 HBV 相比,母婴传播较少见。

(5)戊型肝炎:目前已有母婴间传播的病例报道。

【临床表现】　孕妇出现不能用早孕反应或其他原因解释的消化系统症状,如食欲缺乏、恶心、呕吐、腹胀、肝区疼痛、乏力、畏寒、发热等,还可出现皮肤巩膜黄染、尿色深黄、肝大、肝区叩击痛等体征。

重点提示

肝炎病毒可垂直传播感染胎儿,围生期感染的婴儿,部分可转为慢性病毒携带者,以后易发展为肝硬化甚至原发性肝癌。

【诊断】　妊娠期病毒性肝炎诊断较非孕期困难。妊娠早期可因早孕反应而忽视肝炎的早期检查和诊断;妊娠晚期因可伴有其他因素引起的肝功能异常,不能单凭转氨酶升高做出诊断,故必须根据流行病学仔细询问相关病史,结合临床表现和实验室检查进行综合的判断。

1. 病史　与病毒性肝炎患者的密切接触史或半年内曾接受输血、注射血液制品史,并了解有无肝炎病家族史和当地肝炎流行史。

2. 临床表现　较明显的消化系统症状。重症肝炎还可出现畏寒、发热,消化道症状加重,黄疸迅速加深、腹水、肝臭气味、肝脏进行性缩小,肝功能明显异常、酶胆分离、凝血功能障碍及不同程度的肝性脑病症状,如烦躁不安、嗜睡、昏迷等。

3. 实验室检查

(1)肝功能检查:血清丙氨酸氨基转移酶(ALT)增高,超过正常 10 倍以上,持续时间较长,如能排除其他原因,对病毒性肝炎有诊断意义。血清胆红素在 $17\mu mol/L(1mg/dl)$ 以上、尿胆红素阳性、凝血酶原时间的测定等均有助于肝炎的诊断。

(2)血清病原学检测及意义:肝炎病毒抗原抗体检测对明确肝炎病毒类型和病情判断均有意义。

【处理】

1. 妊娠期轻型肝炎　处理原则同非孕期。妊娠早期积极治疗,可继续妊娠。妊娠中、晚期尽量避免终止妊娠,避免手术、药物对肝脏的损害。注意休息,加强营养,高维生素、高蛋白、足量糖类、低脂饮食,应用中西药物积极保肝治疗。有黄疸者立即住院,按重症肝炎处理。

2. 妊娠期重型肝炎　保护肝脏,联合应用高血糖素-胰岛素-葡萄糖,可防止肝细胞坏死、促进肝细胞再生。积极预防和治疗肝性脑病、DIC、肾衰竭等并发症。妊娠末期经积极治疗 24h 后以剖宫产终止妊娠为宜。

3. **分娩期和产褥期** 分娩前数日肌内注射维生素 K_1,备好新鲜血液。分娩时严格消毒,并使用肝损害较小的广谱抗生素预防感染,以防感染加重肝损害。宫口开全后可行胎头吸引术或产钳术助产,缩短第二产程,防止产道损伤和胎盘残留,胎肩娩出后立即静脉注射缩宫素预防产后出血。产后预防感染,防止肝炎病情恶化。做好新生儿隔离,进行免疫接种防止母婴传播。

【护理诊断及合作性问题】

1. **知识缺乏** 缺乏关于病毒性肝炎的传染性、传播途径、对母婴的危害及预防等知识。

2. **有感染的危险** 与病毒性肝炎的传染性和母婴传播有关。

3. **潜在并发症** 肝性脑病、产后出血。

【护理措施】

1. **普及肝炎相关知识** 加强卫生宣教,重视围婚期保健,提倡生殖健康,夫妇一方患肝炎者,应用避孕套防止交叉感染。对所有孕妇筛查夫妇双方的 HBsAg,无症状携带者进一步检查血清标志物。指导已患肝炎的育龄妇女采取合理的避孕措施,禁用避孕药,并解释病毒性肝炎的传染性及妊娠后对母儿的危害,强调休息和营养对肝炎治疗的重要性,建议经积极治疗待肝炎痊愈后至少半年、最好 2 年再妊娠。

2. **阻断母婴传播** 防止交叉感染,乙肝病毒阳性的孕妇自妊娠 28 周起每 4 周进行一次乙肝免疫球蛋白(HBIG)肌内注射(200U),直至分娩。肝炎孕产妇检查和分娩应在隔离诊室和隔离产房进行,物品、器械应单独使用,用后及时用过氧乙酸消毒。分娩期严格执行消毒隔离制度,防止软产道损伤、羊水吸入和新生儿产伤。胎儿娩出后留脐血查 HBsAg。新生儿采取联合免疫,保护率可达 95%,即出生后 6h 内和 1 个月时各肌内注射乙肝免疫球蛋白 1ml,乙肝疫苗于出生后 24h 肌内注射 30μg,出生后 1 个月、6 个月分别再注射 10μg。HBeAg 和抗-HBc 阳性产妇不宜哺乳,仅 HBsAg 阳性产妇可哺乳。

> **重点提示**
>
> 肝炎产妇产后回奶不宜使用对肝有损害的雌激素等药物。

3. **积极防治并发症** 注意营养和休息,重视孕期监护,定期复查肝功能和肝炎病毒血清标志物。重症肝炎患者应控制血氨,蛋白质摄入量每日应<0.5g/kg。保持大便通畅,减少氨和毒素的吸收。发现凝血功能异常者,应补充凝血因子等,改善凝血功能。严密观察有无性格改变、行为异常、扑翼样震颤等肝性脑病先兆,一旦发现应立即报告医师,配合医师进行抢救治疗。分娩时保护产力,做好阴道助产手术的护理配合,胎儿娩出后及时给予宫缩药并按摩子宫,减少出血。产后严密观察阴道流血、子宫收缩、血压、脉搏、神志、尿量等,发现异常及时报告医师并配合处理。

讨论与思考

王女士,26 岁,妊娠 28 周,合并急性乙型病毒性肝炎。

(1)病毒性肝炎与妊娠之间有何相互影响?

(2)乙型病毒性肝炎的母婴主要传播途径有哪些?

(3)如何预防乙型病毒性肝炎的母婴传播?

(4)对该孕妇的护理要点有哪些?

第三节 糖 尿 病

学习要点

1. 糖尿病与妊娠的相互影响
2. 妊娠合并糖尿病的辅助检查及治疗要点
3. 妊娠合并糖尿病的护理措施

案例分析

患者 26 岁,妊娠 7 个月,孕期检查发现:尿糖(+++),空腹血糖 7.8mmol/L,餐后 2h 血糖 16.7mmol/L,诊断为妊娠期糖尿病。

请分析:该患者最适宜的治疗是什么? 治疗过程中患者出现极度乏力、头晕、心悸、多汗等,应考虑孕妇发生什么情况?

糖尿病是一组以慢性血糖水平增高为特征的代谢性疾病。妊娠合并糖尿病有两种情况,即妊娠前已有糖尿病和妊娠后才发生或首次发现的糖尿病,后者又称妊娠期糖尿病(GDM),占糖尿病孕妇的 80%。糖尿病孕妇的临床过程复杂,母婴死亡率较高,须给予重视。

【相互影响】

1. 妊娠对糖尿病的影响

(1) 妊娠期:妊娠早、中期孕妇血糖随妊娠进展而降低,空腹血糖低于非孕妇,在此基础上,孕妇长时间空腹易发生低血糖及酮症酸中毒;妊娠中、晚期,孕妇体内抗胰岛素物质增加,孕妇对胰岛素的敏感性随着孕周的增加而降低,胰岛素需求量相应增加,导致胰岛素分泌受限的孕妇血糖升高,可使隐性糖尿病显性化或出现 GDM,也可使原有糖尿病的孕妇病情加重,糖尿病并发症的发生率增加。

(2)分娩期:分娩过程中产妇体力消耗较大,进食较少,若不及时减少胰岛素用量易发生低血糖,甚至发展为酮症酸中毒。

(3)产褥期:产后随胎盘娩出,产妇体内抗胰岛素物质减少,胰岛素需求量减少,不及时调整用量,部分患者会出现低血糖。

2. 糖尿病对妊娠的影响 妊娠合并糖尿病对母儿的影响取决于糖尿病病情和血糖控制水平,病情较重或血糖控制不佳者,对母儿危害极大。

(1)对母体的影响:糖尿病孕妇妊娠期高血压疾病发生率为普通孕妇的 3~5 倍;羊水过多的发生率较非糖尿病孕妇高 10 倍,胎膜早破及早产亦随之增加;因抵抗力下降,易合并感染,以泌尿系统感染最常见;高血糖可使胚胎发育异常或死亡,流产发生率达 15%~30%;因巨大儿导致难产、手术产概率增高;糖尿病酮症酸中毒是孕妇死亡的主要原因。

(2)对胎儿、新生儿的影响:糖尿病可导致畸形儿、巨大儿、早产、胎儿生长受限、胎儿宫内窘迫,新生儿低血糖、新生儿呼吸窘迫综合征发生率增加。

【临床表现】 绝大多数表现为"三多一少"症状,即多饮、多食、多尿、体重下降,常感到全身乏力、皮肤瘙痒,尤其是外阴阴道瘙痒。还可出现妊娠期高血压疾病、感染、低血糖、高血糖、酮症酸中毒等并发症对应的症状,如恶心、呕吐、视物模糊或心悸、出汗、面色苍白、呼吸加快且有烂苹果味等。

【诊断】

1. 病史　凡有糖尿病家族史、年龄>30岁、孕妇体重>90kg、曾有复杂性外阴阴道假丝酵母菌病史、妊娠期尿糖多次检测为阳性、有反复不明原因流产、死胎或分娩足月新生儿呼吸窘迫综合征、巨大儿、畸形儿、新生儿死亡等不良孕产史、此次妊娠胎儿过大或羊水过多,为GDM的高危因素。

2. 实验室检查　两次或两次以上空腹血糖≥5.8mmol/L者可诊断为糖尿病。妊娠24～28周进行GDM的糖筛查,即用50g葡萄糖粉溶于200ml水中,5min内服完,服后1h测血糖≥7.8mmol/L为糖筛查异常。对糖筛查异常者查空腹血糖,空腹血糖异常者可诊断为糖尿病,空腹血糖正常者再进一步行葡萄糖耐量实验(OGTT),即禁食12h后,口服葡萄糖75g,血糖值诊断标准:空腹5.6mmol/L,1h 10.3mmol/L,2h 8.6 mmol/L,3h 6.7 mmol/L,其中2项或2项以上达到或超过正常值,即可诊断为GDM,仅1项高于正常值,诊断为糖耐量异常。

重点提示

目前,多数学者建议在妊娠24～28周进行GDM的筛查。对糖筛查异常者查空腹血糖,空腹血糖异常者可诊断为糖尿病。空腹血糖正常者再进一步行葡萄糖耐量实验(OGTT),其中2项或2项以上达到或超过正常值,即可诊断为GDM。

【处理】　严重的糖尿病患者不宜妊娠,应避孕,否则对母儿有较大危害,若已妊娠应及时终止。病情较轻者,将血糖控制在正常范围后,在积极治疗、监护的条件下可继续妊娠,加强产检,预防并发症,确保母婴安全和健康。

【护理诊断及合作性问题】

1. 营养失调　少于或多于机体需要量,与血糖代谢异常有关。

2. 有感染的危险　与机体抵抗力下降有关。

3. 潜在并发症　胎儿宫内窘迫、酮症酸中毒。

【护理措施】

1. 严格控制血糖,纠正营养失衡

(1)饮食控制:孕妇的饮食控制很重要,部分GDM孕妇通过饮食控制即可将血糖维持在正常范围内。鼓励孕妇摄入足够的热量和蛋白质,多吃绿叶蔬菜、豆类、粗谷物、低糖水果,补充足量的维生素、钙、铁等,坚持低盐饮食,使餐后1h血糖值<8mmol/L,在保证胎儿生长发育的同时,避免低血糖和酮症酸中毒的发生。

(2)适当的运动:通过适度的运动,提高孕妇对胰岛素的敏感性,改善血糖和脂肪的代谢紊乱,降低血糖,还可避免体重增长过快,有利于病情的控制和正常分娩。鼓励散步、中速步行,每日餐后1h开始进行,活动20～40min为宜。

(3)合理用药:对不能通过饮食治疗控制血糖的糖尿病孕妇,以胰岛素治疗为主。

重点提示

磺脲类及双胍类降糖药可影响胎儿发育,甚至导致胎儿死亡,故糖尿病孕妇不宜口服降糖药物治疗。

2. 预防感染　加强卫生宣教,协助糖尿病孕产妇通过控制饮食、适度运动、合理用药,增强机体抵抗力。产后做好会阴护理,观察恶露情况,避免发生泌尿生殖系统感染。

3. 预防并发症

(1)加强产前检查:妊娠早期每周检查 1 次至妊娠第 10 周;妊娠中期每 2 周检查 1 次;妊娠 32 周以后每周检查 1 次。整个孕期密切监测血糖变化,及时调整胰岛素用量,定期复查肾功能、眼底、尿酮体及蛋白,同时监测胎儿发育情况、有无畸形、胎儿成熟度、胎盘功能等。教会孕妇自数胎动及识别高血糖、低血糖、感染等症状。

(2)分娩期严密监护:若血糖控制稳定、孕晚期无并发症、胎儿宫内情况良好者,应在近预产期(妊娠 38~39 周)终止妊娠;若血糖控制不满意、伴有血管病变或其他并发症、胎儿窘迫者,应促胎儿肺成熟后立即终止妊娠。如有巨大儿、胎盘功能不良、胎位异常及其他产科指征者,应行剖宫产术。胎儿发育正常、宫颈条件好,可阴道分娩。分娩过程中应随时监测血糖、尿糖及尿酮体,预防低血糖,同时密切监测宫缩及胎心变化,避免产程延长,应在 12h 内结束分娩,产程超过 16h 则易发生酮症酸中毒。接受胰岛素治疗的产妇哺乳不会对新生儿产生不利影响。

重点提示

新生儿娩出后不论体重大小均按早产儿处理,留脐血测血糖,并在 30min 后定时滴服 25% 葡萄糖液防止低血糖。

(3)产后胰岛素减量:产后 24h 内胰岛素减至原用量的 1/2,48h 减至原用量的 1/3。产后应长期避孕,建议使用安全套或绝育术,不宜使用避孕药或宫内节育器。

讨论与思考

患者 30 岁,妊娠 24 周,近半个月来多饮、多食、多尿,常感到全身乏力,考虑为妊娠期糖尿病。

1. 为明确诊断,应进一步行哪些检查?

2. 该孕妇的护理要点是什么?

第四节　贫　　血

学习要点

1. 贫血与妊娠的相互影响
2. 妊娠期贫血的辅助检查及治疗要点
3. 妊娠期贫血的护理措施

✚ **案例分析**

孕妇,26 岁,妊娠 7 个月。近来出现面色苍白、倦怠、心悸,伴恶心。心率 110/min,律齐,双下肢水肿。血象:白细胞 $4.0×10^9$/L,血红蛋白 50g/L,血清铁蛋白 8μg/L,平均红细胞体积(MCV)70fl,红细胞平均血红蛋白浓度(MCHC)27%。

请分析:该患者的诊断是什么? 诊断标准是什么? 首先的治疗方案是什么?

贫血是指单位容积的外周血液中血红蛋白浓度、红细胞计数和(或)血细胞比容低于正常范围下限,常以血红蛋白浓度作为诊断标准。WHO 有资料显示,50% 以上孕妇合并贫血,其中缺铁性贫血最为常见,占妊娠期贫血的 95%,另外有巨幼细胞贫血和再生障碍性贫血等。贫血在妊娠各期对母儿均可造成一定危害,本节主要介绍缺铁性贫血。

【相互影响】

1. 妊娠对贫血的影响　由于妊娠期血容量增加,胎儿生长发育的需要,孕妇铁的需要量增加,可使原有的贫血病情加重。

2. 贫血对妊娠的影响

(1)对母体的影响:贫血使妊娠风险增加,由于贫血导致孕妇抵抗力下降和对失血的耐受性降低,易并发贫血性心脏病、产后出血、失血性休克、产褥感染等,危及孕产妇生命。WHO 资料表明,贫血使全世界每年约 50 万名孕产妇死亡。

(2)对胎儿的影响:一般情况下胎儿缺铁程度不会太严重,但母体严重缺铁时,导致重度贫血,胎儿生长发育所需的营养物质和氧的缺乏,可造成胎儿生长受限、胎儿宫内窘迫、早产、死胎或死产等。

【临床表现】

1. 症状　轻者多无明显症状,严重者可出现头晕、乏力、耳鸣、心悸、气短、倦怠、食欲缺乏、腹胀、腹泻等症状。

2. 体征　皮肤黏膜苍白、毛发干燥、指(趾)甲脆薄或反甲(指甲呈勺状)、口腔炎、舌炎等。

【诊断】

1. 生理性贫血　血红蛋白为 100~110g/L。妊娠期血容量增加,血浆增加多于红细胞增加,血液稀释,形成"生理性贫血",故妊娠期贫血的诊断标准不同于非妊娠期妇女。

2. 妊娠期贫血　血红蛋白<100g/L,血细胞比容<0.30,红细胞计数<$3.5×10^{12}$/L。

重点提示

孕妇血红蛋白<100g/L,血细胞比容<0.30 或红细胞计数<$3.5×10^{12}$/L。血清铁<6.5μmol/L(35μg/dl)为缺铁性贫血。

【预防】　妊娠前积极治疗引起贫血的疾病如月经过多、钩虫病等,改变长期偏食等不良习惯。妊娠期加强营养,鼓励进食含铁丰富的食品,妊娠 4 个月起应常规补充铁剂,每日口服硫酸亚铁 0.3g。

【处理】　补充铁剂,去除病因,治疗并发症。铁剂的补充首选口服制剂,硫酸亚铁 0.3g,每日 3 次,饭后或餐中服用,避免铁剂对胃的刺激,同时服维生素 C 0.3g 及 10% 稀盐酸 0.5~

2ml,促进铁的吸收。若血红蛋白<60g/L,接近预产期或近期内需行剖宫产术者,宜少量多次输血,有条件者输浓缩红细胞。积极预防产后出血和产褥感染。

【护理诊断及合作性问题】

1. 活动无耐力　与贫血引起的乏力有关。

2. 有感染的危险　与贫血导致机体抵抗力下降有关。

【护理措施】

1. 减轻疲乏　正确服用铁剂,积极纠正贫血。合理安排作息,保证充足的睡眠,取左侧卧位,适当活动同时应避免劳累;重度贫血者卧床休息并注意避免因头晕、眼花、乏力晕倒而发生意外;分娩期第二产程为减少产妇体力消耗,酌情给予阴道助产;产后注意休息,避免疲劳。观察病情变化,注意孕妇生命体征、血常规检查、胎儿宫内生长发育的评估和胎心的变化,防止产后出血、胎儿宫内窘迫等并发症的发生。

2. 预防感染　预防上呼吸道感染。产程中严格按照无菌要求操作,应用抗生素预防感染。产后保持外阴清洁干燥,做好会阴护理,继续应用抗生素预防感染并严密观察有无感染征象。

3. 健康指导　建议孕妇摄取高铁、高蛋白及高维生素 C 食物,如动物肝脏、瘦肉、蛋类、葡萄干及菠菜等,改善体内缺铁状况,注意饮食搭配。定期产前检查,及时发现并治疗贫血。产程中为产妇提供心理支持。对重度贫血不宜哺乳者耐心解释原因,指导产妇及其家人正确的人工喂养方法。采取正确的方法回奶,如口服生麦芽冲剂或芒硝外敷乳房。提供避孕指导,加强产后的亲子互动,避免产后抑郁。

讨论与思考

患者 26 岁,妊娠 8 周,早孕反应严重,恶心、呕吐,皮肤黏膜苍白,无力、头晕、气短。实验室检查:Hb<100g/L,血细胞比容<0.30,血清铁 6.05μmol/L。

1. 该患者最可能的诊断及诊断标准是什么?

2. 针对该患者如何制定护理措施?

(李莼可)

第*11*章

异常分娩及护理

　　异常分娩又称难产。影响分娩的主要因素为产力、产道、胎儿及产妇的精神心理因素,这些因素在分娩的过程中相互影响。分娩的一个或多个因素发生异常或4个因素间相互不能适应,而使分娩进程受阻,称异常分娩。

第一节　产力异常

学习要点

1. 异常分娩的概念
2. 产力异常的原因及类型
3. 协调性子宫收缩乏力的临床表现、处理原则及护理措施
4. 子宫收缩力过强的临床特点和处理要点

　　产力是分娩的动力,其中子宫收缩力贯穿于分娩全过程,是最为重要的产力。在分娩过程中,子宫收缩的节律性、对称性及极性不正常或强度、频率有改变,称为子宫收缩力异常,简称产力异常。子宫收缩力异常临床上分为子宫收缩乏力(简称宫缩乏力)和子宫收缩过强(简称宫缩过强)两类,每类又分为协调性子宫收缩和不协调性子宫收缩(图11-1)。

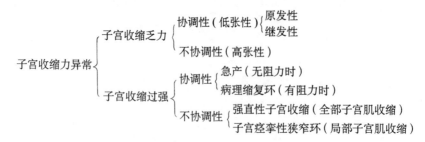

图 11-1　子宫收缩力异常的分类

一、子宫收缩乏力

(一)病因

1. **头盆不称或胎位异常**　由于胎儿先露部不能入盆或下降受阻,不能紧贴子宫下段及宫颈,不能引起反射性子宫收缩,是导致继发性子宫收缩乏力的主要原因。

2. **子宫局部因素**　子宫肌壁过度膨胀(如多胎妊娠、巨大胎儿、羊水过多等)使子宫肌纤维失去正常的收缩能力。经产妇的子宫肌纤维发生变性,结缔组织增生影响子宫收缩,子宫的急慢性炎症、子宫肌瘤、子宫发育不良、子宫畸形(如双角子宫)等,均可导致宫缩乏力。

3. **产妇的精神因素**　多见于初产妇,尤其是高龄初产妇,对分娩有恐惧心理、精神过度紧张,使大脑皮质功能紊乱,加上临产后进食及睡眠少、体力消耗大、水及电解质紊乱,产妇疲惫等均可导致子宫收缩乏力。

4. **内分泌失调**　妊娠末期参与分娩过程的雌激素、孕激素比例失调、缩宫素与前列腺素合成释放减少分泌不足,均可影响子宫收缩,导致宫缩乏力。

5. **药物影响**　临产后使用大剂量镇静药、镇痛药及麻醉药,如吗啡、氯丙嗪、硫酸镁、哌替啶、苯巴比妥钠等,可以使宫缩受到抑制。

6. **其他因素**　营养不良、贫血和其他慢性疾病,膀胱直肠充盈、前置胎盘等均可影响子宫收缩。

(二)临床表现及诊断

1. **协调性宫缩乏力**　又称低张性宫缩乏力,其特点为子宫收缩具有正常的节律性、对称性和极性,但收缩力弱,宫腔压力低,低于 30mmHg,持续时间短,间歇期长且不规律,宫缩<2 次/10min。在收缩的高峰期,子宫体隆起变硬不明显,按压宫底部肌壁仍可出现凹陷。此种宫缩导致宫口不能如期扩张、胎先露不能如期下降,使产程延长,甚至停滞。协调性宫缩乏力多属继发性宫缩乏力,指产程开始时子宫收缩正常,在产程进展到第一产程活跃期后期或第二产程后出现,使产程进展缓慢,甚至停滞,多因中骨盆与骨盆出口平面狭窄、持续性枕横位或枕后位等引起。

2. **不协调性宫缩乏力**　又称高张性宫缩乏力,多见于初产妇,尤其是精神较紧张者,特点为子宫收缩的极性倒置,宫缩的兴奋点不是起自两侧子宫角部,而是来自子宫的一处或多处,收缩波小而不规律,频率高且节律不协调,可由下向上扩散。由于不能产生向下的合力,致使胎先露不下降,宫颈亦无法扩张。宫缩间歇期子宫壁不能完全松弛,在子宫收缩高峰期,用手触摸腹部宫底部宫缩不是最强,而是中段或下段强。这种宫缩乏力多属于原发性宫缩乏力,即产程一开始即出现宫缩乏力,需与假临产鉴别。产妇自觉宫缩强,持续腹痛,拒按,精神紧张,烦躁不安,体力消耗,产程延长或停滞,严重者出现脱水、电解质紊乱、肠胀气、尿潴留;由于胎儿-胎盘循环障碍,可出现胎儿宫内窘迫。产科检查:下腹部有压痛,胎位触不清,胎心不规律,宫口扩张早期缓慢或停滞,胎先露下降延缓或停滞,产程延长。

3. **产程曲线异常**　产程进展的标志是宫口扩张和胎先露下降,产程图是监测产程和识别难产的重要手段。两种子宫收缩乏力均可导致产程曲线异常,有以下 8 种表现可单独出现,也可合并存在以下几方面。

(1)潜伏期延长:初产妇从临产开始至宫口扩张 3cm 超过 16h 为潜伏期延长[图 11-2 (1)]。

(2)活跃期延长:初产妇从宫口扩张3cm开始至宫口开全超过8h为活跃期延长[图11-2(2)]。

(3)活跃期停滞:进入活跃期后,宫口不再扩张达4h以上,为活跃期停滞[图11-2(3)]。

(4)第二产程延长:第二产程初产妇超过2h,经产妇超过1h尚未分娩,为第二产程延长[图11-2(4)]。

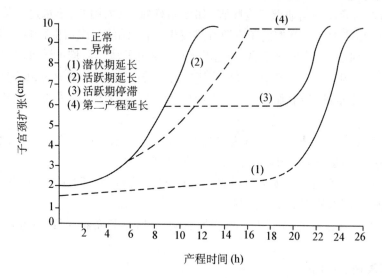

图11-2 异常的宫颈扩张曲线

(5)胎头下降延缓:活跃期晚期及第二产程,胎头下降速度初产妇<1cm/h,经产妇<2cm/h,称胎头下降延缓。

(6)胎头下降停滞:活跃期晚期胎头停留在原处不下降达1h以上,称胎头下降停滞。

(7)滞产:总产程超过24h称为滞产。

(三)对母儿的影响

1. 对产妇的影响 产程延长可直接影响产妇的休息及进食,精神和体力消耗增加,可出现精神疲惫、全身乏力,严重者引起产妇脱水、酸中毒或低钾血症的发生,影响子宫收缩。由于第二产程延长,膀胱、尿道被压迫于胎先露部(特别是胎头)和耻骨联合之间,使组织缺血、水肿、坏死,产后引起排尿困难、尿潴留,甚至形成膀胱阴道瘘或尿道阴道瘘。产程中肛查和阴道检查次数增多,易增加感染机会。产后宫缩乏力影响胎盘剥离、娩出和子宫壁血窦的关闭导致产后出血。手术产率高,产褥期并发症亦增多。

2. 对胎儿、新生儿的影响 协调性宫缩乏力影响胎头的俯屈和内旋转,继发胎位异常,胎儿手术产概率增加,产伤增加。此外,由于胎儿在产道内受压过久,或不协调性宫缩乏力影响胎盘-胎儿循环,导致胎儿宫内窘迫、新生儿窒息、新生儿颅内出血及吸入性肺炎等危险性增加。

(四)处理原则

1. 协调性子宫收缩乏力 出现协调性宫缩乏力,首先应寻找原因,可行阴道检查了解宫颈扩张和胎先露下降情况,确定有无头盆不称与胎位异常。若发现有头盆不称,估计不能经阴道分娩者,应及时行剖宫产术;若判断无头盆不称和胎位异常,估计能经阴道分娩者,应采取措施加强宫缩。

（1）第一产程

①一般处理，恢复产妇体力：消除产妇精神紧张，给予精神安慰，增强分娩信心。鼓励产妇排空膀胱、休息并进食，注意营养与水分的补充。不能进食者静脉补充营养，可给予 10% 葡萄糖液 500~1000ml 加维生素 C 2g 静脉滴注，伴有酸中毒时应补充 5% 碳酸氢钠。若产妇过度疲劳，可在潜伏期给予哌替啶 100mg 肌内注射，活跃期给予地西泮 10mg 缓慢静脉推注，促进睡眠，缓解紧张与疲劳，经过一段时间充分休息，可使子宫收缩力转强。

②加强子宫收缩：协调性宫缩乏力，经上述一般处理，产程无进展，可选用以下方法加强宫缩：a.人工破膜，宫颈扩张 3cm 或 3cm 以上，无头盆不称，胎头已衔接者，可行人工破膜，使胎头直接紧贴子宫下段及宫颈内口，引起反射性子宫收缩以加速产程。破膜应选择在宫缩间歇期进行，破膜前必须除外脐带先露，破膜后观察羊水的量及性状，听诊胎心，并记录破膜时间。b.缩宫素静脉滴注。c.温肥皂水灌肠，初产妇宫口开大不足 4cm、经产妇宫口开大不足 2cm，胎膜未破、胎头已衔接者，可给予温肥皂水灌肠以促进肠蠕动，排空粪便，刺激子宫收缩。加强宫缩无效后，应剖宫产结束分娩。

（2）第二产程：若无头盆不称，可静脉滴注缩宫素促进产程进展。当胎头双顶径已通过坐骨棘平面，等待经阴道自然分娩；若胎头仍未衔接或伴有胎儿宫内窘迫者，应行剖宫产术。

（3）第三产程：为预防产后出血，当胎儿前肩娩出后立即肌内注射缩宫素。产程长、胎膜早破及手术产者应给予抗生素预防感染。

重点提示

　　缩宫素引产的使用方法：适用于协调性宫缩乏力、宫口扩张≥3cm、胎心良好、胎位正常、头盆相称者。原则是以最小浓度获得最佳宫缩。将缩宫素 2.5U 加入生理盐水 500ml 内，从 4~5 滴/min 开始滴注，根据宫缩强弱每 15~30 分钟调节一次滴速，每次增加 4 滴，最多不超过 60 滴/min，直至宫缩时宫腔压力达 50~60mmHg，宫缩间隔 2~3min，持续 40~60s。静脉滴注过程中专人观察宫缩、听胎心音及测量血压，宫缩持续 1min 以上或胎心率不稳定，立即停止滴注。胎儿前肩娩出前禁止静脉推注或肌内注射缩宫素。

2. **不协调性子宫收缩乏力**　重点是调节子宫收缩，使其恢复协调性。可给予强镇静药哌替啶 100mg 肌内注射或地西泮 10mg 静脉推注，使产妇充分休息后多能恢复协调性宫缩，在宫缩未恢复为协调性之前，禁用缩宫素。经上述处理，不协调性宫缩乏力未能得到纠正，或伴有胎儿窘迫及头盆不称者，应尽早行剖宫产术。

（五）护理

1. 护理诊断

（1）疼痛：与子宫收缩异常有关。

（2）疲乏：与产程延长、孕妇体力消耗、水电解质紊乱有关。

（3）有体液不足的危险：与产程延长、过度疲乏影响摄入有关。

（4）有感染的危险：与产程延长、胎膜早破、多次肛查和阴道检查有关。

（5）潜在并发症：子宫破裂、胎儿窘迫、产后出血。

2. 护理措施

（1）生活护理：提供安静的休息环境，空气流通，保证孕妇充分休息，保持左侧卧位。

（2）协调性子宫收缩乏力者：①第一产程的护理，充分休息补充营养；按医嘱加强子宫收缩，人工破膜及缩宫素静脉滴注；产程进展缓慢甚至停滞，或胎儿宫内窘迫，产妇体力衰竭等可立即行剖宫产。②第二产程应做好阴道助产和抢救新生儿的准备。③第三产程主要是预防产后出血及感染；凡破膜时间超过 12h，总产程超过 24h，肛查或阴道助产操作多者，应按医嘱给予抗生素预防感染。

（3）不协调性宫缩乏力者：按医嘱给予哌替啶 100mg 肌内注射，确保产妇充分休息，减轻疼痛，减轻产妇的焦虑，稳定其情绪。多数产妇经以上处理多能恢复为协调性宫缩。若宫缩仍不能恢复正常或伴胎儿窘迫、头盆不称等，应及时通知医师，并做好剖宫产术和抢救新生儿的准备。

（4）心理护理：为减少产妇的焦虑与恐惧，护士必须准确评估产妇的心理状况，及时给予耐心解释和心理支持，防止其精神过度紧张。可用语言和非语言性沟通技巧加强与产妇沟通。

二、子宫收缩过强

（一）病因

1. **药物影响**　缩宫素应用不当，如剂量过大、滴速过快等。

2. **精神因素**　产妇的精神过度紧张、产程延长、极度劳累、胎膜早破及粗暴的产科操作等，均可引起不协调性宫缩过强。

（二）临床表现及诊断

1. **协调性子宫收缩过强**　子宫收缩的节律性、对称性和极性均正常，仅子宫收缩力过强、过频，宫腔压力 ≥60mmHg，宫缩 10min 内 ≥5 次，且持续时间 ≥60s，若产道无阻力，宫口迅速开全，分娩在短时间内结束。如果总产程不足 3h，则称为急产，多见于经产妇。若伴头盆不称、胎位异常或瘢痕子宫时有发生子宫破裂的可能，威胁母儿生命。

2. **不协调性子宫收缩过强**　包括强直性子宫收缩和子宫痉挛性狭窄环。

（1）强直性子宫收缩：均由外界因素造成，如临产后缩宫素使用不当或产妇对缩宫素敏感、胎盘早剥血液浸润子宫肌层等。子宫强力收缩，宫缩间歇期短或无间歇，导致宫颈口以上部分的子宫肌层出现强直性痉挛性收缩。产妇表现为烦躁不安、持续腹痛、拒按。胎方位触诊不清，胎心音听不清。严重情况下还可出现病理性缩复环、肉眼血尿等先兆子宫破裂征象。

（2）子宫痉挛性狭窄环：子宫壁某部位肌肉呈痉挛性、不协调性收缩所形成的环状狭窄，称子宫痉挛性狭窄环（图 11-3），多因精神紧张、过度疲劳、不恰当地使用缩宫素及粗暴地进行阴道内操作引起。狭窄环可发生在宫颈、宫体的任何部位，但以子宫上下段交界处或胎体某一狭窄部如胎颈、胎腰处最多见。产妇持续性腹痛、烦躁、宫颈扩张缓慢、胎先露下降停滞、胎心律不规则。此环特点是不随宫缩上升，因此，不致发生子宫破裂。

（重点提示）

　　病理性缩复环出现，可随宫缩上升，为先兆子宫破裂征象，进一步发展可发生子宫破裂。子宫痉挛性狭窄环不随宫缩上升，因此不致发生子宫破裂。

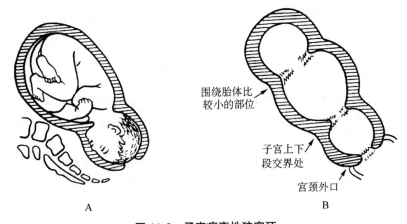

围绕胎体比较小的部位

子宫上下段交界处

宫颈外口

图 11-3　子宫痉挛性狭窄环
A. 狭窄环围绕胎颈；B. 狭窄环容易发生的部位

(三) 对母儿的影响

子宫收缩过强发生急产可造成软产道损伤、产后出血及产褥感染；若发生可子宫破裂，直接威胁母儿生命。对胎儿及新生儿易引起胎儿窘迫、新生儿窒息甚至胎死宫内，新生儿颅内出血及感染，急产可致新生儿骨折、外伤等。

(四) 处理原则

1. **协调性子宫收缩过强**　有急产史的孕妇，预产期前 1~2 周提前入院待产。临产后提前做好接产及抢救新生儿窒息的准备，慎用缩宫素、人工破膜，禁忌灌肠。如急产来不及消毒、新生儿坠地者，新生儿肌内注射维生素 K_1 10mg 预防颅内出血，肌内注射破伤风抗毒素 1500U。产后常规检查软产道，如有宫颈、阴道、外阴撕裂伤应及时缝合。未消毒接产应用抗生素预防产后感染。

2. **不协调性子宫收缩过强**　一旦确诊为强直性子宫收缩，应立即停用缩宫素并给予宫缩抑制剂，如 25% 硫酸镁 20ml 加于 25% 葡萄糖注射液 20ml 内缓慢静脉推注 (不少于 5min)，或肾上腺素 1mg 加于 5% 葡萄糖注射液 250ml 内静脉滴注，胎死宫内者可用乙醚吸入麻醉，经以上措施宫缩不能缓解时应行剖宫产术。子宫痉挛性狭窄环出现时，应停止阴道内操作及缩宫素的使用，认真查找原因并及时纠正。无胎儿窘迫征象，可给予哌替啶 100mg 或吗啡 10mg 肌内注射，也可给予沙丁胺醇 4.8mg 口服以抑制宫缩，等待异常宫缩自然消失。如宫缩恢复正常可阴道助产或等待自然分娩，上述处理无效，子宫痉挛性狭窄环不能缓解，或伴有胎儿窘迫征象，应立即行剖宫产术；如胎死宫内，宫口已开全，可行乙醚麻醉，经阴道分娩。

第二节　产道异常

学习要点

1. 狭窄骨盆的类型、诊断及处理原则

2. 软产道异常的处理原则

产道异常包括骨产道异常和软产道异常，临床上以骨产道异常多见。产道异常可导致胎儿娩出受阻。

一、骨产道异常

骨盆径线过短或形态异常，致使骨盆腔小于胎先露可通过的限度，阻碍胎先露下降，影响产程顺利进展，称为骨产道异常，又称狭窄骨盆。狭窄骨盆是造成难产的主要原因之一。

(一) 临床分类

1. 骨盆入口平面狭窄　常见于扁平骨盆，以骨盆入口前后径狭窄为主，可在产前检查时发现。临床上主要根据骨盆外内测量中的对角径（入口前后径）进行诊断。根据狭窄程度分3级（表11-1）。

表 11-1　正常骨盆入口平面与 3 级狭窄的径线值(cm)

级别	程度	对角径	入口前后径
I	临界性狭窄	11. 5	10. 0
II	相对性狭窄	10. 0~11. 0	8. 5~9. 5
III	绝对性狭窄	≤9. 5	≤8. 0

扁平骨盆常见以下两种类型。

(1) 单纯扁平骨盆：骨盆入口呈横扁圆形，骶岬向前下突出，骨盆入口前后径短而横径正常（图 11-4）。

(2) 佝偻病性扁平骨盆：多因童年佝偻病导致，骶岬被压向前，骨盆入口前后径明显缩短，呈横的肾形。骶骨下段后移变直，尾骨前勾。由于髂骨外展致髂嵴间径≤髂棘间径；由于坐骨结节外翻，耻骨弓角度增大，出口横径变宽（图 11-5）。

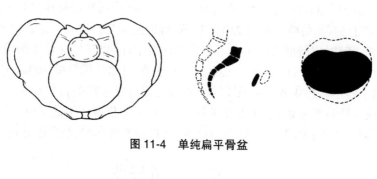

图 11-4　单纯扁平骨盆

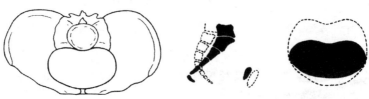

图 11-5　佝偻病性扁平骨盆

2. 中骨盆平面狭窄　中骨盆平面狭窄较入口平面狭窄更常见,主要见于男型骨盆及类人猿型骨盆,以坐骨棘间径及中骨盆后矢状径狭窄为主。根据狭窄程度分为 3 级(表 11-2)。

3. 骨盆出口平面狭窄　常与中骨盆平面狭窄相伴行,以男型骨盆为主,以坐骨结节间径及骨盆出口后矢状径狭窄为主,耻骨弓角度<90°。根据狭窄程度分为 3 级(表 11-2)。

表 11-2　中骨盆及骨盆出口平面各径线正常与异常值(cm)

级别	程度	中骨盆平面狭窄	骨盆出口平面狭窄	
		坐骨棘间径	坐骨结节间径	坐骨结节间径+后矢状径
Ⅰ	临界性狭窄	10.0	7.5	15.0
Ⅱ	相对性狭窄	8.5~9.5	6.0~7.0	12.0~14.0
Ⅲ	绝对性狭窄	≤8.0	≤5.5	≤11.0

中骨盆平面狭窄和出口平面狭窄常见于以下两种类型。

(1)漏斗骨盆:骨盆入口各径线数值正常,两侧盆壁向内倾斜,状似漏斗得名。其特点是中骨盆及出口平面都狭窄,使坐骨棘间径、坐骨结节间径缩短。耻骨弓角度<90°,坐骨结节间径与后矢状径之和<15cm(图 11-6),常见于男型骨盆。

(2)横径狭窄骨盆:与类人猿型骨盆相似,特点为骨盆入口、中骨盆及骨盆出口横径缩短,前后径稍长,坐骨切迹宽,骶耻外径正常,髂棘间径和髂嵴间径均缩短。因中骨盆及出口平面横径狭窄,胎头下降影响转成枕前位,形成持续性枕横位或枕后位(图 11-7),造成难产。

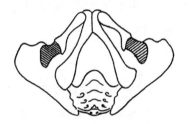

图 11-6　漏斗骨盆出口

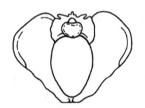

图 11-7　横径狭窄骨盆

4. 骨盆 3 个平面狭窄　骨盆形态正常,属女型骨盆,但骨盆入口、中骨盆及骨盆出口平面均狭窄,各平面径线均较正常值小 2cm 或更多,称为均小骨盆,多见于身材矮小(身高<145cm)、体形匀称的妇女(图 11-8)。

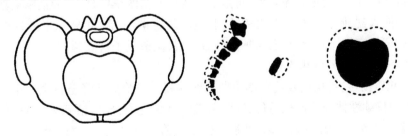

图 11-8　均小骨盆

5. 畸形骨盆　骨盆失去正常形态。如骨软化骨盆、偏斜骨盆、外伤所致畸形骨盆。一般不能经阴道分娩(图 11-9)。

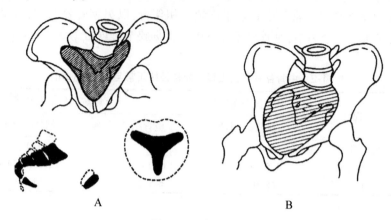

图 11-9　畸形骨盆

A. 骨软化症骨盆；B. 偏斜骨盆

(二)狭窄骨盆的临床表现

1. 骨盆入口平面狭窄的临床表现

(1)胎头衔接受阻。一般情况下初产妇在预产期前 1~2 周、经产妇在临产后胎头衔接,若骨盆入口平面狭窄,则胎头不能如期衔接,经检查胎头跨耻征阳性。胎位异常的发生率也较骨盆正常者发生率增加,如臀先露、面先露或肩先露等胎位异常的发生率是正常骨盆的 3 倍。由于胎先露与骨盆衔接不良,脐带脱垂的发生率较正常骨盆增加 6 倍。

> **重点提示**
>
> 　　胎头跨耻征检查方法:初产妇预产期前 2 周,经产妇临产前,产妇排空膀胱仰卧、两腿屈曲,检查者将手放在耻骨联合上方,将浮动的胎头向骨盆腔方向推压。如胎头低于耻骨联合前表面,胎头可入盆,称胎头跨耻征阴性,表示头盆相称;若胎头与耻骨联合前表面在同一平面,称胎头跨耻征可疑阳性,表示可疑头盆不称;若胎头高于耻骨联合前表面,称胎头跨耻征阳性,表示头盆明显不称。

(2)临界性狭窄的产妇,胎儿不大、胎位及产力正常者,胎儿多取后不均倾势,即矢状缝衔接在骨盆入口前后径上,后顶骨先入盆,可造成潜伏期及活跃早期延长,而活跃后期进展顺利。若胎头迟迟不能入盆,胎膜早破的发生率是正常骨盆的 4~6 倍,并易发生继发性宫缩乏力。骨盆绝对性狭窄的产妇,临产后常发生梗阻性难产,甚至造成子宫破裂。

2. 中骨盆平面狭窄的临床表现

(1)胎头正常衔接:潜伏期及活跃期早期进展顺利。当胎头下降至狭窄的中骨盆时,内旋转受阻,常出现持续性枕横位或枕后位,同时可继发宫缩乏力,导致活跃晚期及第二产程延长甚至停滞。软产道组织受压缺血,导致水肿、坏死、脱落,产后形成生殖道瘘。

(2)胎头阻滞于中骨盆:可导致胎头受压变形,颅骨重叠,软组织水肿,产瘤较大,严重时发生胎儿脑组织损伤、颅内出血及胎儿宫内窘迫。若中骨盆狭窄程度严重,宫缩又较强,可发生先兆子宫破裂及子宫破裂。

3. 骨盆出口平面狭窄的临床表现 临床中骨盆出口平面狭窄常与中骨盆平面狭窄同时存在。若单纯出口平面狭窄者,第一产程进展顺利,胎头达盆底受阻,第二产程停滞,继发宫缩乏力,胎头双顶径不能通过骨盆出口横径。强行阴道助产,可导致软产道、盆底肌肉及会阴严重损伤,胎儿亦可发生严重产伤,对母儿危害较大。

(三)狭窄骨盆对母儿影响

(1)对产妇的影响:阴道助产可导致严重的软产道损伤,手术助产、胎膜早破可增加感染机会。严重梗阻性难产若处理不当可造成先兆子宫破裂,甚至子宫破裂,危及产妇生命。

(2)对胎儿及新生儿的影响:骨盆狭窄易发生胎膜早破、伴脐带脱垂,致胎儿窘迫及死亡;产程延长,胎头受压过久加上手术助产,导致新生儿颅内出血,也增加产后新生儿感染机会。

(四)狭窄骨盆的处理

明确狭窄骨盆类型和程度,了解胎儿大小、胎位、胎心率、产力、产程进展状况等因素。结合产妇年龄、产次、既往分娩史进行综合判断,决定分娩方式。注意产妇休息、出入量、大小便及防止感染。

1. 骨盆入口平面狭窄的处理 明显头盆不称(绝对性骨盆狭窄)者,足月活胎多不能入盆,临产后行剖宫产术。轻度头盆不称(相对性骨盆狭窄),产妇一般状况好,胎儿体重适宜,胎心正常,可在严密监护下试产。

> **重点提示**
>
> 试产的注意事项:轻度头盆不称、足月活胎胎儿体重<3000g,胎位及胎心率正常,无其他异常分娩征象时可严密监护下试产。试产中要保证产力正常,必要时给予静脉点滴催产素。少肛查,禁灌肠,不用镇静药、镇痛药。若试产 2~4h 产程进展缓慢或出现胎儿窘迫征象,应及时行剖宫产术结束分娩。

2. 中骨盆平面狭窄 因中骨盆平面狭窄胎头俯屈及内旋转受阻,可造成持续性枕后位及枕横位。若宫口开全,胎头双顶径达坐骨棘水平或以下,可经阴道徒手旋转胎头为枕前位后等待自然分娩,也可行胎头吸引或产钳术阴道助产;若胎头双顶径在坐骨棘水平以上或伴有胎儿窘迫征象,不应强行阴道助产,以剖宫产术结束分娩。

3. 骨盆出口平面狭窄 诊断为骨盆出口平面狭窄后不应试产。临床上常用出口横径与出口后矢状径之和估计出口大小。若两者之和>15cm 时,先露部可后移利用骨盆后三角经阴道娩出,有时须行阴道助产手术,并做较大的会阴后侧切开,以免造成严重会阴撕裂伤;若两者之和≤15cm 时,尽早实行剖宫产术(图 11-10)。

4. 均小骨盆 主要根据胎儿体重,即头盆相称程度决定分娩方式。宫缩良好,估计胎儿不大、头盆相称、胎心正常,可以试产;若胎儿较大,不能通过产道应尽早行剖宫产术。

5. 畸形骨盆 依据产妇骨盆种类、胎儿大小、产力等情况综合判断选择恰当分娩方式。若畸形严重、存在明显头盆不称者,应及时行剖宫产术。

(五)骨盆狭窄的护理

1. 护理诊断

(1)疼痛:与子宫收缩异常有关。

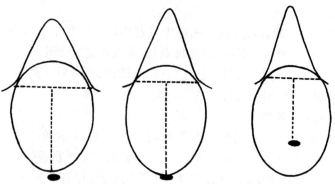

图 11-10　骨盆出口横径与后矢状径的关系

(2)有感染的危险：与胎膜早破、产程延长、检查次数多有关。

(3)有新生儿窒息的危险：与产道异常、产程延长、脐带脱垂有关。

(4)潜在并发症：子宫破裂、胎儿窘迫。

2. 护理措施

(1)减轻疼痛：提供安静的待产环境，对产妇进行背部按摩、改变体位等方法减轻疼痛。

(2)轻度头盆不称者在严密监视下可以试产，试产中注意以下几点。

①保持产力正常：专人监护，鼓励产妇补充营养、水分，充分休息。必要时遵医嘱静脉补液。少肛查，禁灌肠。试产过程一般不用镇静药、镇痛药。

②密切观察产妇及胎儿情况：密切观察产程进展及胎心、子宫收缩情况，及早发现不协调性子宫收缩过强、胎儿窘迫及子宫破裂先兆等情况。如有头盆不称、胎头无法入盆但胎膜已经破裂时，易造成脐带脱垂及胎儿宫内窘迫，需密切观察胎心率。

③改变体位：可采取坐或者蹲踞式以纠正骨盆倾斜度，增加骨盆出口平面的径线，对先露下降缓慢的产妇有效。

④减轻心理压力：耐心解释当前的产程进展情况、相关检查及治疗程序，以消除产妇及家属的焦虑。

(3)明显头盆不称者：按医嘱做好剖宫产术的术前准备与护理。

(4)做好新生儿抢救准备，预防新生儿颅内出血及感染，胎儿娩出后，及时按医嘱使用宫缩药、抗生素。

二、软产道异常

软产道包括子宫下段、宫颈、阴道、外阴。软产道异常所致难产较少，易被忽视，应于妊娠早期早发现、早处理确保分娩顺利进行。软产道异常的临床表现及处理原则如下。

(一)外阴异常

1. 会阴坚韧　常见于初产妇尤其是高龄初产妇，由于外阴缺乏弹性，会阴伸展性差，在胎儿娩出时需行会阴侧切术，以防严重撕裂伤。

2. 外阴水肿　常见于重度贫血、妊娠高血压疾病及慢性肾炎孕妇。严重的外阴水肿影响组织弹性，分娩时使胎先露下降受阻，引起组织损伤和感染。临产前，局部可用50%硫酸镁液湿热敷；临产后，仍有严重水肿者，可在严格消毒下多点穿刺放液。分娩时可行会阴切开术，产后加强局部护理预防感染。

3. 外阴瘢痕　瘢痕过大不能从阴道分娩者行剖宫产术,范围不大经阴道分娩时可行会阴切开术。

(二) 阴道异常

1. 阴道横膈　阴道横膈坚韧,多位于阴道上、中段,横膈中央或一侧有一小孔,若横膈高且厚,阻碍胎先露下降,可行剖宫产术结束分娩;确诊横膈薄者,可自小孔处做"X"形切开,待分娩结束后再切除剩余的膈,缝合残端。

2. 阴道纵隔　阴道纵隔薄弱者,胎先露下降致使其自行断裂或被挤向一侧,胎儿顺利娩出;纵隔较厚者,可在其中间剪断,待胎儿娩出后,再剪除剩余的隔,缝合残端。

3. 阴道狭窄　阴道狭窄程度轻且位置低行会阴侧切后可经阴道分娩;阴道狭窄程度重且位置高时应行剖宫产术。

4. 阴道囊肿和肿瘤　阴道壁囊肿较大时,阻碍胎先露下降,可行囊肿穿刺抽出其内容物,待产后再处理。阴道肿瘤切除困难者,应行剖宫产术,原有病变待产后处理。

(三) 宫颈异常

1. 宫颈坚韧　多见于高龄初产妇及慢性宫颈炎产妇,宫颈组织缺乏弹性,可静脉推注地西泮 10mg,也可于宫颈两侧各注入 0.5% 利多卡因 5~10ml 软化宫颈。如上述处理未缓解,应行剖宫产术。

2. 宫颈水肿　多见于枕后位或滞产产妇,宫口未开全过早运用腹压,使宫颈前唇过长时间受压于胎头与耻骨联合之间所致。可抬高产妇臀部,减轻胎头对宫颈的压力,同时在宫颈两侧各注入 0.5% 利多卡因 5~10ml,待宫口继续扩张后,用手将水肿的宫颈前唇上推,使其缓慢越过胎头,可经阴道分娩。如上述处理效果不明显,应行剖宫产术。

3. 宫颈癌　宫颈缺乏伸展性,脆而硬,经阴道分娩可发生裂伤、出血、感染及癌肿扩散的危险,应行剖宫产术。若为早期浸润癌,可先行剖宫产术,随即行宫颈癌根治术,或术后放疗。

4. 宫颈瘢痕　宫颈瘢痕可致分娩时宫颈扩张困难。如宫缩强宫口仍不扩张,应行剖宫产术。

5. 宫颈肌瘤　子宫下段及宫颈部位的较大肌瘤,影响入盆,应行剖宫产术。肌瘤在骨盆入口以上而胎头已入盆,不阻塞产道则可经阴道分娩,肌瘤产后处理 (图 11-11)。

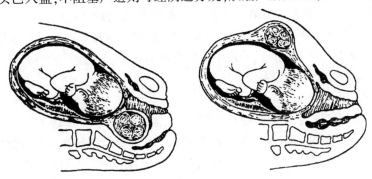

图 11-11　妊娠合并子宫肌瘤

第三节 胎位、胎儿发育异常

学习要点

1. 常见胎位异常的临床表现、诊断及处理原则
2. 持续性枕横位及枕后位、臀位的护理措施
3. 胎位异常对母儿的影响

一、胎位异常

胎位异常主要包括胎头位置异常、臀先露、复合先露等,是造成难产的常见原因之一。

(一)持续性枕后位及枕横位

正常头位分娩大多胎头以枕前位衔接,但有少数以枕后位或枕横位入盆,下降过程中,胎头枕部在强有力的宫缩作用下大多能向前转135°或90°,转成枕前位自然分娩。但有5%~10%胎头枕骨持续位于母体骨盆后方或侧方,至分娩后期仍然不能转向前方,称为持续性枕后位或持续性枕横位。

1. 病因

(1)骨盆异常:常发生于男型骨盆或类人猿型骨盆,因骨盆入口平面呈前窄后宽,易导致胎头以枕后位或枕横位衔接于宽敞的入口后半部。此型骨盆常有中骨盆平面及出口狭窄,阻碍胎头的内旋转,易致持续性枕后位或持续性枕横位。扁平骨盆前后径短小,均小骨盆各径线均小,而骨盆入口横径最长,胎头常以枕横位衔接,且胎头俯屈不良,也可造成持续性枕横位。

(2)胎头俯屈不良:影响胎头在骨盆腔内旋转。当胎头以枕后位入盆时,胎背与母体脊柱接近,不利于胎头俯屈,胎头前囟成为胎头下降的最低部位,而最低点又常转向骨盆前方。当前囟转至前方或侧方时,胎头枕部则位于后方或侧方,形成持续性枕后位或持续性枕横位。

(3)子宫收缩乏力:影响胎头下降、俯屈及内旋转,易造成持续性枕后位或枕横位。

(4)其他:头盆不称、前置胎盘、子宫中下段宫颈肌瘤、充盈的膀胱等均可影响胎头俯屈及内旋转,造成持续性枕后位或枕横位。

2. 临床表现及诊断

(1)临床表现:临产后胎头衔接晚且俯屈不良,胎先露部不能紧贴子宫颈,导致宫缩乏力及宫口扩张缓慢,常致活跃期晚期及第二产程延长。枕后位时因胎儿枕部直接压迫直肠,产妇自觉肛门坠胀感及排便感,致宫口未开全时过早使用腹压,易引起宫颈前唇水肿和产妇疲劳,影响产程进展。

(2)腹部检查:宫底可触及胎臀,胎背偏向母体的后方或侧方,在对侧明显触及胎儿肢体。胎心音在母体脐下一侧偏外方听的最响亮。

(3)肛门检查或阴道检查:枕后位时,盆腔后部空虚,胎头矢状缝位于骨盆斜径或前后径上,小囟门在骨盆后方,大囟门在骨盆前方。持续性枕横位矢状缝与骨盆横径一致,小囟门位

于骨盆左侧方或右侧方,至胎头俯屈困难,大囟门常低于小囟门(图11-12)。当囟门触不清时,可行阴道检查,借助胎儿耳郭或耳屏位置及方向判定胎方位,如耳郭朝骨盆后方为枕后位,如耳郭朝骨盆侧方为枕横位。

(4)B型超声检查:可准确探清胎头位置。

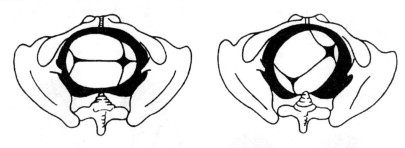

图 11-12　持续性枕横位、枕后位

3. 对母儿影响

(1)对产妇的影响:胎位异常导致继发性宫缩乏力及产程延长,常需手术助产,容易发生软产道损伤,并增加产后出血及产褥感染的概率;软产道受压过久导致组织缺血坏死脱落,可致生殖道瘘。

(2)对胎儿的影响:第二产程延长及手术助产增多,易致胎儿窘迫、新生儿窒息及产伤等。

4. 处理原则　骨盆无异常、胎儿不大时,可以试产。试产时应严密观察产程,注意胎头下降,宫口扩张程度,宫缩强弱及胎心有无改变。若宫口开全,胎头双顶径达坐骨棘水平或以下,可经阴道徒手旋转胎头为枕前位后等待自然分娩,也可行胎头吸引或产钳术阴道助产;若胎头双顶径在坐骨棘水平以上或伴有胎儿窘迫征象,不应强行阴道助产,以剖宫产结束分娩。应做好新生儿复苏抢救准备,注意防治产后出血和感染。

5. 护理

(1)护理诊断

①疲乏:与宫缩乏力、产程延长、过早用力有关。

②有感染的危险:与手术产机会增多有关。

③潜在并发症:与新生儿窒息、胎儿窘迫及产伤、感染有关。

(2)护理措施

注意休息和补充营养,保证产妇充足的产力。

1)促进产程进展:鼓励产妇定时排空膀胱,减少膀胱充盈阻碍胎头下降。勿过早向下屏气用力,防止体力消耗及宫颈水肿。密切观察产程进展及胎心、胎位变化。指导产妇朝向胎背的对侧方向侧卧,利于胎头枕部转向前方。

2)预防产后出血和感染:胎儿前肩娩出后应按医嘱立即注射缩宫素,及时检查软产道,如有裂伤及时修补,并给予抗生素预防感染。

3)做好新生儿抢救复苏准备,并积极预防新生儿颅内出血。

4)健康指导:给予产后身体恢复和喂养新生儿及产后访视等健康指导。

(二) 臀先露

臀先露是常见的异常胎位,占分娩总数的 3% ~ 4% ,因后出胎头娩出困难,围产儿死亡率是枕先露的 3~8 倍。

1. 病因　多见于经产妇腹壁松弛或羊水过多等,致使胎儿在宫腔内活动范围过大;也可见于双胎妊娠、子宫畸形、羊水过少及脐带过短等所致的胎儿在宫腔内活动范围受限;胎头衔接受阻如骨盆狭窄、前置胎盘、盆腔肿瘤等。

2. 分类(图 11-13)

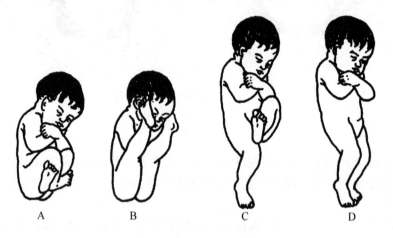

图 11-13　臀先露的分类
A. 混合臀先露;B. 单臀先露;C. 单足臀先露;D. 双足臀先露

(1)单臀先露或腿直臀先露:最多见,胎儿双髋关节屈曲及双膝关节伸直,胎儿臀部为先露。

(2)完全臀先露或混合臀先露:较多见,胎儿双髋关节及双膝关节均屈曲,臀部和双足为先露。

(3)不完全臀先露:较少见,以一膝或双膝、一足一膝、一足或双足为先露。

3. 临床表现及诊断

(1)临床表现:孕妇常自感肋下有圆而硬的胎头。胎先露不能紧贴子宫下段与宫颈,常导致宫缩乏力、产程延长。

(2)腹部检查:子宫呈纵椭圆形,在宫底部触及圆而硬并有浮球感的胎头,在耻骨联合上方可触到软而宽、不规则的胎臀。胎心在脐左或脐上方胎背处听诊清楚。

(3)肛门检查及阴道检查:肛门检查时,可触到软而不规则的胎足、胎膝或胎臀。胎先露位置高肛查不能确定时,需行阴道检查。当宫口扩张 2cm 以上胎膜已破时,阴道检查可触及胎臀、外生殖器及肛门,此时应注意与面先露区别:面先露时口与两颧骨呈三角形,手指入口可触及齿龈;而肛门与两坐骨结节呈直线排列,手指入肛门有环状括约感,手指取出可沾有胎粪(图 11-14)。当触及胎足时需与胎手相鉴别:足趾短而平齐,趾端可连成一直线,足跟突出;胎手指长,指端不平齐(图 11-15)。

(4)B 型超声检查:可明确臀先露的种类,探查胎儿大小、胎头姿势、胎儿畸形等。

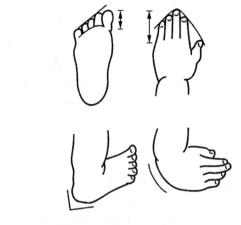

图 11-14 面部和臀部触诊鉴别　　　　图 11-15 胎儿手足触诊鉴别

4. 对母儿影响

(1)对母体的影响:易致胎膜早破、继发性宫缩乏力及产程延长,使产后出血与产褥感染增多,产伤和手术产机会增多。若宫口未开全强行牵拉胎头,可致宫颈和软产道撕裂,甚至造成子宫破裂。

(2)对胎儿的影响:胎膜早破引起早产、脐带脱出、受压致胎儿窘迫甚至胎死宫内。后出胎头使脐带受压于胎头与盆壁之间,易发生新生儿窒息、颅内出血或死产。臀位助产术增加臂丛神经损伤及骨折等产伤的机会。

5. 处理原则

(1)妊娠期:若妊娠 30 周后仍为臀先露者应积极纠正(见护理措施)。

(2)分娩期:根据产妇年龄、胎产次、骨盆及胎儿大小、胎儿是否存活,准确查明臀先露的种类及有无并发症,选择正确的分娩方式。如有狭窄骨盆、软产道异常、胎儿体重大于 3500g、胎膜早破、胎儿窘迫、脐带脱垂、妊娠合并症、有难产史、高龄初产、不完全臀先露等,均应行剖宫产术结束分娩。

6. 护理

(1)护理诊断

①焦虑:与担心分娩的结果或不了解产程进展有关。

②有感染的危险:与胎膜早破、多次肛查、手术等有关。

③潜在并发症:胎儿受伤的危险、胎膜早破、脐带脱垂、胎儿窘迫、新生儿窒息、产后出血。

(2)护理措施

及早发现异常胎位并纠正:妊娠 30 周后仍为臀先露者应予矫正。常用方法:①胸膝卧位(图 11-16),孕妇排空膀胱、松解裤带,做胸膝卧位,每日 2 次,每次 15min,1 周后复查。②激光照射或艾灸至阴穴,每日 1 次,每次 15~20min,5~7 次为 1 个疗程。③外倒转术,适用于上述方法无效腹壁松弛孕妇者,一般在妊娠 32~34 周进行,因有发生胎盘早剥、脐带缠绕等并发症的可能,应慎用。术前半小时口服沙丁胺醇 4.8mg,术时最好在 B 超监测下进行。

(3)有剖宫产指征者均应择期行剖宫产术,需做好术前准备和术后护理。

(4)选择阴道分娩产妇的护理

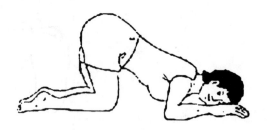

图 11-16　膝胸卧位

①一般护理:产妇应充分休息,情绪紧张者可按医嘱给哌替啶或地西泮。鼓励产妇进食、饮水,必要时按医嘱静脉补液,使产妇保持良好的产力。

②第一产程:产妇应侧卧位,尽可能少做肛查或阴道检查,禁灌肠,尽量避免胎膜破裂。一旦破膜,立即听胎心,并抬高臀部防脐带脱垂。胎心异常立即行肛查或阴道检查,有脐带脱垂,胎心尚好,宫口未开全,应立即行剖宫产术。

重点提示

臀先露分娩宫口开大 4~5cm 时,宫缩时用无菌巾以手掌堵住阴道口,让胎臀下蹲避免胎足先下降,待宫口开全及阴道充分扩张后才让胎臀娩出(图 11-17)。此过程每隔 10~15min 听胎心 1 次,宫口开全应做好接产和抢救新生儿窒息的准备,防止引起胎儿窘迫。

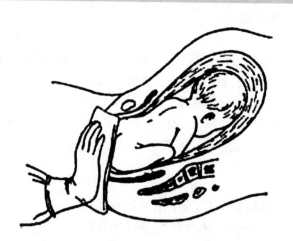

图 11-17　用手掌堵住外阴口,等待宫口开全

③第二产程:接产前导尿排空膀胱。初产妇做会阴后-侧切开术,分娩方式有自然分娩、臀位助产、臀牵引术 3 种,应注意自脐部娩出后,一般应于 2~3min 内娩出胎头,最长不超过 8min。臀牵引术对胎儿损伤大,一般禁用。

④第三产程:及时用缩宫素防止产后出血。胎盘娩出后,仔细检查软产道,及时修补裂伤,遵医嘱给予缩宫素和抗生素预防感染。新生儿按高危儿护理,预防颅内出血。

(三) 胎头高直位

胎头为不屈不仰姿势,以枕额径衔接于骨盆入口,其矢状缝与骨盆入口前后径相一致者,称为胎头高直位,国内发病率 1.08%。胎头枕骨向前靠近耻骨联合者称为胎头高直前位或枕耻位;胎头枕骨向后靠近骶岬者称为胎头高直后位或枕骶位。胎头高直位对母儿危害较大,应妥善处理。

1. **病因** 病因尚不清楚,可能与头盆不称(最常见的原因)、腹壁松弛及腹直肌分离、胎膜早破等有关。

2. **临床表现及诊断**

(1)临床表现:当高直前位时,胎头入盆困难,活跃早期宫口扩张延缓或阻滞;如胎头不能衔接,活跃期停滞;一旦胎头入盆,产程进展顺利。高直后位时,胎头不能通过骨盆入口,活跃期早期延缓和阻滞,即使宫口能开全,由于胎头高浮也易发生滞产、先兆子宫破裂或子宫破裂。

(2)腹部检查:胎头高直前位时,由于胎背靠近腹前壁,不易触及胎儿肢体,胎心位置稍高,在近腹中线听得最清楚。胎头高直后位时,胎儿肢体靠近腹前壁,有时在耻骨联合上方可触及胎儿下颏。

(3)阴道检查:胎头矢状缝与骨盆入口前后径一致,后囟在耻骨联合后,前囟在骶骨前,为胎头高直前位,反之为胎头高直后位。

(4)B 型超声检查:进一步探明胎位及胎儿身体状况。

3. **处理原则** 胎头高直前位,若骨盆正常、胎儿不大、产力强,应予试产,加强宫缩促使胎头俯屈为枕前位,可经阴道分娩或阴道助产,若试产失败应行剖宫产术。胎头高直后位者阴道分娩很难,确诊应行剖宫产术。

(四) 前不均倾位

枕横位的胎头(胎头矢状缝与骨盆入口横径一致)以前顶骨先入盆,矢状缝靠近骶骨称为前不均倾位。

1. **病因** 头盆不称、扁平骨盆、骨盆倾斜度过大、腹壁松弛、悬垂腹时易发生。

2. **临床表现及诊断**

(1)临床表现:胎头迟迟不衔接,产程延长或停滞。因前顶骨紧嵌于耻骨联合后方压迫尿道及宫颈前唇,导致尿潴留、宫颈前唇水肿、胎膜早破、胎头水肿及胎儿窘迫。因胎头下降受阻易导致继发性宫缩乏力,甚至先兆子宫破裂。

(2)腹部检查:胎头不易入盆。胎头与胎肩折叠于骨盆入口处使胎肩高于耻骨联合平面,此时耻骨联合上方只能触及一侧胎肩而触不到胎头,易误认为胎头已入盆。

(3)阴道检查:胎头矢状缝在骨盆入口横径上,并向后靠近骶岬,同时前后囟门一起后移;盆腔后半部空虚。

3. **处理原则** 处理的关键在早期诊断,一旦确诊,应尽快以剖宫产术结束分娩。

(五) 面先露

面先露是由于胎头极度仰伸使枕骨与背部接触,以面部为先露时称为面先露,多于临产后发现。面先露以颏骨为指示点,可分为颏左(右)前、颏左(右)横、颏左(右)后 6 种胎位,以颏左前和颏右后位较多见。

1. **病因** 骨盆狭窄、头盆不称、腹壁松弛、脐带过短或脐带绕颈、胎儿畸形(无脑儿)等时易发生。经产妇多于初产妇。

2. 临床表现及诊断

(1)临床表现:潜伏期延长、活跃期延长或阻滞,胎头迟迟不能入盆。

(2)腹部检查:因胎头极度仰伸,入盆受阻,胎体伸直,宫底位置较高。颏前位时,在孕妇腹前壁容易扪及胎儿肢体,胎心由胸部传出,故在胎儿肢体侧的下腹部听得清楚。颏后位时,于耻骨联合上方可触及胎儿枕骨隆突与胎背之间有明显凹沟,胎心较遥远而弱。

(3)肛门检查及阴道检查:可触到高低不平、软硬不均的颜面部,若宫口开大时可触及胎儿口、鼻、颧骨及眼眶,并依据颏部所在位置确定其胎位。

(4)B 型超声检查:可以明确面先露并能探清胎位。

3. 对母儿影响

(1)对产妇的影响:颏前位时,因胎儿颜面部不能紧贴子宫下段及宫颈内口,常引起宫缩乏力,致使产程延长;颜面部骨质不能变形,容易发生会阴裂伤。颏后位时,导致梗阻性难产,若不及时处理,造成子宫破裂,危及产妇生命。

(2)对胎儿及新生儿的影响:胎儿面部受压变形,颜面皮肤青紫、肿胀,尤以口唇为著,影响吸吮,严重时可发生会厌水肿影响吞咽。新生儿于生后保持仰伸姿势达数日之久。生后需加强护理。

4. 处理原则　颏前位时,若无头盆不称,产力良好,有可能自然分娩;若出现继发性宫缩乏力,第二产程延长,可用产钳助娩,但会阴后-侧切开要足够大。若有头盆不称或出现胎儿窘迫征象,应行剖宫产术。持续性颏后位时,难以经阴道分娩,应行剖宫产术结束分娩。若胎儿畸形,无论颏前位或颏后位,均应在宫口开全后行穿颅术结束分娩。

(六)肩先露

胎儿纵轴与母体纵轴垂直,胎体横卧于骨盆入口之上,先露部为肩,称为肩先露,亦称横位。该胎位对母儿最不利,如处理不当,易造成子宫破裂,甚至母儿双亡。

1. 病因　多产妇腹壁过度松弛;胎盘前置;子宫畸形或肿瘤,阻碍胎体纵轴衔接;羊水过多;骨盆狭窄;早产儿。

2. 临床表现及诊断

(1)临床表现:胎肩对宫颈压力不均,易致胎膜早破;肩先露不能紧贴子宫下段及宫颈内口,易发生宫缩乏力;破膜后羊水外流,胎儿上肢或脐带容易脱出,造成胎儿窘迫甚至死亡。随着子宫收缩不断增强,胎肩和一部分胸廓被挤入骨盆腔内,而胎头与胎臀被阻于骨盆入口之上,胎体折叠弯曲,胎颈被拉长,胎臂脱出于阴道口之外,形成忽略性(嵌顿性)肩先露。若子宫收缩继续增强,子宫上段越来越厚,子宫下段被动扩张越来越薄,上下段之间形成环状凹陷,随宫缩缓慢上升,甚至可以高达脐上,形成病理缩复环,是子宫破裂的先兆,若不及时处理,将发生子宫破裂。

(2)腹部检查:子宫呈横椭圆形,宫底高度低于妊娠周数,宫体横径增宽,耻骨联合上方空虚,一侧可触及圆而硬的胎头,对侧可触及胎臀。肩前位时胎背朝向母体腹壁,触及胎背宽大平坦;肩后位时,胎儿肢体朝向母体腹壁,触及小肢体不规则,胎心在脐周最清楚。

(3)肛门检查与阴道检查:肩先露在分娩初期,先露部位于骨盆入口平面以上,肛查难以触及。如胎膜已破、宫口扩张者,阴道检查可触及胎儿手、臂、肩胛骨、锁骨、肋骨和腋窝。通过肩胛骨及腋窝辨别胎头、胎背方向。如果胎手已脱出阴道以外,可用握手方法鉴别是胎儿左手或右手,检查者的手只能与胎儿同侧的手相握(图 11-18)。

（4）B 型超声检查：能准确探清肩先露并能确定胎方位。

3. 处理原则

（1）妊娠期：定期产前检查，及时发现并矫正横位，方法同臀先露，矫正无效应提前住院。

（2）分娩期：足月活胎临产后首选剖宫产术；出现先兆子宫破裂或子宫破裂征象者，无论胎儿死活，均应立即行剖宫产术；胎儿死亡、无先兆子宫破裂征象者，宫口开全后行碎胎术。

（3）分娩后：检查软产道有无裂伤，注意预防产后出血及产褥感染。

（七）复合先露

胎先露部（胎头或胎臀）伴有肢体（上肢或下肢）同时进入骨盆入口，称为复合先露。多发生于早产者，临床以一手或一前臂沿胎头脱出最常见。

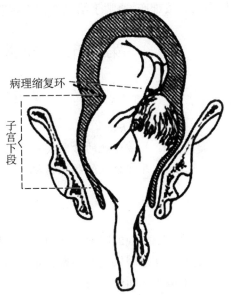

图 11-18　忽略性肩先露

1. 病因　胎先露部不能完全填充骨盆入口或胎先露部周围有空隙时，均可发生。以经产妇腹壁松弛、早产、临产后胎头高浮、胎膜早破、骨盆狭窄、羊水过多及双胎妊娠者多见。

2. 临床表现及诊断　仅胎手露于胎头旁，或胎足露于胎臀旁者，多能经阴道顺利分娩。若破膜后，上臂完全脱出则可阻碍分娩。下肢和胎头同时入盆，直伸的下肢会阻碍胎头下降，可导致梗阻性难产，威胁母儿生命。产程进展缓慢，行阴道检查发现胎先露旁有肢体可确诊，注意与臀先露、肩先露相鉴别。

3. 处理原则　首先应查清有无头盆不称。若无头盆不称，让产妇向脱出肢体的对侧侧卧，肢体常可自然缩回。若脱出肢体与胎头已入盆，待宫口近开全或开全后上推肢体，将其回纳，然后经腹部下压胎头，使胎头下降，以产钳助娩。若有头盆不称或伴有胎儿窘迫，应尽早行剖宫产术。

二、胎儿发育异常

胎儿发育异常也可引起难产，如巨大儿及胎儿畸形。

1. 巨大胎儿　胎儿出生体重≥4000g 者，称巨大儿。临床表现为妊娠期子宫增大较快，妊娠后期孕妇可出现呼吸困难，自觉腹部及肋两侧胀痛等症状。常导致头盆不称、肩难产、软产道损伤、新生儿产伤等。

2. 胎儿畸形

（1）无脑儿：是先天畸形胎儿中最常见的一种，女胎比男胎多 4 倍。由于无脑儿没有发育出头盖骨，至双眼外突，颈部很短，脑组织发育极其原始，脑髓暴露，无法成活。B 型超声检查可以早期诊断。

（2）脑积水：胎头颅腔内、脑室内外有大量脑脊液（500～3000ml）潴留，使头颅体积增大，颅缝明显增宽，囟门增大，称为脑积水。脑积水可导致梗阻性难产、子宫破裂、生殖道瘘等，如不及时处理对母亲危害严重。

（3）其他：联体儿可经 B 超确诊。此外，胎儿颈、胸、腹等处发育异常或发生肿瘤，使局部体积增大致难产，通常于第二产程出现胎先露下降受阻，经阴道检查时被发现。

第四节　异常分娩的诊治与护理要点

学习要点

1. 异常分娩的诊断要点和处理要点
2. 异常分娩的护理措施

导致异常分娩的因素有产力、产道、胎儿及精神心理因素的异常，这几种因素的异常既相互影响又相互呈因果关系。臀先露或肩先露是单一胎位因素异常引起的难产，易于诊断。而最常见也最难诊断的是头位难产，是产力、产道、胎儿及精神心理因素相互作用的结果，多发生在分娩过程中，所以防治头位难产是防治异常分娩的关键。

重点提示

正确而及时处理好难产，必须熟练掌握引起难产的诸因素及其间的相互关系，密切地观察产程，关键是及早识别异常情况，做出正确判断并进行及时恰当处理，以保证母儿安全。

一、病　因

导致异常分娩的因素主要包括：产力异常、产道异常、胎儿异常。产力异常多表现为宫缩乏力，少数为宫缩过强；胎儿异常以胎位异常为主，如臀位、枕后位、横位等；产道异常以骨盆狭窄较多见，软产道异常少见。各原因间的关系密切，并相互影响。

二、诊 断 要 点

明显的胎位异常、胎儿发育异常或产道异常，在产前易诊断。而多数难产发生在分娩过程中，因而必须认真仔细观察产程，绘制产程图，结合病史、体格检查，综合分析才能准确诊断。

（一）产前诊断

加强孕期管理和定期产前检查，了解孕妇年龄，有无病史，有异常分娩史者应了解难产原因、分娩经过、处理方法及母婴预后。孕早期常规进行阴道检查，以便及早发现可能造成原发性宫缩乏力和产道梗阻的因素，如子宫及软产道畸形、子宫下段或宫颈肌瘤等。孕中晚期及时发现并纠正异常胎位，临产前通过测量宫底高度、腹围及超声测量胎儿多个径线，尽可能准确估计胎儿体重，并注意有无头盆不称。

（二）产时诊断

难产的主要临床表现为产程进展缓慢、先露部不下降、宫口不开或开大缓慢、宫颈水肿、尿潴留等,因此要严密监视产程进展,便于及时发现以下异常情况。

1. 产妇出现全身衰竭症状 由于产程延长,产妇烦躁不安,体力衰竭,甚至出现脱水、电解质紊乱现象,还可引起宫颈水肿、肠胀气和尿潴留等,应及时发现并纠正。

2. 胎头下降受阻 一旦发现胎头下降受阻,应想到骨盆狭窄、胎位异常、软产道异常、子宫收缩乏力、胎头过大、胎儿畸形、子宫痉挛、狭窄环等的可能。潜伏期胎头迟迟不能入盆,需考虑头盆不称及宫缩乏力,应做胎头跨耻征检查。活跃期及第二产程,胎头下降速度<1cm/h停留原处,最多见中骨盆狭窄及持续性枕后位或枕横位。

3. 宫颈口扩张延缓或停滞 进入活跃期后,宫口扩张速度<1.2cm/h 或经产妇宫颈口扩张速度<1.5cm/h 甚至宫颈口停止扩张达 2h 以上,产程无进展,提示可能有子宫收缩乏力,中骨盆或骨盆出口平面狭窄,头盆不称,胎位异常,宫颈水肿、宫颈坚韧或宫颈瘢痕等。

4. 子宫收缩力异常 首先区别宫缩力异常的种类,然后区分单纯性子宫收缩乏力或其他原因造成的乏力,临床上多见继发性宫缩乏力。产妇精神紧张或缩宫素运用不当,可造成子宫收缩不协调。双胎妊娠及羊水过多时,因子宫壁过度伸展易致宫缩乏力,产程延长。子宫收缩过强,胎头下降受阻,可发生先兆子宫破裂甚至子宫破裂。因此,必须及时发现子宫收缩力异常,查明原因,及时处理。

5. 胎膜早破 头盆不称、胎位异常、羊水过多、双胎妊娠等,易发生胎膜早破,是异常分娩的征兆。破膜后应立即听胎心音,注意有无脐带脱垂,并及时查明原因及时处理。

6. 胎儿窘迫 由于产程延长,导致胎儿缺氧,可出现胎儿窘迫,应及时处理。

三、处 理 要 点

分娩出现异常时,首先应寻找原因,经过全面的衡量,决定处理方法。

(一)剖宫产

当出现先兆子宫破裂,骨盆明显狭窄或明显畸形,严重胎位异常,严重妊娠合并症,产程进展缓慢经积极处理仍无效者,宫颈口始终不能开全或出现胎儿窘迫者,胎儿特殊畸形等应行剖宫产术。

(二)经阴道分娩

如有轻度头盆不称,特别是骨盆入口平面临界性狭窄,要结合产力、胎位及胎儿大小等条件,给予充分试产的机会。中骨盆平面狭窄及有妊娠合并症者,试产时要慎重。单纯性骨盆出口平面狭窄禁止试产。

1. 一般处理 首先缓解产妇焦虑,由专人陪伴。鼓励产妇进食,补充足够营养和水分,必要时静脉输液。温肥皂水灌肠排便,定时鼓励产妇排尿,出现尿潴留时行导尿术,保持盆腔器官排空以免妨碍胎头下降。

2. 产程监护

(1)潜伏期延长:无头盆不称,用镇静药哌替啶 100mg 肌内注射,或地西泮 10mg 静脉推注,多数可很快转入活跃期,如还存在协调性宫缩乏力,可使用缩宫素。宫口扩张 3~5cm 时,可行人工破膜,若胎头下降顺利,可经阴道分娩,如有明显头盆不称及明显胎位异常,仍需行剖宫产术。

(2)活跃期延长或停滞:应及时查找原因,估计胎儿大小,并了解头盆关系。若无明显头盆不称,可予人工破膜,并用缩宫素加强宫缩,在有效宫缩下试产 2~4h。若发现胎头位置异常,可通过改变产妇体位,促进胎头旋转,必要时可徒手旋转胎头。在试产过程中出现胎心异常或产程无进展,应及时行剖宫产术结束分娩。

(3)第二产程延长:当第二产程延长或胎头下降延缓时,首先进行阴道检查,了解中骨盆及出口平面情况,并检查先露位置及颅骨重叠程度。在排除明显头盆不称及严重胎头位置异常后可试用缩宫素,并指导产妇配合宫缩施加腹压。当胎头双顶径通过坐骨棘,可行产钳及胎头吸引器助产。

四、护　理

(一)护理诊断

1. 疼痛　与子宫收缩异常有关。

2. 潜在并发症　子宫破裂、胎儿窘迫。

3. 有感染的危险　与产程延长、母体组织损伤、检查次数多有关。

(二)护理措施

1. 一般护理　环境安静,注意休息、营养。妊娠期发现胎位不正,应于妊娠 30 周后指导膝胸卧位进行纠正。骨盆狭窄、头盆不称者,应提前住院待产,并做好手术前准备。

2. 疼痛护理　产程中可进行背部按摩或协助产妇改变体位也可减轻产妇疼痛。

3. 预防感染　第一产程减少检查次数破膜超过 12h、总产程超过 24h 应按医嘱给予抗生素。监测宫缩、胎心率,如有子宫破裂先兆、胎儿窘迫等征象,及时通知医生给予处理;评估是否有产后出血及感染的危险因素。

4. 心理护理　产程中陪伴,护理人员态度和蔼,积极与产妇沟通,减轻产妇及家属的焦虑。新生儿出生后有颅骨变形、产瘤属暂时现象,1 周内会消失,护理人员应给予解释,消除其担心。

5. 健康指导　分娩时鼓励产妇进水、进食,必要时静脉补液,增加产力。鼓励产妇每 2 小时排空膀胱 1 次。孕期提供产前、产时及产后相关保健知识。

讨论与思考

1. 名词解释:异常分娩、潜伏期延长、活跃期延长、滞产、急产、均小骨盆。

2. 协调性子宫收缩乏力者加强宫缩的护理措施有哪些?

3. 骨盆狭窄主要有哪些类型?头盆关系处理要点和护理措施各有哪些?

4. 持续枕横位、枕后位、臀位的临床表现和诊断、处理原则及护理措施各有哪些?

5. 列出异常分娩的处理要点和护理措施。

(李民华)

第12章

分娩期并发症及护理

第一节 胎膜早破

> ✚ **案例分析**
>
> 患者25岁,急诊入院,主诉今晚入睡前突感一阵水样物质从阴道流出,平卧着被送至医院。查阅产前检查记录单及体检:妊娠33周,臀先露。胎先露高浮,胎心好,无宫缩。
>
> 请分析:该患者的诊断是什么? 诊断标准及处理原则是什么?

胎膜早破是指胎膜在临产前自然破裂,妊娠满37周后发生率约占分娩总数的10%,可引起早产、脐带脱垂及母儿感染。

【病因】 引起胎膜早破的原因较多,一般认为和以下因素有关。

1. 胎膜受力不均 头盆不称、胎位不正、胎先露高浮使胎先露部不能衔接。

2. 机械性刺激 妊娠晚期创伤或性生活,宫颈内口松弛,易导致感染和前羊膜囊受力不均而发生胎膜早破。

3. 羊膜腔内压力升高 如多胎妊娠、羊水过多等。

4. 生殖道感染 可由细菌、病毒、弓形虫和衣原体等感染引起胎膜炎。

5. 孕妇缺乏维生素或微量元素 缺乏维生素C、锌、铜,使胎膜抗张能力下降,可引起胎膜早破。

【对母儿的影响】

1. 对产妇的影响 胎膜早破后阴道内细菌上行扩散,易导致宫内感染及产褥感染。

2. 对胎儿及新生儿的影响 胎膜早破者易引起早产,早产儿易发生呼吸窘迫综合征。并发绒毛膜羊膜炎时,易引起新生儿吸入性肺炎,严重者发生败血症、颅内感染等危及新生儿生命。脐带受压、脐带脱垂可导致胎儿窘迫。

【临床表现及诊断】

1. 症状及体征 孕妇突然感到有较多液体从阴道持续流出,不能控制,咳嗽、用力、负重时流液增多,流液中见到胎脂有助于诊断。肛查时触不到前羊膜囊,上推先露部有液体从阴道流出。

2. 辅助检查

(1)阴道液酸碱度检查:正常阴道液 pH 为 3.8~4.4,羊水为弱碱性,pH 为 7.0~7.5,用石蕊试纸测定阴道流液,若 pH≥7.0 时提示胎膜早破,准确率达 90%。

(2)阴道液涂片检查:阴道液干燥涂片镜检呈羊齿状结晶出现为羊水,准确率达 95%。用 0.5%硫酸尼罗蓝染色,于镜下见橘黄色胎儿上皮细胞,用苏丹Ⅲ染色见黄色脂肪小粒,均可确定为羊水。

(3)羊膜镜检查:可直视胎先露部,看不到前羊膜囊,即可诊断。

【处理】 处理原则应根据破膜时间、胎儿情况及母体情况来决定。

1. 期待疗法 适用于妊娠 28~35 周,羊水流出量少,无感染者。

(1)防止脐带脱垂:孕妇住院,绝对卧床休息,抬高臀部,以减少羊水流出量和预防脐带脱垂。勤听胎心音,了解有无脐带脱垂。

(2)预防感染:禁止阴道检查,减少肛查次数;加强外阴护理,保持外阴清洁干燥;严密观察孕妇体温、脉搏、白细胞分类及计数;注意观察羊水性状;破膜超过 12h 以上者遵医嘱应用抗生素。

(3)预防早产:遵医嘱应用宫缩抑制药,观察宫缩情况,避免刺激,间断吸氧。

(4)促进胎儿肺成熟:遵医嘱应用地塞米松 5mg,肌内注射,4 次/天,共 2d。

重点提示

胎膜早破孕妇必须绝对卧床休息,采取头低臀高位,以防脐带脱垂。

2. 适时终止妊娠

(1)期待疗法过程中出现感染征象或发生脐带脱垂,应立即终止妊娠。

(2)妊娠 35 周以上或接近预产期产程自然发动者,无须干预,待其自然分娩,但应注意脐带脱垂的发生。

【护理诊断及医护合作性问题】

1. 有感染的危险 与胎膜破裂后,下生殖道内病原体上行感染有关。

2. 胎儿有受伤的危险 与脐带脱垂和胎儿吸入感染的羊水发生吸入性肺炎、胎儿宫内窘迫等有关。

3. 生活自理缺陷 与孕妇不能如厕及站立活动、胎膜早破需要卧床有关。

【护理措施】

1. 一般护理

(1)住院治疗:绝对卧床,协助病人做好生活护理,如洗漱、进食、穿脱衣服。保持外阴清洁,用 0.1%的苯扎溴铵棉球擦洗会阴,2 次/天。

(2)观察孕妇的一般情况:观察生命体征,宫缩及羊水性质,查白细胞计数,排除是否感染。

2. 病情监测

(1)严密观察胎心率的变化。

(2)记录破膜时间,定时观察羊水性状、颜色、气味等。

(3)胎先露部未衔接者应绝对卧床休息,以侧卧或抬高臀部为宜,防止脐带脱垂。

(4)监测胎儿 NST(无应激试验),阴道检查确定有脐带脱垂(隐性脐带脱垂,脐带先露)的危险者应在数分钟内结束分娩。

> **重点提示**
>
> 　严密观察胎儿情况,如密切观察胎心率的变化。对胎先露部未衔接者应绝对卧床休息,以左侧卧位为宜,防止脐带脱垂。

3. 预防护理

(1)对先露部尚未入盆者如骨盆狭窄、头盆不称、胎位不正应在预产期前 2 周住院待产,临产后应卧床休息,不予灌肠。

(2)宫颈内口松弛者应多卧床休息,在妊娠 14 周左右施行环扎术,以靠近宫颈内口水平为环扎最佳部位。

(3)保持外阴清洁,用 0.1% 苯扎溴铵(新洁尔灭)棉球做会阴擦洗,2 次/天。使用无菌吸水性好的会阴垫,勤更换,保持局部清洁干燥。

(4)破膜 12h 以上,遵医嘱使用抗生素预防感染。

> **重点提示**
>
> 　破膜 12h 以上者,应遵医嘱使用抗生素预防感染。

4. 心理护理

(1)引导胎膜早破的孕妇及家属讲出其担忧的问题及心理感受,对病程及所采取的治疗方案向其说明,以缓解其焦虑情绪。

(2)说明因胎膜早破造成的早产或采取剖宫产术取出的新生儿的健康和生命可能受到威胁等情况,应指导产妇做好心理准备,以减少不必要的担忧。

5. 健康指导

(1)加强孕期卫生保健指导:妊娠最后 3 个月禁止性生活;孕期加强营养,不宜做增加腹压的动作,不宜过度劳累;对头盆不称,先露高浮的孕妇指导在预产期前 2 周住院待产。

(2)指导孕妇及家属一旦发生胎膜破裂时,应立即平卧,抬高臀部,尽快送往医院。

讨论与思考

患者 30 岁,妊娠 38 周,臀位,不慎摔倒后,突然发生不能控制的阴道流液而入院待产。胎儿监护仪提示胎心率 80~150/min,频发变异减速。

1. 对该产妇可能的诊断是什么?

2. 应如何处理?

第二节 子宫破裂

学习要点

1. 子宫破裂的定义、病因、临床表现及诊断
2. 子宫破裂的处理原则及护理措施

案例分析

患者 28 岁,G_1P_0。孕 38 周,因均小骨盆试产。产程中产妇感腹痛剧烈难忍。查体:宫高 34cm,胎位 LOA,头浮,胎心 152/min,宫缩 50s/2min,强,子宫体部平脐部位凹陷,产妇烦躁不安,血压 120/80mmHg,脉搏 112 次/分。

请分析:该患者可能的诊断是什么? 应如何处理?

子宫体部或子宫下段在妊娠晚期或分娩期发生破裂称为子宫破裂,此病多发生于经产妇,特别是多产妇。子宫破裂常可引起母儿死亡,是产科最严重的并发症。近年来,由于加强妇女保健工作和大力推行计划生育,我国子宫破裂的发生率已明显降低。国内报道,子宫破裂的发生率为 0.14% ~ 0.55%。

【病因】

1. **梗阻性难产** 是引起子宫破裂的最常见的原因。见于骨盆狭窄、头盆不称、软产道阻塞(发育畸形、瘢痕或肿瘤所致),胎位异常(肩先露、额先露),巨大胎儿或胎儿畸形(脑积水)等。因胎先露部下降受阻,子宫收缩过强,子宫下段过分伸展变薄发生子宫破裂。

2. **瘢痕子宫** 凡子宫曾行过各种手术,包括剖宫产术、子宫肌瘤剔除术、子宫修补术、子宫纵隔切除术者,在妊娠晚期或分娩期因宫腔内压力增高致瘢痕破裂。

3. **产科手术损伤及外伤** 多见于产科阴道助产手术施术不当或过于粗暴所致,妊娠晚期腹部受严重撞击伤及其他外伤,分娩时腹部加压助产,均可引起子宫破裂。

4. **宫缩药使用不当** 如分娩前不规范应用缩宫素,前列腺素栓剂及其他子宫收缩药物使用不当,致使子宫强烈收缩造成破裂。高龄、多产或子宫畸形,先天性子宫发育不良,多次刮宫及宫腔严重感染史等亦因子宫肌壁原有病理改变,应用子宫收缩药物不当时,更易发生子宫破裂。

【分类】 按发生原因分为自发性破裂和损伤性破裂。按发生时间分为妊娠期破裂和分娩期破裂;按破裂程度分为完全性破裂和不完全性破裂,完全破裂指宫壁全层破裂,使宫腔与腹腔相通。不完全性破裂指子宫肌层全部或部分破裂,浆膜层尚未穿破,宫腔与腹腔未相通,胎儿及其附属物仍在宫腔内。按发生部位分为子宫体破裂和子宫下段破裂。按发展阶段分为先兆子宫破裂和子宫破裂。

【临床表现及诊断】 子宫破裂多发生在分娩期,大多数可分为先兆子宫破裂和子宫破裂两个阶段,但瘢痕子宫破裂和损伤性子宫破裂则无明显的先兆破裂征象。

1. **先兆子宫破裂** 常见于产程长、有梗阻性难产的产妇。

（1）症状：在分娩过程中产妇下腹部剧烈疼痛、烦躁不安甚至呼叫、呼吸急促、脉搏加速。当胎儿下降受阻时，子宫收缩加强，子宫收缩过频，胎儿供血受阻，致胎动频繁。

（2）体征：腹部拒按，子宫上下段交界处可见环状凹陷，使子宫呈葫芦状，此环会逐渐上升并达到脐平或脐部以上称病理性缩复环（图 12-1）；胎心不规则或听不清；由于膀胱受压充血，可出现排尿困难甚至血尿。此阶段若不及时处理，则可发展为子宫破裂。

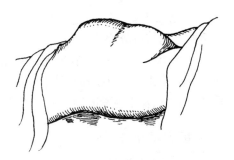

图 12-1　先兆子宫破裂腹部外形

重点提示

病理性缩复环为诊断子宫先兆破裂的主要指征，可随子宫收缩逐渐上升。

2. 子宫破裂

（1）症状：病情继续发展，产妇突感下腹部撕裂样剧烈疼痛，子宫收缩消失，腹痛可暂时缓解，但很快又感到全腹疼痛。随即产妇出现面色苍白、出冷汗、脉搏细数、呼吸急促、血压下降等休克征象。

（2）体征：不完全性子宫破裂时，腹部检查子宫轮廓清，在子宫不完全破裂处有压痛，宫体一侧可触及逐渐增大且有压痛的包块，胎心音多不规则；完全性子宫破裂时，全腹压痛及反跳痛，在腹壁下可清楚扪及胎体，子宫缩小位于胎儿侧方，胎心消失。阴道检查（须谨慎）可有鲜血流出，量可多可少，宫口回缩、先露回升甚至可触及子宫下段裂口。

子宫体部瘢痕破裂多为完全性子宫破裂，多无先兆破裂的典型症状。

3. 辅助检查

（1）腹腔穿刺或阴道后穹隆穿刺：可明确有无内出血，一般仅用于怀疑子宫破裂者。

（2）血常规检查：血红蛋白值下降，尿常规检查可见红细胞或肉眼血尿。

（3）腹部 B 超：也可协助诊断子宫破裂，确定破口部位和胎儿与子宫的关系，但多不采用此项检查。

4. 心理社会状况　子宫破裂使产妇及胎儿的生命受到威胁，产妇及家属会觉得震惊、不可能、不肯接受或责怪别人。产妇了解到胎儿已死亡，而且自己不适合再妊娠时，会有愤怒、悲伤，甚至出现罪恶感。

【预防】

1. 加强孕期宣教　宣传孕产妇保健知识，强化产前检查的意识。定期孕期检查，孕期发现胎位异常时在妊娠 30 周后结合孕妇具体情况进行矫正。

2. 提前住院　有胎位不正、头盆不称、剖宫产史者，在预产期前 2 周住院待产，以利于及时监测胎心音和宫缩，有异常及时采取措施。

3. 临产严密观察产程，正确产科处理　临产后严密观察产程，如发现胎先露下降受阻及时处理。处理时注意阴道助产手术的选择及禁忌证。助产手术操作要轻柔准确，切忌粗暴。

4. 严禁滥用宫缩药　严格掌握缩宫素、前列腺素等子宫收缩药使用指征和方法，避免滥用。

【处理原则】　根据子宫破裂的不同阶段采取不同的处理原则。

1. 先兆子宫破裂 立即抑制子宫收缩,如给乙醚麻醉、肌内注射哌替啶。尽快行剖宫产术争取迅速结束分娩。

2. 子宫破裂 一旦确诊,无论胎儿是否存活,均应在抢救休克的同时尽快剖宫取胎,手术前后应给予大剂量抗生素预防感染。手术方式应根据产妇的年龄、胎次、一般情况、子宫破裂程度与部位、发生破裂时间及有无严重感染而决定。

重点提示

子宫破裂为分娩期严重并发症,一旦破裂,严重威胁母儿生命,故应积极预防子宫破裂的发生,及早发现先兆子宫破裂,及时处理,保障母儿的安全。

【护理诊断及医护合作性问题】

1. 疼痛 与强直性子宫收缩或病理性缩复环或子宫破裂后血液刺激腹膜有关。

2. 组织灌注量改变 与子宫破裂后大量出血有关。

3. 预感性悲哀 与子宫破裂后胎儿死亡有关。

4. 有感染的危险 与多次阴道检查、宫腔内操作、大出血、抵抗力下降有关。

5. 恐惧 与疼痛、担心自己和胎儿安危有关。

【护理措施】

1. 迅速抢救休克 迅速建立静脉输液通道,短时间内输血和输液补充血容量。及时保暖、给予氧气吸入,指导产妇取中凹卧位或平卧位,同时做好手术准备工作。

2. 严密观察病情变化 严密观察产程进展并记录宫缩、胎心音情况,观察产妇生命体征及液体出入量。对于异常宫缩、产妇异常疼痛及腹部异常轮廓者要提高警惕,并及时报告医生。发现失血表现时,急查血红蛋白,评估失血量,做好输血和输液的准备工作。

3. 治疗配合

(1)应急处理:在产妇待产时出现宫缩过强,下腹部压痛、或腹部出现病理性缩复环时,应立即报告医师,对应用缩宫素者要停止缩宫素的使用,给予抑制宫缩的处理。

(2)手术前的准备:对先兆子宫破裂或子宫破裂者要做好剖宫产(或剖腹探查)的术前准备。协助医师向家属交代病情,并获得家属同意手术后签字的协议书。协助医生完成剖腹探查修补术或子宫切除术。

4. 一般护理

(1)密切观察产妇的生命体征,指导产妇按时休息,必要时给予镇静药。

(2)产后饮食多样化,以增强营养。

(3)定时指导排尿,防止膀胱充盈影响伤口愈合。

(4)保持外阴清洁,定时用0.1%苯扎溴铵擦洗外阴,防止感染。

(5)指导产妇采取有效的退奶方法。

5. 心理护理

(1)对产妇及其家属因子宫破裂造成的心理反应和需求表示理解,并及时解释治疗计划及对未来妊娠的影响。当母婴生命受到威胁时家属会感到震惊,不能接受或怪罪他人,对此种反应能谅解,并尽快告知手术进展状况。

(2)当胎儿已死亡,产妇又得知自己不可能再妊娠时,会愤怒、悲伤、哭泣。应主动听其诉说内心感受,真心地表示理解和同情,并尽快稳定孕妇及家属的情绪。

(3)产妇及其家属要求看望死去的新生儿时,护士应清洗好新生儿身上的血污,以颜色鲜艳的包被或毛毯包好,抱给产妇及家属看,使其接受现实。

(4)对产妇要通过谈心和生活上的关怀劝其尽快从悲伤中解脱,稳定情绪,面对现实,以适应新生活。

(5)制定适合产妇身体情况的休养计划,在身体条件允许的情况下,鼓励学习产后体操、听音乐、读书看报,以促进身体的尽快恢复。

6. 健康指导　因子宫破裂而行子宫修补术的产妇,对有子女者应在术前征得产妇及家属的同意后采取输卵管结扎术;对无子女者应指导避孕 2 年后再妊娠,避孕方法可选用口服避孕药或避孕套。再妊娠时应及时到产科门诊检查。

讨论与思考

患者 25 岁,G_1P_0,妊娠 39 周临产,胎先露下降缓慢,产妇突然感到下腹部撕裂样剧痛,随即面色苍白,出冷汗,子宫收缩停止,查体:血压 80/60mmHg,胎心听不到,腹壁可扪及胎体。

1. 该产妇最可能的诊断是什么?

2. 处理原则是什么?

3. 该如何护理?

第三节　产后出血

学习要点

1. 产后出血的定义、病因

2. 产后出血的临床表现及诊断

3. 产后出血的预防及处理原则

4. 产后出血的护理诊断及护理措施

🩺　案例分析

初孕妇,妊娠 39 周,先露头,临产 10h 破膜,规律宫缩 24h,宫口开大 8cm,经缩宫素静脉滴注,4h 后娩出一活婴,10min 后娩出胎盘。经检查胎膜、胎盘完整,宫颈处有一裂伤,缝合修补后阴道仍出血,呈间歇性,色暗红,伴血块。产妇表现为眩晕、打哈欠、烦躁不安、出冷汗。查体:面色苍白、血压 80/50mmHg,脉搏 120/min,子宫大而柔软,轮廓不清。

请分析:该患者可能的诊断和诊断依据是什么? 应如何处理?

胎儿娩出后 24h 内阴道流血量超过 500ml,剖宫产手术时超过 1000ml 者,称为产后出血,发生率占分娩总数的 2%~3%。产后出血按时期分为 3 类,即胎儿娩出后至胎盘娩出前,胎盘娩出至产后 2h,产后 2~24h,80% 以上发生在产后 2h 之内。

产后出血是分娩期严重的并发症,居我国孕产妇死亡的首位,若短时间大量出血可发生失血性休克,休克时间过长可引起垂体缺血性坏死,继发腺垂体功能衰退,称希恩综合征。

【病因】

1. 子宫收缩乏力　是产后出血最常见的原因,占产后出血原因的 70%~80%。造成子宫收缩乏力可因产妇的全身因素,也可因子宫局部因素所致。

(1)全身因素:产妇精神过度紧张,产程时间过长或难产,造成产妇体力衰竭;临产后过多地使用镇静药、麻醉药;产妇合并有急、慢性的全身性疾病等。

(2)局部因素:子宫过度膨胀,如多胎妊娠、巨大胎儿、羊水过多使子宫肌纤维过度伸展失去弹性;子宫肌水肿,如妊娠期高血压疾病或严重贫血;子宫肌纤维发育不良,如妊娠合并子宫肌瘤或子宫畸形,影响子宫肌正常收缩;胎盘早剥所致子宫胎盘卒中及前置胎盘均可引起产后出血。

2. 胎盘因素　根据胎盘剥离的情况,胎盘因素所致产后出血类型如下。

(1)胎盘滞留:胎盘多在胎儿娩出后 15min 内娩出,若胎儿娩出 30min 后,胎盘尚未娩出者,称为胎盘滞留,将导致出血。由于膀胱充盈使已剥离的胎盘滞留宫腔;子宫收缩药使用不当,宫颈内口子宫肌出现痉挛性狭窄环,使已剥离的胎盘滞留宫腔;胎儿娩出后过早按摩子宫、牵拉脐带等,致胎盘或副胎盘剥离不全,影响子宫收缩而出血。

(2)胎盘粘连或植入:胎盘全部或部分粘连于子宫壁上,不能自行剥离为胎盘粘连。胎盘绒毛因子宫内膜发育不良等原因而深入肌层为胎盘植入。两者均可分完全性及部分性两类。部分胎盘粘连或植入者因胎盘部分剥离表现为子宫收缩不良,已剥离血窦开放而发生致命性出血。完全性胎盘粘连或植入者因胎盘未剥离而出血不多。

(3)胎盘和(或)胎膜部分残留:是指部分胎盘小叶或副胎盘残留于宫腔,影响子宫收缩而出血。也可因部分胎膜残留宫腔而出血。

3. 软产道裂伤　软产道裂伤常因急产、子宫收缩过强、产程进展过快、软产道未经充分扩张、胎儿过大、保护会阴不当、助产手术操作不当、未做会阴侧切或因会阴侧切过小胎儿娩出时致软产道撕裂。软产道裂伤常见于会阴、阴道、宫颈裂伤,严重者裂伤可达阴道穹隆、子宫下段甚至盆壁形成腹膜后血肿、阔韧带内血肿而致大量出血。

4. 凝血功能障碍　较少见,但后果严重。包括两种情况:其一为妊娠合并凝血功能障碍性疾病,如血小板减少症、白血病、凝血因子减少、再生障碍性贫血、重症肝炎等。其二为妊娠并发症导致凝血功能障碍,如宫内死胎滞留过久、胎盘早剥、重度妊娠期高血压疾病和羊水栓塞等均可影响凝血功能,发生弥散性血管内凝血。凝血功能障碍所致的产后出血常为难以控制的大量出血。

重点提示

产后出血主要原因包括子宫收缩乏力、胎盘因素、软产道裂伤、凝血功能障碍 4 个方面,其中子宫收缩乏力为最常见的发病原因。

【临床表现】　产后出血的主要临床表现为阴道流血过多和全身急性失血的症状。若失血量较多可出现眩晕、打哈欠、口渴、烦躁不安等症状,严重者可出现面色苍白、出冷汗、脉搏细数、血压下降等休克表现。局部出血表现随病因的不同,临床表现也有差异。

1. 宫缩乏力

(1)症状:在分娩过程中已有宫缩乏力表现,出血特点是胎盘剥离延缓,在未剥离前阴道不流血或仅有少许出血,胎盘剥离后因子宫收缩乏力使子宫出血增多,呈间歇性,按摩子宫或应用缩宫素后出血减少,流出的血液能凝固。

(2)体征:检查腹部时往往感到子宫软、轮廓不清、摸不到宫底,推压宫底有积血流出,按摩子宫或使用宫缩药后宫缩好转,子宫变硬,出血减少。

2. 胎盘因素

(1)症状:胎儿娩出后,胎盘剥离缓慢、未剥离或剥离不全,30min 后胎盘仍未娩出,伴有阴道大量出血。

(2)体征:胎盘剥离不全及胎盘剥离后滞留,见于子宫收缩乏力;胎盘嵌顿时可见子宫下段出现痉挛性狭窄环;胎盘粘连,徒手剥离胎盘时,发现胎盘较牢固地附着在宫壁上;胎盘植入,当徒手剥离胎盘时,发现胎盘全部或部分与子宫壁连成一体,剥离困难;胎盘和(或)胎膜残留时,可在胎盘娩出后仔细检查胎盘、胎膜时,发现胎盘母体面有缺损或胎膜有缺损而边缘有断裂的血管。

3. 软产道裂伤

(1)症状:出血特点是胎儿娩出过程中或胎儿娩出后胎盘尚未娩出,即可见活动性持续出血,色较鲜红且量多,血液能自凝。或胎盘娩出后,宫缩好,阴道仍持续流出鲜红色血液。

(2)体征:检查子宫收缩良好,可见会阴、阴道、宫颈有不同程度的裂伤。宫颈裂伤多在两侧,也可能呈花瓣样,个别可裂至子宫下段、阴道穹窿。阴道裂伤多在阴道侧壁、后壁和会阴部,多呈不规则裂伤。

4. 凝血功能障碍

(1)症状:孕前或妊娠期已有全身性出血倾向,阴道流血不止,血液不凝。

(2)体征:胎盘剥离或产道有损伤时出血,血液不凝,不易止血;或经检查软产道无损伤,胎盘完整娩出,子宫收缩好,但仍有持续性阴道流血,且血液不凝固;身体其他部位有瘀斑或出血。

5. 心理社会方面　产妇一旦发生产后出血,家属及本人会异常惊慌、恐惧、束手无策,担心产妇生命安危。

【诊断】　产后出血的诊断并不困难,但最重要的是出血原因的诊断。查出病因,针对病因进行有效的处理,是治疗产后出血的关键。

1. 正确估计产后出血量　收集流出的血液、会阴垫、卫生纸等以容量或重量计算出血量,以便计算补血量。目前国内尚无简易准确测量出血量的方法,现临床常用方法如下。

(1)容积法:使用弯盘等容器收集血液,再用量具测量,是较可靠、准确的方法。

(2)面积法:按照浸湿两层敷料的面积来粗略估计出血量,如 5cm×5cm 估计出血 2ml,如 10cm×10cm 估计出血 5ml,如 15cm×15cm 估计出血 10ml 等,此法只能作为大概估计。

(3)称重法:失血量(ml) = [胎儿娩出后接血敷料湿重(g) - 接血前敷料干重(g)]/1.05 (血液比重 g/ml)。

(4)休克指数法(SI):休克指数 = 脉率/收缩压(mmHg),SI = 0.5 为正常;SI = 1 为轻度休克;SI = 1.0~1.5 时,失血量为全身血容量的 20%~30%;SI = 1.5~2.0 时,失血量为全身血容量的 30%~50%;SI = 2.0 以上,为重度休克。

2. 产后出血分度及临床表现　根据出血量和失血症状可分为 3 度:①轻度出血:阴道出

血750~1250ml,表现为心率轻度增快,血压略有下降,四肢冰冷等;②中度出血,阴道出血1250~1750ml,表现为心率增快,血压下降,脉压缩小,面色苍白、出冷汗,尿量减少等;③重度出血,阴道出血1750~2500ml,表现为心率增快大于120/min,血压明显下降,甚至测不到血压,淡漠、面色苍白、四肢厥冷、无尿等。

3. 腹部检查 宫缩乏力或胎盘因素引起的出血,子宫软,轮廓不清,按摩子宫时阴道有大量出血;而软产道损伤和凝血功能障碍引起的出血,子宫收缩良好。

4. 胎盘、胎膜检查 仔细检查胎盘及胎膜是否完整,胎盘边缘有无中断的血管,胎盘表面有无陈旧性血块附着,胎膜破裂口距胎盘边缘的距离是否>7cm等。

5. 软产道检查 仔细检查会阴、阴道、宫颈及子宫下段有无血肿及裂伤,对产道裂伤进行分度。必要时肛查了解血肿及裂伤程度。会阴裂伤按其轻重程度分为4度:①Ⅰ度裂伤指会阴皮肤及阴道入口黏膜撕裂,未达肌层,一般出血不多;②Ⅱ度裂伤指裂伤已达会阴体筋膜及肌层,累及阴道后壁黏膜,出血较多;③Ⅲ度裂伤指肛门外括约肌已断裂,直肠黏膜尚完整;④Ⅳ度裂伤指肛门、直肠和阴道完全贯通,直肠肠腔外露,组织损伤严重,但出血量并不一定很多。

6. 辅助检查 包括血型、血常规检查,检查血小板计数、出凝血时间、凝血酶原时间、纤维蛋白原测定等,以了解失血程度及凝血功能障碍情况。

7. 心理社会状况 一旦发生产后大出血,产妇及家属常表现出紧张、焦虑、恐惧,担心产妇的生命安危等心理反应。

【处理】 针对病因,迅速止血;补充血容量,纠正失血性休克;防止感染为原则。

1. 针对病因,迅速止血

(1)子宫收缩乏力性出血:最有效的止血方法是加强宫缩,可采用按摩子宫、多途径给予子宫收缩药、子宫腔内填塞纱条、结扎盆腔血管甚至必要时行子宫次全切除术。

①按摩子宫:最为常用的是腹壁双手按摩子宫法(图12-2)。方法是一手在产妇耻骨联合上缘按压下腹部,将子宫向上托起,另一手握住宫体,使其高出盆腔,在子宫底部进行有节律的按摩子宫,同时间断地用力挤压子宫,使宫腔内积血及时排出。另一种是腹壁-阴道双手按摩子宫法(图12-3)。方法是一手在腹部按压子宫后壁,另一手握拳置于阴道前穹窿顶压子宫前壁,双手相对紧压按摩子宫,持续15min,常有效。

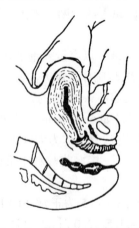

图12-2 腹壁双手按摩子宫法

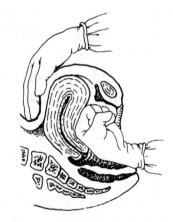

图12-3 腹壁-阴道双手按摩子宫法

②应用宫缩药:可根据产妇情况采取缩宫素 10U 肌内注射、宫体注射或静脉滴注,或麦角新碱 0.2~0.4mg 肌内注射、宫体注射或静脉滴注,以促进宫缩减少出血(心脏病、高血压患者慎用麦角新碱)。应用后效果不佳,可采用地诺前列酮 0.5~1mg 经腹直接注入子宫肌层,使子宫肌发生强烈收缩而止血。

重点提示

　　宫缩乏力性出血最有效的止血方法是加强宫缩,常用的方法为按摩子宫和应用宫缩药。

③宫腔填塞纱条法(图 12-4):应用无菌纱布填塞宫腔,有明显局部止血作用,适用于子宫全部松软无力,经按摩子宫及宫缩药治疗无效者。方法为术者一手在腹部固定宫底,另一手持卵圆钳将无菌脱脂纱布送入宫腔内,自宫底由内向外填紧。24h 后取出纱布条。取出前应先肌内注射缩宫素 10U,并给予抗生素预防感染。宫腔填塞纱布条后应密切观察生命体征及宫底高度和大小,警惕因填塞不紧,宫腔内出血而阴道不出血的止血假象。由于宫腔填塞纱布条可增加感染的机会,只有在缺乏输血条件,病情危重时考虑使用。

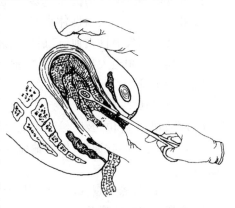

图 12-4　宫腔填塞纱条法

④结扎盆腔血管:主要用于子宫收缩乏力、前置胎盘等所致的严重产后出血且经以上处理无效的产妇。可采取结扎子宫动脉或结扎髂内动脉的方法,有条件的医院可行髂内动脉栓塞术。

⑤切除子宫:经积极抢救无效、危及产妇生命时,应行子宫次全切除术或子宫全切术,以挽救产妇生命。

(2)胎盘因素性出血

①胎盘全部剥离后滞留:导尿,排空膀胱后,一手轻压宫底,另一手轻拉脐带娩出胎盘。

②胎盘剥离不全、粘连或胎盘残留:应立即行人工剥离胎盘术并取出胎盘。

③子宫狭窄环所致胎盘嵌顿:用阿托品 0.5~1mg 皮下注射或哌替啶 100mg 肌内注射,也可给予乙醚吸入,待子宫狭窄环松弛后用手伸入宫腔取出胎盘。

④胎盘剥离困难疑有胎盘植入:在行人工剥离胎盘术时,如不易剥离,应警惕有胎盘植入的可能,切勿强行剥离挖取,以免子宫穿孔和严重出血,应做子宫次全切除术。

(3)软产道裂伤性出血:应彻底止血,并按解剖层次及时准确缝合裂伤。宫颈裂伤<1cm且无活动性出血可不需缝合;若裂伤>1cm 且有活动性出血则需缝合。缝合时常用间断缝合,第一针应超过裂口顶端 0.5cm;若裂伤累及子宫下段,缝合时应避免损伤膀胱和输尿管,必要时可经腹修补。缝合阴道和会阴裂伤时,需按解剖层次逐层缝合,第一针应超过裂伤顶端,不留死腔,缝线避免穿透直肠黏膜。软产道血肿应切开血肿、清除积血,彻底缝合止血,必要时可置橡皮引流。

(4)凝血功能障碍性出血:首先排除子宫收缩乏力、胎盘因素、软产道损伤等原因引起的出血。尽快输新鲜血,补充血小板、纤维蛋白原或凝血酶原复合物、凝血因子尽快纠正凝血功能,而后针对不同病因、疾病种类进行治疗。

2. 纠正失血性休克　在针对出血原因行止血治疗的同时,迅速给予输血、输液,短时间内补充血容量积极抢救休克;吸氧、补充电解质及碱性药物,纠正酸中毒;应用升压药物、肾上腺皮质激素药物,改善心脏功能并注意肾衰竭情况。

3. 控制感染　应用有效抗生素,控制感染。

【护理诊断及医护合作性问题】

1. 组织灌注量改变　与阴道大量出血,不能得到及时补充,体内灌注血量减少有关。

2. 有感染的危险　与失血过多,抵抗力低下,反复检查、操作有关。

3. 潜在并发症　失血性休克。

4. 疲乏　与失血性贫血、产后体质衰弱有关。

5. 恐惧　与阴道大出血、有死亡逼近的压迫感有关。

【护理措施】

1. 急救护理

(1)产妇取平卧位,及时给予吸氧、保暖。

(2)立即建立静脉通道,做好输血前准备,遵医嘱输液、输血维持循环血量,应用止血药或宫缩药。

(3)密切配合医生查找出血原因,争分夺秒进行抢救,挽救产妇生命。

2. 严密监测病情变化

(1)严密监测生命体征变化,观察皮肤黏膜颜色、四肢的温度、尿量,准确估计阴道出血量,发现阴道出血量多或休克征兆时立即报告医生,并协助处理。

(2)产后定时检查子宫收缩,给予按摩,如子宫软应及时报告医生。

(3)监测体温变化,观察恶露有无异常,伤口有无感染迹象,发现异常报告医生及时处理。

重点提示

产妇在产后2h内留产房严密观察,观察产妇生命体征、子宫收缩及阴道流血情况,发现异常及时处理。

3. 迅速止血,纠正失血性休克及控制感染　协助医生采取有效的针对病因的治疗措施,进行止血、补充血容量,抢救休克并控制感染。

4. 心理护理

(1)护理人员应保持镇静的态度,工作紧张有序,切勿惊慌。要以熟练的技术,强烈的责任心和同情心及良好的服务态度,赢得产妇及家属的信任。多陪伴产妇,耐心听取病人的叙述,给予同情、安慰和心理支持。

(2)认真做好产妇及家属的安慰、解释工作,保持产妇安静,使其与医护人员主动配合。允许家属陪伴,给予产妇关爱及关心,增加安全感。

(3)教会产妇放松疗法,如参与照料婴儿、听音乐、谈话等,分散其注意力,消除恐惧心理。

5. 一般护理

(1)给产妇提供清洁、安静、舒适、安全的休息环境,保证足够的睡眠时间,取半卧位或侧卧位。加强营养,给予高热量、高蛋白、高维生素、富含铁的饮食,宜少食多餐。

（2）病情稳定后,鼓励产妇下床活动。

（3）早期指导和协助产妇进行母乳喂养。

（4）保持会阴清洁干燥,每日用 0.1% 苯扎溴铵溶液擦洗会阴 2 次,大小便后冲洗会阴。

（5）指导哺乳的方法,合理安排休息和活动,有助体力恢复,以降低产后出血的危险性和感染的机会。

（6）产褥期禁止盆浴及性生活。

讨论与思考

患者 25 岁,初产妇,足月顺产一女婴,胎盘胎膜娩出完整,产后 1h 阴道出血明显增多。查体:血压 94/60mmHg,脉搏 98/min,宫底位于脐上 2 指,子宫软,按压宫底排出血液及血块约 600ml。

1. 该病人最可能的诊断是什么?

2. 针对该产妇首要的处理原则是什么?

第四节　脐带异常

学习要点

1. 脐带异常的定义、临床表现及诊断

2. 脐带异常的处理原则及护理措施

脐带异常包括脐带先露、脐带脱垂、脐带长度异常、脐带打结、脐带附着异常、脐带缠绕等,临床以脐带先露、脐带脱垂较多见。胎膜未破,脐带位于先露部前方或一侧,称脐带先露(也称隐性脐带脱垂)。胎膜破裂后,脐带脱出宫颈外口于阴道内或阴道口,称脐带脱垂。脐带异常是对胎儿生命威胁极大的并发症,尤其是脐带脱垂,是引起围产儿死亡的主要原因之一。本文重点讲述脐带先露和脐带脱垂。

【病因】　凡引起胎先露与骨盆入口不能严密衔接的因素,均可造成脐带先露或脱垂。

1. 胎位异常　如枕后位、肩先露、臀先露等,是引起脐带先露或脱垂的最为常见的原因。

2. 胎头入盆困难　如骨盆狭窄、头盆不称,或其他因素造成的胎头下降受阻(如盆腔肿物),与头盆间留有空隙者均可造成脐带脱垂或先露。

3. 其他原因　脐带过长、羊水过多、双胎、前置胎盘、胎儿过小、胎儿发育畸形、人工破膜或自然破膜羊水流出过快而使脐带滑出阴道等,均可导致脐带脱垂或先露。

【临床表现及诊断】

1. 症状及体征

（1）脐带先露:胎膜未破,胎心音于胎动、宫缩时心率突然变慢,抬高臀部或上推先露后胎心好转。肛诊或阴道检查在胎先露旁或胎先露下方可触及有搏动的条索状物,在耻骨联合上方可闻及脐带杂音(图 12-5)。

(2)脐带脱垂:破膜后胎心音突然变快、变慢或不规则,阴道检查在宫颈外口或阴道口能触到或看到部分脐带(图 12-6)。

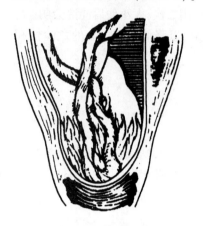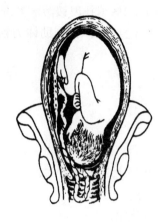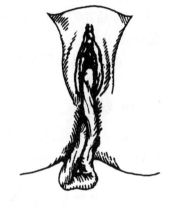

图 12-5　脐带先露　　　　　　　　　　　图 12-6　脐带脱垂

重点提示

脐带脱垂的主要表现为破膜后胎心音突然变快、变慢或不规则。

2. 实验室及其他检查

(1)胎儿电子监护:当脐带受压时,胎儿电子监护仪除显示胎心率减慢(100/min 以下),还出现变异减速。

(2)超声及胎心多普勒:有助于明确诊断。

【对母儿的影响】

1. 对母体的影响　因急于处理分娩抢救胎儿,增加手术产率,故剖宫产、产钳、臀牵引手术率明显增加,使产妇产道损伤与感染机会增加。

2. 对胎儿的影响　脱垂的脐带在分娩过程中受胎先露与骨盆壁的压迫,使胎儿血液循环受阻,引起胎儿窘迫,以头先露最严重,肩先露最轻。若脐带血液循环阻断超过 7~8min,则可造成胎儿死亡。

重点提示

若脐带血液循环阻断 7~8min 即可造成胎儿死亡。

【处理】　处理原则:一是尽快缩短脐带受压时间,尽快娩出胎儿,争取新生儿存活及减少因缺氧而产生的后遗症。二是防止母体损伤,尽量采取对母体损伤小的措施。处理方法因产程时机、脐带脱垂情况及胎儿状况决定。

1. 脐带先露　经产妇,胎膜未破,宫缩良好者,给产妇吸氧并抬高臀部,采用膝胸卧位或侧卧位,密切观察胎心音,等待胎头衔接,宫口逐渐扩张,胎心良好者,可经阴道分娩。初产妇、足先露或肩先露者应行剖宫产术,做好抢救新生儿的准备。

2. 脐带脱垂　及时发现胎位异常,及早住院,监测胎心、吸氧,胎膜破裂后应立即卧床抬高臀部或取膝胸卧位。宫口未开全,将胎先露部上推,应用抑制子宫收缩的药物,以缓解或减轻脐带受压,严密监测胎心,同时尽快行剖宫产术;宫口开全,密切观察胎儿情况,选择正确的助产手术;确诊胎儿已死时,可等待自然分娩。

【护理诊断及医护合作性问题】

1. 胎儿受伤的危险　与脐带脱垂或先露致胎儿血液循环受阻,造成胎儿窘迫或死亡有关。

2. 感染　与增加阴道检查的次数和手术产机会增加有关。

3. 焦虑　与担心胎儿的安危有关。

【护理措施】

1. 预防措施

(1)加强产前检查,及时发现并纠正异常胎位。

(2)对临产后胎先露部未入盆者,应卧床休息,侧卧位,少做肛查或阴道检查。

(3)加强产前、产时监护,破膜后立即监测胎心,发现异常及时阴道检查,以早期发现脐带随羊水脱出形成脐带先露和脐带脱垂。

(4)对临近预产期胎头仍高浮未入盆时,应避免胎膜早破,一旦胎膜破裂,应立即平卧抬高臀部,急送产科病房及时处理防止脐带脱垂。

(5)严格掌握人工破膜引产指征,对需要人工破膜的产妇采用高位针头刺破,使羊水缓慢流出。

> **重点提示**
>
> 一旦胎膜破裂,应立即平卧抬高臀部,以防脐带脱垂。

2. 严密监测病情变化　胎膜破裂后,要立即听取胎心音。观察阴道流出液体的颜色、气味,有无胎粪污染。严密观察胎心率、宫缩、宫口开大、胎先露下降情况。每 4~6 小时测体温 1 次,观察有无感染表现,发现异常及时报告医生。

3. 缓解脐带受压,纠正胎儿缺氧　脐带脱垂可导致胎儿缺血缺氧,甚至死亡。一旦发现脐带先露或脱垂应立即吸氧,并立即协助产妇取膀胱截石位,垫高臀部 20cm,或取脐带脱出的对侧卧位以减轻脐带受压。

4. 协助医生进行治疗

(1)控制感染:保持产妇外阴清洁,用 0.1% 苯扎溴铵擦洗外阴,2/d。遵医嘱使用抗生素控制感染。

(2)协助分娩:当宫缩良好,宫口开全,可配合医生行脐带还纳术及阴道助产术。若宫口未开全,胎先露高浮,应做好剖宫产术及抢救新生儿的准备。若胎心消失超过 10min,脐带搏动停止,确定胎儿死亡后告之家属等待自然分娩。

5. 心理护理　体贴安慰病人,做好心理护理。耐心地听取产妇及家属对胎儿在宫内情况的想法和意见。向孕妇及家属讲解脐带脱垂的处理方法,有可能对胎儿造成的危害,并根据病情采取相应的抢救措施,会使胎儿脱离危险境地。但因脐带血液循环障碍会造成胎儿死亡,让家属及孕妇做好心理准备。

6. 健康指导

(1)加强围生期指导,嘱孕妇定期监测胎心,发现异常及时就诊。

(2)对有头盆不称、胎位异常、羊水过多或近预产期先露高浮者,应提前住院待产,避免发生胎膜早破;告知孕妇一旦破膜应立即取平卧位并抬高臀部,禁止直立行走,由家属送入医院。

讨论与思考

患者 28 岁,妊娠 38 周,臀位。2h 前阴道流出水样物约 300ml,无子宫规律收缩征象而急诊入院,来院途中未采取抬高臀部的处理,入院时检查:产妇阴道内有大量液体流出,可触及条索状有搏动的物体。

1. 此产妇出现了什么情况?

2. 该孕妇应该采取何种体位?

第五节 羊 水 栓 塞

学习要点

1. 羊水栓塞的定义、病因、病理生理、临床表现及诊断

2. 羊水栓塞的处理原则及护理措施

在分娩过程中,羊水及其有形成分突然进入母体血液循环引起急性肺栓塞、过敏性休克、弥散性血管内凝血(DIC)、肾衰竭等一系列症状的综合征,称为羊水栓塞。本病发病急,病情凶险,发生于妊娠足月和妊娠 10~14 周钳刮术时,产妇死亡率可高达 60% 以上,是导致产妇死亡的重要原因之一。

【病因】 羊水栓塞是由污染羊水中的有形成分(胎儿毳毛、角化上皮、胎脂、胎粪)在较强的子宫收缩的压力下,进入子宫内膜静脉或胎盘附着处开放的子宫血管进入母体血液循环而造成栓塞。

1. 羊水进入母血液循环须具备的条件 胎膜破裂;母体子宫壁血窦开放;强烈的宫缩。

2. 羊水进入母血液循环的途径 经宫颈内膜静脉;经胎盘附着部位之血窦;病理情况下开放的子宫血窦,如前置胎盘、胎盘早剥、子宫破裂、剖宫产术等。

综上所述,过强宫缩、急产、羊膜腔压力高是羊水栓塞发生的主要原因;胎膜早破、前置胎盘、胎盘早剥、子宫破裂、剖宫产术中生理、病理性血窦开放是其发生的诱因。

【病理生理】 羊水进入母体血液循环后,通过阻塞肺小血管,引起过敏反应和凝血机制异常而导致机体发生一系列病理生理变化。

1. 肺动脉高压 羊水除含有毳毛、胎脂、角化上皮细胞及胎粪等物可直接形成栓子外,羊水本身为一强凝物质,能促使血液凝固而形成纤维蛋白栓,阻塞肺毛细血管。同时,由于反射

性迷走神经兴奋引起肺血管痉挛、冠状血管痉挛及支气管痉挛,使流入左心血量及左心排出量突然减少,周围循环衰竭;肺动脉压突然升高引起急性肺水肿、急性肺心病及左心衰竭。

2. 过敏性休克　羊水中胎儿有形成分为致敏原,作用于母体,引起变态反应,所导致过敏性休克多在羊水栓塞后立即出现(血压骤降甚至消失),以后才出现心肺功能衰竭表现。

3. 弥散性血管内凝血(DIC)　妊娠时期母血呈高凝状态,羊水中含大量促凝物质可激活外源性凝血系统,在血管内产生大量的微血栓,消耗大量凝血因子及纤维蛋白原,致使 DIC 发生。羊水中亦含有纤溶激活酶,而纤维蛋白原下降同时可激活纤溶系统。由于大量凝血物质的消耗和纤溶系统的激活,产妇血液系统由高凝状态迅速转变为纤溶亢进,血液不凝固,发生严重产后出血及失血性休克。

4. 急性肾衰竭　由于休克和 DIC,导致重要脏器微血栓形成,血液灌注量减少,肾急性缺血导致肾功能障碍和衰竭。

【临床表现及诊断】

1. 症状及体征　羊水栓塞发病急剧而凶险,短时间内即累及全身重要器官。患者中约 1/3 猝死于发病 30min 内,1/3 在以后的 1h 内死亡,1/3 幸存者可发生 DIC 及急性肾衰竭。一般经过 3 个阶段。

(1)休克:在分娩过程中,破膜后宫缩较强时产妇突然烦躁、寒战、恶心、呕吐、气急等先兆症状,继而出现呛咳、呼吸困难、发绀、吐泡沫血痰,抽搐、昏迷,脉搏细数、血压急剧下降,心率加快、肺底部湿啰音。病情严重者,产妇仅尖叫一声后,呼吸、心搏骤停,于数分钟内死亡。

(2)出血:产妇经过第一阶段后,继而发生全身广泛性出血倾向,大量阴道出血、切口渗血、针眼渗血、全身皮肤黏膜出血、血尿甚至消化道大出血等。

(3)急性肾衰竭:病情发展到后期,患者出现少尿、无尿和尿毒症的表现。

羊水栓塞临床表现的 3 个阶段通常按顺序出现,有时也可不完全出现。

重点提示

羊水栓塞的典型休克期表现为破膜后产妇突然呛咳、气促、躁动不安,继而出现发绀、呼吸困难、吐泡沫血痰甚至昏迷。

2. 辅助检查

(1)X 线床边摄片:可见双侧肺部弥散性点状或片状浸润性阴影,沿肺门周围分布,伴有轻度肺不张及心脏扩大。

(2)心电图:提示右侧房室扩大。

(3)痰液涂片:可查到羊水内容物(用尼罗蓝硫酸盐染色)。

(4)血涂片:抽取下腔静脉血液查出羊水中的有形物质如鳞状上皮、毳毛等。

(5)血凝障碍检查:DIC 各项检查阳性。

3. 心理社会方面　羊水栓塞往往导致产妇死亡甚至胎儿死亡的结果,家属通常无法接受这样的结果,而在情绪上会比较激动,甚至否认、愤怒。羊水栓塞可发生在胎膜破裂后的任何时间,但多数发生在第一产程末、第二产程宫缩较强时或发生在胎儿娩出后的短时间内。

【处理】　一旦出现羊水栓塞的临床表现,应紧急抢救,纠正呼吸、循环衰竭、抗休克、抗过敏、纠正 DIC、防止肾衰竭、防治感染,尽快结束分娩。

重点提示

羊水栓塞的治疗原则为迅速纠正呼吸循环衰竭,抗休克及纠正凝血功能障碍,采取有效的措施,尽快结束分娩,应用足量抗生素以控制感染。

1. 抗过敏　立即静脉注射地塞米松 20~40mg,依病情继续静脉滴注维持量,也可用氢化可的松 500mg 静脉推注,以后静脉滴注 500mg 维持。

2. 解除肺动脉高压　为使支气管平滑肌及血管平滑肌解除痉挛,纠正机体缺氧,常用:①阿托品,心率慢时应用,每 10~20 分钟静脉注射 1 次,直到患者面色潮红,微循环改善;②罂粟碱 30~90mg 加于 25% 葡萄糖液 20ml 中静脉推注,能解除平滑肌张力,扩张肺、脑血管及冠状动脉;③氨茶碱 250mg 加于 25% 葡萄糖液 10ml 中缓慢静脉注射,能松弛支气管平滑肌及冠状动脉血管。

3. 抗休克　低分子右旋糖酐补充血容量后血压不见回升时,可用多巴胺 20mg 加于 5% 葡萄糖液 250ml 中静脉滴注,20 滴/min 开始,根据病情调节滴速。

4. 纠正酸中毒　5% 碳酸氢钠 250ml 静脉滴注。也可根据二氧化碳结合力计算碳酸氢钠的用量。早期及时应用能较快纠正代谢失调。

5. 纠正心力衰竭　毛花苷 C 0.4mg 加入 50% 葡萄糖液 20ml 中静脉推注,6h 后再重复 1 次,以达到饱和量。

6. 防治肾衰竭　呋塞米 20~40mg 或利尿酸钠 25~50mg 静脉推注,有利于消除肺水肿,防治急性肾衰竭。

7. 控制 DIC　高凝阶段应用肝素效果较好;在 DIC 纤溶亢进期可给予抗纤溶药物,与凝血因子合并应用可防止大出血。

8. 控制感染　选用对肾脏毒性小的广谱抗生素,控制感染。

9. 积极进行产科处理　原则上应先改善产妇的呼吸循环衰竭,待病情好转后再处理分娩。在第一产程者可考虑行剖宫产术结束分娩。在第二产程者可根据情况经阴道助产,并密切观察子宫出血情况。发生羊水栓塞时如正在滴注缩宫素应立即停止。中期妊娠钳刮术中或羊膜腔穿刺时发生者应终止手术,进行抢救。对一些无法控制的子宫出血病例可考虑行子宫切除术。

【护理诊断及医护合作性问题】

1. 组织灌注量改变　与弥散性血管内凝血及失血有关。

2. 气体交换受损　与肺血管阻力增加、肺动脉高压、肺水肿有关。

3. 恐惧　与家属担心母儿安危有关。

4. 潜在并发症　胎儿窘迫、心力衰竭、肾衰竭等。

【护理措施】

1. 紧急处理

(1)吸氧:保持呼吸道通畅,取半卧位,立即行面罩加压给氧,或气管插管正压给氧,必要时行气管切开;保证氧气供给,改善肺泡毛细血管缺氧状况,预防及减轻肺水肿;改善心、脑、肾等重要脏器的缺氧状态。

(2)抗过敏:立即静脉推注地塞米松 20~40mg,以后依病情继续静脉滴注维持;也可以用氢化可的松 500mg 静脉推注,以后静脉滴注 500mg 维持。

2. 病情监测

(1)监测产程进展,宫缩强度与胎儿情况。严密监测患者的体温、脉搏、呼吸、血压的变化定时测量并记录。

(2)监测皮肤黏膜有无出血点及瘀斑。观察阴道出血量,血液凝固情况,如子宫出血不止,应做好子宫切除的术前准备。

(3)观察尿量,计算液体的出入量,保持体液平衡。少尿或无尿时应及时用利尿药,预防和治疗肾衰竭。

(4)监测肺部有无湿啰音。

3. 协助医生进行治疗

4. 预防措施

(1)倡导计划生育,减少多产妇,警惕诱发因素。

(2)定期进行产前检查,对有胎儿、胎位、产道异常的孕妇指导提前入院,并及时处理。

(3)严格掌握缩宫素引产的指征,应用前详细检查胎位、胎儿大小、产道情况,无异常按规定用药,用药时要防止强制性宫缩。对多产妇、死胎不下及胎膜早破者更应慎重,并有专人护理或仪器监控。

(4)钳刮术时,应先破膜,待羊水流净后钳刮,钳刮前尽量不用宫缩药。

(5)引产用的羊膜腔穿刺针宜细,刺入与拔出穿刺针时应放好针芯,防止将羊水带入破裂的血管中,穿刺不应超过 3 次。

(6)宫缩过强时应适当给予镇静药,必要时破膜以减低宫腔内压力,破膜应选在宫缩间歇期,位置宜低,破口宜小,羊水流出的速度宜慢。

(7)避免损伤性较大的阴道助产及操作,如中、高位产钳。宫口未开全时尽量避免助产,忽略性肩先露不宜做内转胎位术;人工剥离胎盘困难时,严禁用手强行挖取。

5. 心理护理

(1)医护人员应沉着冷静,不应因自身的忧虑而加重患者和家属的焦虑。

(2)陪伴、鼓励、支持产妇,使其有信心,相信病情会得到控制。

(3)理解和安慰家属的恐惧情绪,向家属介绍病情的严重性,以取得配合,因病情需要切除子宫时应向家属详细交代,并获取手术同意书。在合适的时候允许家属陪伴,使亲情关系得到体现。

(4)患者神志清醒后,应给予鼓励,使其增强信心,相信自己的病情会得到控制,以配合医疗和护理。

(5)产妇因病情重,发病急,抢救无效,死亡时会导致家属的否认和愤怒的情绪反应,尽量给予解释并陪伴在旁,帮助其度过哀伤阶段。

6. 健康指导

(1)宣传孕期保健知识,孕期发现羊水过多、过少及时诊治。

(2)对顺利度过休克、出血、急性肾衰竭期的患者,治愈出院后讲解保健知识。增加营养,以高蛋白、高热量、高维生素的饮食为主,多食含有铁剂的食物。加强锻炼,保持外阴清洁,每日会阴擦洗 2 次,预防感染。产后 42d 检查时应做尿常规及凝血功能的检查,判断肾功能恢复情况,防止并发症的发生。

讨论与思考

患者32岁,第2胎,妊娠38周,产检情况正常。现临产4h,检查:宫缩强,50~60s/1~2min,宫口开大4cm,自然破膜后出现烦躁,呛咳,呼吸困难,血压60/30mmHg。

1. 你意识到产妇最大可能出现了什么?
2. 本病的典型临床经过可分为哪3个阶段?典型表现有哪些?
3. 该如何处理?

第六节　新生儿窒息

学习要点
1. 新生儿窒息的定义、病理生理及临床表现
2. 新生儿窒息的处理原则及护理措施

新生儿窒息是指胎儿娩出后1min仅有心跳而无呼吸或未建立规律呼吸的缺氧状态,发病率为5%~10%,是导致新生儿死亡和小儿伤残的主要原因之一,也是出生后常见的一种危急重状况,必须及时抢救,精心护理,以降低新生儿死亡率,预防远期后遗症。

【病因】　凡能造成胎儿和新生儿缺氧的因素均可引起窒息。

1. 胎儿窘迫的延续　各种原因如胎盘灌注障碍、脐带异常、胎儿畸形等均可造成胎儿在宫内缺氧,在出生前尚未得到纠正,出生后即表现为新生儿窒息。

2. 呼吸中枢受抑制或损害　产程延长、手术助产等导致胎儿脑部长时间缺氧及颅内出血,损伤呼吸中枢;或产程中使用麻醉药或镇静药等,抑制呼吸中枢。

3. 呼吸道阻塞　胎儿吸入羊水、黏液等未及时清除,造成气体交换受阻。

4. 其他　早产、肺发育不良、呼吸道畸形等。

【病理生理】　在宫内胎儿的肺脏无通气作用,其氧气摄入和二氧化碳排出由胎盘完成,娩出后,新生儿氧的供应完全由外界空气经肺的呼吸运动而获得。如果呼吸道阻塞或呼吸中枢受到抑制,致使新生儿娩出后呼吸运动不能正常建立,造成体内缺氧和二氧化碳的积蓄,导致低氧血症或酸中毒,最后引起全身微循环障碍和细胞内中毒,造成循环衰竭和脏器损坏而死亡。

【临床表现及诊断】　出生后1min根据Apgar评分判断窒息严重程度,分轻度窒息和重度窒息。评分包括:心率、呼吸、对刺激的反应、肌张力和皮肤颜色5项指标;每项0~2分,总共10分。8~10分为正常,4~7分为轻度窒息,0~3分为重度窒息。重度窒息则抢救后5min再次评分,如仍<3分,则新生儿的死亡率和后遗症的发生概率明显增加。

1. 轻度窒息　也称青紫窒息,Apgar评分4~7分。新生儿面部及全身皮肤呈青紫色,心跳规则有力,心率减慢(80~120/min)规则,呼吸表浅或不规律,对外界刺激有反应,喉反射存在,肌张力正常。如果抢救治疗不及时,可转为重度窒息。

2. 重度窒息　也称苍白窒息,Apgar评分0~3分。新生儿皮肤苍白,口唇黯紫,无呼吸或

仅有喘息样微弱呼吸,心跳慢而不规则,低于 80/min,对外界刺激无反应,肌张力松弛,喉反射消失。如果抢救治疗不及时可致死亡。

出生后 5min Apgar 评分对估计预后很有意义。评分越低,酸中毒和低氧血症越严重。如 5min 的评分<3 分,则新生儿的死亡率及远期发生脑部后遗症的概率明显增加。

重点提示

> 轻度窒息一般预后较好,重度窒息特别是出生后 5min 评分仍<3 分,则新生儿死亡率及后期发生脑部后遗症的概率将明显增加。

【处理原则】　处理原则是抢救及时,动作迅速、准确、轻柔,避免发生损伤,具体如下。

1. 准备工作　凡估计胎儿出生后可能发生新生儿窒息者,娩出前应做好新生儿复苏急救准备,包括人员、氧气、保暖设备、急救药品及器械等,最好有新生儿科医师一起参与抢救。

2. 及时复苏　出生后应立即进行评估,如果发生窒息要及时按 ABCDE 步骤进行新生儿复苏,复苏方案采用国际公用的 ABCDE 复苏方案。A:清理呼吸道;B:建立呼吸,增加通气;C:维持正常循环;D:药物治疗;E:评估。其中 ABC 最重要,A 是根本,B 是关键,评估贯穿于整个复苏过程。复苏过程中和复苏后均应对新生儿进行评估和监护,呼吸、心率、皮肤颜色是窒息复苏评估的 3 大指标。

3. 复苏后继续观察抢救　应送入 ICU 监护室持续心电监护,做好复苏后护理。

重点提示

> ABCDE 复苏方案是指:A(清理呼吸道)、B(建立呼吸,增加通气)、C(维持正常循环)、D(药物治疗)、E(评估)。

【护理诊断及医护合作性问题】

1. 新生儿

(1)气体交换障碍:与呼吸道内存在羊水、黏液有关。

(2)清理呼吸道无效:与呼吸道肌张力低下有关。

(3)有受伤的危险:与抢救操作、窒息缺氧有关。

(4)有感染的危险:与抢救操作、污染的羊水吸入、机体免疫力低下有关。

2. 母亲

(1)焦虑、恐惧:与新生儿的生命受到威胁,担心预后不良有关。

(2)预感性悲哀:与可能丧失婴儿及婴儿可能留有后遗症有关。

【护理措施】

1. 积极纠正胎儿窘迫　估计胎儿娩出后有窒息危险应做好新生儿复苏准备工作,如人员及用品准备等,具体包括如下。

(1)辐射保暖装置,预热备用。

(2)加压给氧装置、不同型号面罩,婴儿喉镜、各种型号的气管插管,各种型号黏液吸管、电动吸引器(负压 60~100mmHg)。

(3)脐动脉插管包、注射器、针头等。

(4)各种急救药物,如1:10 000肾上腺素、10%葡萄糖液、生理盐水、注射用水、碳酸氢钠、多巴胺、纳洛酮等。

2. 配合医生进行ABCDE程序复苏

A. 清理呼吸道,保持呼吸道通畅:胎头娩出后立即用挤压法清除口鼻咽部羊水及黏液,如羊水中混有较多胎粪,应在胎肩娩出前吸净口腔和鼻腔的胎粪。胎儿娩出断脐后,继续用吸痰管吸出新生儿口鼻咽部黏液和羊水。如有胎粪,应气管插管吸取。擦干全身羊水,置于远红外线辐射抢救台保暖,减少散热及氧耗,有利于患儿复苏(图12-7)。

B. 建立并维持有效的呼吸功能,保证供氧

(1)建立通畅的呼吸道

①体位:最佳的体位是抢救窒息成功的关键。做法:置新生儿仰卧位,头略后仰,颈部适度仰伸,肩下垫2~3cm厚软垫,呈轻微颈伸仰位为宜。

②吸痰:再次清理口鼻咽部黏液。如羊水Ⅱ~Ⅲ度污染,气道内有胎粪,应在气管插管下清理呼吸道(图12-8),注意吸出物的量和性状。操作应轻柔,避免负压过大而损伤气道黏膜,每次吸引时间不应超过10s。

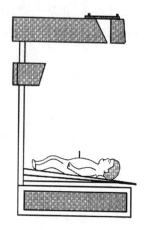

图12-7 远红外线辐射抢救台

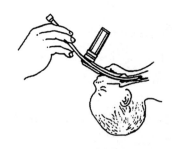

图12-8 气管插管

③触觉刺激:擦干和吸痰(刺激)足以引起自主呼吸,如无效可进一步刺激。有效的方法有两种:一是拍打或轻弹足底;二是摩擦背部。经1~2次刺激,可诱发自主呼吸。如仍无呼吸,立即正压给氧、人工呼吸。

(2)诱发和建立呼吸:经清理呼吸道、刺激后仍无呼吸或虽有呼吸,但心率少于100/min,立即正压给氧、人工呼吸。人工呼吸的方法如下。

①气囊面罩正压通气法:这是目前最常用的方法,操作时注意摆好体位,选择合适面罩,面罩应密闭遮盖下巴尖端、口鼻,但不盖住眼睛(图12-9),常用氧流量每分钟5L。此方法可避免气管插管拖延时间使窒息加重,快捷而且操作简单。

②托背法:新生儿平卧,用一手托稳新生儿背部,徐徐抬起,使胸部向上挺,脊柱极度伸展,然后慢慢放平,10~12/min。

③口对口人工呼吸法:用于无复苏器械时。方法为将一块纱布折成4层,置于新生儿口鼻上,接生人员一手托起新生儿颈部,另一手轻压上腹部,以防气体吸入新生儿胃内,然后对准新

生儿口部,轻轻吹气,吹气时见到胸部微微隆起时将口移开,放在腹部的手轻压腹部,协助排气,如此一吹一压,30/min,直至呼吸恢复为止。

(3)氧气吸入:在人工呼吸的同时给予氧气吸入,用 90% ~ 100%氧快速缓解缺氧症状,方法常有:①鼻内插管给氧。流量<2L/min,每秒 5~10 个气泡,避免发生气胸。②气囊和气管插管法。通气率为 30~40/min,压力不可过大,以防肺泡破裂,开始瞬间压力 1.96~2.94kPa,逐渐减到 1.47~1.96kPa,待新生儿皮肤逐渐转红,建立自主呼吸后拨出气管内插管,给予一般吸氧。

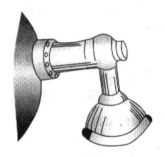

图 12-9　气囊面罩复苏器

C. 维持有效循环,保证足够的心搏出量:经正压给氧人工呼吸后 15~30s,心率仍低于 80/min,可用双拇指(拇指法,图 12-10)或中、示指(双指法,图 12-11)进行胸外按压。方法为使新生儿仰卧,用示指有节奏地按压胸骨中段,深度 2~3cm,频率为 100~120/min,每次按压后随即放松,放松时拇指或其他手指应不离开胸壁,此为拇指法;也可用一手的中、示指并排放在胸骨体下 1/3 交界处按压,称双指法。胸外按压配合人工呼吸,即胸外按压次数与人工呼吸次数比例为 3:1,即按压 3 次做 1 次人工呼吸。

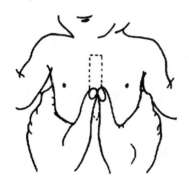

图 12-10　拇指法心脏按压

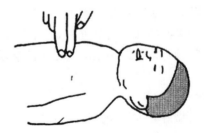

图 12-11　双指法心脏按压

重点提示

　　按压有效者,心率大于 80/min,可摸到颈动脉和股动脉搏动。如心跳停止或按压 30s 心率低于 80/min,应给予药物治疗。

D. 药物治疗:经胸外按压和气管插管人工呼吸 30s 后,心率仍低于 80/min;或出生时无心跳者,需在建立有效的静脉通路,气管插管,人工呼吸加胸外按压的同时给药。

(1)心率减慢或刺激心跳用肾上腺素 0.2ml/kg 静脉注射以刺激心跳。

(2)若心率正常脉搏细弱,给氧、保暖复苏效果不佳应考虑补充血容量,予以扩容(白蛋白、全血、生理盐水等)。

(3)酸中毒者给 5% 碳酸氢钠 3~5ml/kg 加入 5% 葡萄糖液 20ml 中静脉滴注。

(4)如母亲用过吗啡类镇静麻醉药致呼吸抑制者,用纳洛酮(每千克体重 0.1mg)。

E. 评价:复苏过程中随时评价呼吸、心率、皮肤颜色,以评估复苏效果和确定进一步采取的措施。

3. 保暖 在整个抢救过程中必须注意保暖。因新生儿体温调节中枢发育不成熟,易受到外界环境影响。在其出生时应立即擦干全身羊水和血迹,减少耗氧和降低代谢,保持室温26~28℃,相对湿度55%~65%,远红外线保暖床温度在30~32℃,患儿维持肛温36.5~37℃,提高抢救的成功率。

> **重点提示**
>
> 注意新生儿保暖,保持室温26~28℃,相对湿度55%~65%,远红外线保暖床温度在30~32℃。

4. 复苏后护理 复苏成功的标志为自主呼吸建立,心率大于120/min,皮肤红润,一般情况稳定。复苏成功是抢救生命的第一步,应继续监护,预防吸入性肺炎、颅内出血、缺血缺氧性脑病等并发症。

(1)注意保暖、喂养,保持安静,必要时吸氧。

(2)密切观察呼吸、循环、神经系统、肾功能、胃肠表现,及早发现并发症的迹象,协助医生及时处理。

(3)保持呼吸道通畅,使新生儿侧卧位,并随时吸出呼吸道内液体,窒息的新生儿应延迟哺乳,以防呕吐物吸入呼吸道,再次发生窒息或新生儿肺炎。

(4)观察酸碱及电解质平衡,监测胆红素、血红蛋白、血细胞比容等。

(5)预防感染及颅内出血,给抗生素预防感染,给予维生素C、维生素K肌内注射,预防颅内出血。

5. 心理护理

(1)做好心理护理,选择适宜的时间告之新生儿情况,抢救时避免大声喧哗,以免加重母亲思想负担,刺激子宫收缩,预防产后出血。

(2)若新生儿重度窒息抢救无效而致死亡时,应选择合适的语言和环境解释病情,以利于产妇及家属接受。

6. 健康指导 指导母乳喂养;指导产妇学会观察新生儿的哭声、面色、呼吸、大小便等情况,发现异常及时就诊;对于重度窒息的新生儿,指导产妇及家人注意观察新生儿的精神状态及远期表现,预防智障发生。

讨论与思考

一女婴出生后1min评分时,表现为皮肤青紫,心率90/min,呼吸浅而不规律,肌张力减低,对刺激有轻微反应。医生告知产妇和家属新生儿发生窒息,需立即抢救。

1. 该新生儿评分应为几分?

2. 她的严重程度如何?

3. 该如何抢救?

(陈亚萍)

第13章

产后并发症及护理

产褥期虽然是一个生理过程,但由于全身各系统,特别是生殖系统发生着急剧的变化(复原过程),如不注意护理和保健,很容易发生产褥期疾病。

重点提示

产褥感染与产后出血、妊娠期高血压疾病、妊娠合并心脏病一起构成孕产妇死亡的四大原因。

第一节 产褥感染

学习要点

1. 产褥感染、产褥病率的定义
2. 产褥感染的病因、临床表现、诊断
3. 产褥感染的处理原则及护理措施

病例:患者第1胎,产钳助产,产后4d,产妇自述发热,下腹微痛。检查:体温38℃,双乳稍胀,无明显压痛,子宫脐下两指,轻压痛,恶露多而混浊,有臭味。

分析:该患者最可能的诊断是什么? 在护理中,应采取的体位是哪种?

产褥感染是分娩时与产褥期因生殖道创面受病原体的感染所引起的局部或全身炎症的变化。产褥病率是指分娩24h以后的10d内,用口表每日测体温4次,间隔时间4h有2次体温≥38℃。产褥病率的大部分病例均因产褥感染引起,但部分病例的发热可因生殖道以外部位(乳腺、泌尿道、呼吸道等)的炎症引起。

【病因】

1. 诱因 分娩破坏了女性生殖道的自然防御功能,增加病原体侵入机会。产后机体抵抗力减弱,产时过于疲劳、滞产、手术产、胎膜早破、胎盘或胎膜残留、产道损伤及营养不良等,为感染创造了有利条件。

2. 病原体种类　以厌氧菌占优势。常发生几种细菌的混合感染。

(1)厌氧性链球菌:以消化链球菌和消化球菌多见。当产道损伤时残留组织坏死,该菌迅速繁殖,与大肠埃希菌混合感染,有异常恶臭味。

(2)厌氧类杆菌属:此类细菌有加速血液凝固的特点,可引起感染邻近部位的血栓性静脉炎。

(3)大肠埃希菌属:大肠埃希菌是菌血症和感染性休克最常见的病原菌。

(4)葡萄球菌:主要是金黄色葡萄球菌和表皮葡萄球菌。金黄色葡萄球菌多为外源性感染,很容易引起严重的伤口感染。表皮葡萄球菌存在于阴道菌群内,引起的感染较轻。

(5)需氧性链球菌:β-溶血性链球菌,与产褥感染关系密切,可引起严重感染,甚至伴发菌血症。

此外,梭状芽胞杆菌、淋病奈瑟菌均可导致产褥感染,但较少见。支原体和衣原体也可是产褥感染的病原体之一。

3. 感染途径

(1)内源性感染:当抵抗力降低或细菌数量、毒力增加时,产妇生殖道或其他部位寄生的非病原体可转化为病原体引起感染而致病。

(2)外源性感染:被污染的衣物、用具、各种手术器械及物品等均可造成感染。

> **重点提示**
>
> 研究表明,内源性感染更重要,为主要的感染途径。因产妇生殖道病原体不仅可以导致产褥感染,而且还能通过胎盘、胎膜、羊水间接感染胎儿,导致流产、早产、胎儿生长受限、胎膜早破、死胎等。

【病理】

1. 急性外阴炎、阴道炎、宫颈炎　按照感染的深浅分为单纯性感染、浅筋膜感染、坏死性筋膜炎、坏死性肌炎。若感染部位较深时,可引起阴道旁结缔组织炎。

2. 急性子宫内膜炎、子宫肌炎　病原体经胎盘剥离面侵入到蜕膜后,蜕膜充血、坏死,称子宫内膜炎;扩散到子宫肌层,称子宫肌炎。子宫内膜炎多伴有子宫肌炎。

3. 急性盆腔结缔组织炎、急性输卵管炎　急性炎性反应而形成炎性包块。若侵及整个盆腔,可形成"冰冻骨盆"。

4. 急性盆腔腹膜炎及弥漫性腹膜炎　因腹膜的炎性渗出及纤维覆盖引起肠粘连,也可在直肠子宫陷凹形成局限性脓肿,继而发展为弥漫性腹膜炎。

5. 血栓性静脉炎　可引起盆腔血栓性静脉炎,累及卵巢静脉、子宫静脉、髂内静脉、髂总静脉及下腔静脉,病变常为单侧。下肢血栓性静脉炎多继发于盆腔静脉炎或周围结缔组织炎,病变多在股静脉、腘静脉及大隐静脉,血液回流受阻,引起下肢肿胀,皮肤发白,习惯称为"股白肿"。血栓性静脉炎的病程持续很久,肿胀消退很慢,最后炎症消退,血栓机化。

6. 脓毒血症及败血症　血栓化脓液化脱落成为栓子进入血液循环,可引起脓毒血症,常并发感染性休克和迁徙性脓肿。以肺部并发症——肺脓肿、胸膜炎、肺炎最为常见;其次为肾脓肿,好发于左肾;以及脑脓肿;甚至发生肺栓塞而致死。若细菌大量进入血液循环并繁殖可形成败血症。

【临床表现】

1. **急性外阴、阴道、宫颈炎**　表现为局部红肿、疼痛、下坠感,脓性分泌物增多。脓性分泌物刺激尿道口可引起尿痛、尿频。引流通畅者,体温一般不超过 38℃。

2. **急性子宫内膜炎、子宫肌炎**　一般在产后 3~5d 发病,体温>38℃,严重者可达 40℃。轻者表现为低热、恶露增多有臭味、下腹疼痛及压痛,子宫复旧缓慢。重者出现寒战、高热、头痛、心率快、白细胞增多,下腹部压痛轻重不一,恶露也不一定多而容易被误诊。

3. **急性盆腔结缔组织炎、急性输卵管炎**　在产后 3~5d 发病,先有内膜炎症状及体征,然后出现寒战、高热、脉速、腹胀及下腹剧痛,子宫复旧不佳,子宫及两侧有压痛,附件组织增厚或形成肿块,治疗后大都能吸收好转。有时脓肿自行破溃,脓液经直肠膀胱排出,症状很快减轻,但如破入腹腔则腹痛加重,伴休克,并渐渐出现弥漫性腹膜炎症状与体征,抢救不及时者后果严重。另外,急性期如果治疗不彻底能发展成慢性盆腔炎。

4. **急性盆腔腹膜炎及弥漫性腹膜炎**　症状多较重,出现全身中毒症状,如高热、恶心、呕吐、腹胀,检查时下腹部有压痛或反跳痛等腹膜刺激症状,由于产妇腹壁松弛,腹肌紧张多不明显。

5. **血栓性静脉炎**　产妇多于产后 1~2 周,继子宫内膜炎之后出现寒战、高热、心率加快、呼吸急促及下腹剧痛,持续数周或反复发作。局部检查不易与盆腔结缔组织炎鉴别。下肢血栓性静脉炎时,出现弛张热,局部静脉压痛及硬索状,下肢肿胀,皮肤发白,持续性疼痛。有的产妇可能体征不明显,仅持续发热。

6. **脓毒血症及败血症**　全身症状更为严重,出现持续高热、寒战,体温达 40℃以上,并可有神志不清、谵妄及昏迷等,严重的革兰阴性杆菌(主要为大肠埃希菌)感染常并发中毒性休克,抢救不及时将危及产妇生命。

重点提示

发热、疼痛和恶露改变是产褥感染三大主要症状。

【诊断】

1. **询问病史**　了解病人是否患有全身性疾病、全身的营养状况、个人卫生习惯、有无泌尿道及生殖道感染史。了解病人孕产史,特别是本次妊娠是否合并糖尿病、心脏病或并发高血压等;本次分娩是否有胎膜早破、产程过长、软产道损伤、器械助产、手术产及过多的宫腔内操作等。注意排除上呼吸道感染、肾盂肾炎、乳腺炎及粟粒性肺结核等,盛夏时应除外产褥中暑。

2. **体格检查**　观察产妇全身情况,测量体温、脉搏、呼吸、血压,评估有无贫血及休克体征。观察阴道流血量、颜色及持续时间。有无腹痛,腹痛的部位、性质及程度。妇科检查:阴道内是否有组织物排出或堵于宫颈口,有无血液从子宫颈流出,腹部有无压痛等。如触到增粗的输卵管或盆腔脓肿包块,应确定感染的部位和严重程度。

3. **辅助检查**

(1)实验室检查

①血、尿常规检查:白细胞总数及分类计数会增加,红细胞沉降率加快。检测血清急性期反应物中的 C 反应蛋白,有助于早期诊断感染。

②确定病原体及药敏试验:病原体的鉴定对产褥感染诊断与治疗非常重要,方法有:a. 宫腔分泌物检查,常规消毒阴道与宫颈后,用棉拭子通过宫颈管,取宫腔分泌物;b. 后穹窿穿刺

取分泌物或脓液;c.病原体抗原和特异性抗体检查,已有许多商品药盒问世,可快速检测;d.血培养,并实施药物敏感试验,合理选择抗生素。

(2)B型超声、彩色超声多普勒、CT、磁共振等检测手段,能对感染形成的炎性包块、脓肿及静脉血栓做出定位及定性诊断。

重点提示

清除宫腔残留物、脓肿切开引流、按药敏试验选用广谱高效抗生素是产褥感染主要的治疗手段。

【处理】

1. 支持疗法 纠正水、电解质失衡,调节酸碱平衡。高热病人采取物理降温。应用宫缩药以利子宫复旧。加强营养,增强全身抵抗力。病情严重或贫血者,可多次少量输新鲜全血或血浆。

2. 手术治疗 必要时进行迅速果断的大范围清创术。会阴伤口化脓,应提前拆除缝线并扩创引流,亦可产后7d开始用1:5000高锰酸钾溶液坐浴,1~2/d。盆腔脓肿突入阴道后穹隆者,可于该处先行穿刺,如抽出脓液,可切开放脓,然后引流。盆腔脓肿出现于腹股沟韧带上方者,可于该处行腹膜外切开引流。附件脓肿须剖腹检查,切除脓肿。

3. 抗生素的应用 原则是早给药、剂量足、多途径、针对性强。应按药敏试验选用广谱高效抗生素。如用甲硝唑,注意暂不母乳喂养,停药方可哺乳。

4. 血栓性静脉炎的治疗 血栓性静脉炎不仅静脉内有栓子,而且周围组织也有炎症,故不宜用肝素治疗。但疑有肺栓塞时,则应在内科医师指导下,适当应用肝素,以免栓子继续形成进入肺部。即15U/(kg·d)肝素加入5%葡萄糖液500ml中静脉滴注,每6小时1次,体温下降后改为2/d,连用4~7d;尿激酶40万U加入0.9%氯化钠液或5%葡萄糖液500ml中静脉滴注10d,用药期间监测凝血功能。同时口服双香豆素、阿司匹林等。若化脓性血栓不断扩散,可考虑结扎卵巢静脉、髂内静脉等,或切开病变静脉直接取栓。

5. 中毒性休克的治疗 应积极大力抢救,在抗休克的同时,积极处理感染灶,防止多脏器功能衰竭。除大量应用抗生素外,须补充血容量,纠正代谢性酸中毒,应用血管舒张药及肾上腺皮质激素等。注意水电解质平衡及肾脏与心脏功能。发生弥散性血管内凝血时应及早用肝素及其他有关治疗。

6. 中药 治则为清热解毒,活血化瘀,可用五味消毒饮和失笑散,加牡丹皮、赤芍、鱼腥草、益母草。

【护理诊断】

1. 体温升高 与产褥感染有关。

2. 疼痛 与病原体感染有关。

3. 体液不足 与发热消耗、摄入降低有关。

4. 潜在并发症 感染性休克。

【护理措施】

1. 密切观察生命体征(每日至少监测并记录体温4次)、恶露的量及性状、子宫复旧情况、腹部体征、会阴伤口情况等,发现异常及时通知医生。

2. 保持病室安静、清洁,限制探视人数,保持空气新鲜,每日通风至少2次,每次30min

以上。

3. 注意个人卫生,保持床单及衣物清洁、干净。保持会阴清洁、干燥,使用消毒的会阴垫,勤更换会阴垫。保持口腔、皮肤清洁。

4. 高蛋白、高热量、高维生素、易消化饮食,少食多餐,增强机体抵抗力。注意水分的补充,每天不应低于 2000ml。必要时遵医嘱静脉输液,以维持机体水、电解质平衡。保持大小便通畅,以减轻盆腔充血。

5. 遵医嘱正确使用抗生素,注意定期检查血常规及白细胞总数、分类,了解治疗效果。必要时配合医生做好清宫术、脓肿引流术的准备及术后护理。操作时严格执行消毒隔离措施及无菌技术原则。

6. 高热产妇予以物理降温,必要时遵医嘱使用降温药物,但应注意防止大汗而引发虚脱。

7. 病情重者应停止哺乳,主动为产妇提供生活护理,照顾新生儿,避免病人劳累和精神紧张。

8. 抬高床头,取半坐卧位,会阴侧切者健侧卧位,促进恶露及时排出和炎症的局限。

9. 会阴的观察与护理,遵医嘱用消毒液冲洗或擦洗会阴,2/d;每次大、小便后清洁外阴部。会阴伤口感染时可局部用热湿敷或红外线照射,15min,2/d,促进伤口愈合。

第二节 晚期产后出血

学习要点
1. 晚期产后出血的定义、病因、临床表现及诊断
2. 晚期产后出血的处理原则及护理措施

病例:患者 30 岁。剖宫产术后 15d,以晚期产后出血收入院。

分析:晚期产后出血的主要原因是什么?该患者的护理诊断有哪些?

分娩 24h 后,在产褥期内阴道发生大量流血,称晚期产后出血,也称产褥期出血。以产后 1~2 周发病者居多。

【病因及病理】

1. 部分胎盘、胎膜残留 部分胎盘小叶、被忽略的副叶胎盘及胎膜残留在宫腔内,经过一定时期后形成胎盘息肉,当息肉坏死脱落时引起大量子宫出血。病理检查可见变性绒毛或混有新鲜绒毛。

重点提示

部分胎盘、胎膜残留是引起晚期产后出血最常见的原因。

2. 蜕膜残留 胎盘附着面的蜕膜长期残留,使子宫复原不全,继发子宫内膜炎症,可发生晚期产后出血。病理检查见坏死蜕膜、无绒毛组织。

3. 胎盘附着面复原不全或感染　胎盘附着面发生感染,血栓溶解脱落,血窦开放,引起大量出血。病检为处于不同复旧状态的血管,内膜组织很少,见不到腺体。

4. 剖宫产术后子宫伤口裂开　多见于子宫下段剖宫产术横切口两侧端。引起切口愈合不良造成出血的原因主要有:①术中止血不良;②横切口选择位置不当;③缝合技术不当。

5. 其他原因　如子宫黏膜下肌瘤、产后滋养细胞疾病等引起出血,较少见。

【分类及临床表现】

1. 部分胎盘、胎膜残留　多数发生在产后 10~20d 后,表现为血性恶露持续时间延长,以后反复出血或突然大量流血。检查发现子宫复旧不全,宫口松弛,有时可触及残留组织。

2. 蜕膜残留　临床表现与胎盘残留不易鉴别。宫腔刮出物病理检查可见坏死蜕膜,混以纤维素、玻璃样变的蜕膜细胞和红细胞,但不见绒毛。

3. 子宫胎盘附着面感染或复旧不全　多发生在产后 2 周左右。表现为突然大量阴道流血,检查发现子宫大而软,宫口松弛,阴道及宫口有血块堵塞。

4. 剖宫产术后子宫伤口裂开　多发生在术后 2~3 周,多见于子宫下段剖宫产术横切口两侧端,出现大量阴道流血,甚至引起休克。

【诊断】

1. 病史　应全面了解是否患有全身性疾病、生殖器官疾病、内分泌功能失调等。了解产妇孕产史,特别是本次分娩过程中胎盘、胎膜娩出情况,是否有产程过长、软产道损伤、器械助产、手术产,产后早期子宫复旧及恶露状况。

2. 体格检查　产后恶露不净,有臭味,反复或突然阴道大量流血,导致贫血、休克甚至危及生命。全身检查应注意排除血液系统疾病。双合诊检查应在消毒、输液、备血、纠正休克及有抢救条件下进行。不要强行清除宫颈部位的凝血块。一般可发现子宫增大、软,宫口松弛,内有血块或组织。当患者发生休克时,面色苍白、脉细弱、血压下降等。

3. 辅助检查

(1)血、尿常规检查:了解感染与贫血情况。血常规表现红细胞数量、血红蛋白低于正常,凝血功能障碍时,凝血功能试验不同程度异常。

(2)子宫颈、伤口分泌物培养及药物敏感试验。

(3)B 超检查:了解宫腔内有无残留组织、子宫切口愈合情况。

(4)病理检查:宫腔刮出物或切取子宫标本做病理检查。

【预防】

1. 分娩时认真检查胎盘、胎膜是否完整,有残留者立即清宫,术后给予缩宫素促使子宫收缩及抗生素预防感染。

2. 合理选择剖宫产术切口,术中严格按手术操作规程施行,术后嘱患者避免咳嗽,保持大便通畅,注意伤口愈合情况,保持伤口清洁。术后应用抗生素预防感染。

3. 产褥期注意子宫收缩及复旧情况,教会产妇自己按摩子宫,并观察恶露颜色、量、性状、有无臭味。

【处理】

1. 药物治疗　少量或中等量阴道流血,应给予足量广谱抗生素、子宫收缩药、支持疗法及中药治疗。出血量多时可给予低分子右旋糖酐或输新鲜全血。

2. 手术治疗　疑有胎盘、胎膜、蜕膜残留或胎盘附着部位复旧不全者,在使用广谱抗生素的同时,应行刮宫术,清除宫腔内容物,刮出物送病理检查,以明确诊断。剖宫产术后阴道流血,少量或中等量应住院给予抗生素治疗并严密观察,大量流血需积极抢救。若考虑切口裂开,应尽快行开腹探查术。若组织坏死范围小,炎性反应轻,产妇又无子女,可选择清创缝合及髂内动脉、子宫动脉结扎法止血而保留子宫。否则,宜切除子宫。由于病灶在子宫下段,切除子宫必须包括子宫体及部分宫颈,故行低位子宫次全切除术,或行子宫全切除术。术后应放置引流,继续使用足量广谱抗生素及子宫收缩药。

【护理诊断】

1. 体液不足　与产后出血有关。

2. 有感染的危险　与阴道流血时间过长、侵入性操作、贫血易造成感染有关。

3. 焦虑　与担心自身健康和婴儿喂养有关。

4. 潜在并发症　失血性休克。

【护理措施】

1. 密切观察血压、脉搏、呼吸、体温及阴道流血情况,发现异常及时通知医生,有阴道排除物应保留并送病理检查,做好抢救准备。

2. 采取止血措施,如按摩子宫、使用宫缩药、缝合产道损伤处等。遵医嘱使用抗生素,预防感染发生。注意定期检查血常规,了解治疗效果。

3. 保持室内空气新鲜,注意卧床休息,加强会阴护理,按常规每日清洁消毒,保持外阴清洁,用消毒会阴垫,防止逆行性感染。

4. 饮食应易消化、高蛋白、高维生素饮食,以增强抵抗力。

5. 观察了解产妇及其家人的精神状态并给予精神安慰,讲解有关知识及自我监护和自我护理的方法。加强婴儿护理,促进母婴情感交流。主动为产妇提供生活护理,避免病人劳累和精神紧张。取得产妇配合和家属支持,解除恐惧心理。

第三节　产褥期抑郁症

学习要点

1. 产褥期抑郁症的定义、临床表现

2. 产褥期抑郁症的处理原则及护理措施

产褥期是妇女容易发生情绪障碍的危险时期。产后抑郁症一般指产后 6 周内第一次发病(既往无精神障碍史),以情感(心境)持续低落为基本特征的一组情绪障碍,可伴有思维和行动的改变及躯体症状,是产褥期非精神病性精神综合征中最常见的类型。一般不须治疗,因而易被人们所忽视。产褥期抑郁症预后良好,约 70% 患者于 1 年内治愈,仅极少数患者持续 1 年以上。但也有的持续较长时间,并可诱发产后精神病。再次妊娠约有 20% 复发率,因此再次妊娠及分娩后需严密检测。

重点提示

产后心理障碍包括:①产后沮丧,产后 3~4d 出现,5~14d 为高峰期,可持续数小时、数日至 2~3 周;典型症状是突然哭泣、食欲缺乏等症状;②产后抑郁,是非精神病性的抑郁症状群,产后 2 周发病,至产后 4~6 周逐渐明显,可持续数周;③产后精神病,属躯体疾病所致精神障碍;发生在产后第 3~14 天,数周至 2~3 个月内缓解。开始有失眠、坐立不安及情绪不稳定等症状,很快出现明显的幻听、妄想及谵妄状态,甚至杀死自己的婴儿。

【病因】

1. 内分泌因素　在妊娠分娩的过程中,体内内分泌环境发生了很大变化,尤其是产后 24h 内,体内激素水平的急剧变化是产后抑郁症发生的生物学基础。

2. 遗传因素　是产褥期抑郁症的潜在因素,有精神病家族史,特别是有家族抑郁症病史的产妇,产后抑郁症的发病率高。

3. 躯体因素　有躯体疾病或残疾的产妇易发生产后抑郁,尤其是感染、发热时对产后抑郁的促发有一定影响。再有中枢神经功能的易感性,情绪及运动信息处理调节系统(如多巴胺)的影响,可能与产后抑郁症的发生有关。

4. 心理因素　产前情绪不稳定及经前期紧张综合征者,因产时疼痛与不适引起紧张恐惧导致滞产、难产者,不良的分娩结局,产褥期妇女情感脆弱者,特别是产后 1 周情绪变化明显而不稳定者,均会由于心理压力增大而成为产后抑郁症的易患人群。

5. 社会因素　夫妻关系不合、产后亲属关心较少、居住环境恶劣等因素,这些是促发产后抑郁的危险因素。此外,低龄、低社会地位、低学历、低收入等因素均可增加产妇产后抑郁的易感性。

【临床表现】

1. 情绪抑郁　可由轻度的心情不佳、心烦意乱、苦恼、忧伤到悲观、绝望。有昼轻夜重的规律。

2. 丧失兴趣　明显不能体验生活乐趣,对周围事物缺乏兴趣。对生活缺乏信心,觉得生活无意义。感受不到孩子带来的快乐和爱。

3. 创造性思维受损、精力丧失　主动性降低,行为上反应迟钝,注意力涣散,工作效率和处理事物的能力下降,为抑郁症典型症状之一。

4. 体重显著增加或下降,疲乏、失眠或睡眠过度

5. 自我评价降低　自暴自弃、自责、自罪,或表现对身边的人充满敌意、戒心,无用感、罪恶感,担心不能照顾婴儿、自己或婴儿受到伤害,与家人、丈夫关系不协调。

6. 病情严重者甚至绝望　出现自杀或杀婴的倾向,为抑郁症最严重的症状。

【诊断】　对产后抑郁症目前尚无特异的实验室指标和统一的诊断标准,多依据各种症状自评量表由产妇自行填写,以相应的评分结果来判定产妇的情绪状态。美国精神学会(1994)在《精神疾病的诊断与统计手册》一书中,制订了产褥期抑郁症的诊断标准。

1. 在产后 2 周内出现下列 5 条或 5 条以上的症状　必须具备①②条:①情绪抑郁;②对全部或多数活动明显缺乏兴趣或愉悦;③体重显著下降或增加;④失眠或睡眠过度;⑤精神运动性兴奋或阻滞;⑥疲劳或乏力;⑦遇事皆感毫无意义或自罪感;⑧思维力减退或注意力不集

中;⑨反复出现自杀想法。

2. 在产后 4 周内发病

【预防】

1. 加强围产期保健　加强围产期保健的心理咨询工作,针对孕产期的危险因素和孕产期焦虑或抑郁情绪加强心理护理,帮助孕、产妇正确处理社会各种生活难题,使之有一个良好的心态度过围产期。及时发现和处理产妇出现的心理问题。

2. 做好家属的教育工作　发挥产后访视社会支持系统的作用,做好丈夫及其他家人的工作,让他们充分认识孕、产妇的生理心理变化,处理好与产妇的关系,营造良好的家庭气氛,使产妇减轻心理负担。

【处理】

1. 心理治疗　通过心理咨询,解除致病的心理因素。

2. 药物治疗　适用于中、重度抑郁症及心理治疗无效患者。抗抑郁症药均可使用。主要是选择 5-羟色胺再吸收抑制药、三环类抗抑郁药等。此外,有学者认为产褥期抑郁的发生与激素变化有关,故提出使用激素治疗,但其有效性值得进一步研究。对有感染、贫血的产妇,及时给予抗生素、铁剂、维生素等药物,增强机体抵抗力。如果选用锂疗法,应该密切监测血浆浓度。研究表明,地西泮可以进入乳汁,故哺乳期间避免使用。一些影响精神状态的药物会从乳汁分泌造成新生儿嗜睡或者锂中毒,应当人工喂养。

【护理诊断】

1. 恐惧　与产褥知识不足、家属关心不够有关。

2. 睡眠形态紊乱　与充满悲观情绪致入睡困难有关。

3. 应对无效　与产妇不能满足角色期望、无力解决问题、社会参与改变有关。

4. 有对自己或他人施行暴力行为的危险　与严重孤独和绝望以致罪恶妄想有关。

【护理措施】

1. 心理护理　倾听她们的感受,主动关心她们,帮助解除不良的社会、心理因素;必要时给予心理指导,避免精神刺激,减轻心理负担和生活中的应激性压力。

2. 创造安静、舒适的环境　休息房间应安静、清洁、温暖、阳光充足、空气新鲜,保证产妇充分的睡眠和休息;应加强护理工作的效率,治疗、护理时间要相对集中,减少不必要的打扰,落实好陪伴制度。

3. 帮助产妇适应母亲角色　应主动与产妇交流,教会护理孩子的一般知识和技能,消除产妇自认为无能的心态,运用母亲角色,关心、爱护、触摸婴儿,及时进行母乳喂养的指导,通过哺乳增进母子间的情感交流。

4. 争取良好的家庭氛围　帮助家庭成员在生活上关心、体贴产妇,倾听其诉说,使其从心理上树立信心,感受到自己在家庭、社会中的地位。

5. 注意安全保护　对于重症患者,要警惕产妇的伤害性行为,安排好陪护,并且请心理医师或精神科医师治疗。

第四节　产褥期中暑

学习要点

1. 产褥中暑的定义、临床表现及处理原则
2. 产褥中暑护理措施及预防

产褥中暑是指产妇在室内高温高湿、通风不良的环境下,体内余热不能及时散发,引起的中枢性体温调节功能障碍性急性疾病。虽然中暑症状与非产妇相同,但因产褥期产妇一般体质较为虚弱,抵抗力下降,故而起病急骤、发展迅速,处理不当可遗留严重的后遗症,甚至死亡。

【病因】　产妇体内潴留的水分需要排出,因此有显著的排尿现象,出汗也特别多。一些旧风俗习惯却要求产妇密闭在家中,包头盖脚,特别是在夏季分娩的体质虚弱产妇,如住房矮小,室温过高,湿度很大,产妇出汗散热又受到严重影响,将导致体温中枢调节失常,出现高热、水电解质代谢紊乱和神经系统功能损害等一系列病变。产褥感染产妇发热时,更容易中暑。炎热的夏季比冬季更容易发生中暑。

【分类及临床表现】

1. 中暑先兆　体温正常或轻度升高,一般在 38℃ 以下;产妇表现为口渴、恶心、头晕、眼花、四肢乏力、心悸、胸闷、多汗等症状。

2. 轻度中暑　除上述症状外,体温可升至 38.5℃ 以上,可有头晕加剧,胸闷加重,颜面潮红、恶心、呕吐,体温上升,脉搏细数,血压下降,呼吸急促,无汗尿少,口渴加重,全身布满痱子。

3. 重度中暑　高热不退,40~42℃,面色潮红,皮肤干燥,全身无汗,尿少,意识不清、昏睡、谵妄、抽搐,随后面色转苍白、呼吸急促、脉搏细速、血压下降、瞳孔缩小、瞳孔对光反射及膝反射减弱或消失等危急症候。如不及时抢救,数小时即可因呼吸循环衰竭、脑水肿、肺水肿、DIC、肝肾衰竭等而死亡。即使幸存,也可能由于中枢神经损伤而有严重后遗症。

【诊断】　从发病季节、产妇家居环境、产妇衣着及临床表现,不难诊断产褥中暑,但需与产后子痫、产褥感染、败血症等相鉴别。产褥感染产妇可以发生产褥中暑,产褥中暑产妇又可并发产褥感染。

辅助检查:①血常规检查,外周血白细胞总数增加,以中性粒细胞为主;②尿常规,可见血尿、蛋白尿、管型等改变;③血尿素氮、肌酐可升高;④血清电解质可见高钾、低钠、低氯血症。

【预防】

1. 做好卫生宣教,识别产褥中暑先兆症状,如口渴、多汗、恶心、头晕、心慌、胸闷等。

2. 产妇的居室一定要打开窗户,使空气流通,保持适当的温度、湿度,但不要让产妇直接吹风。被褥不宜过厚,可以用凉席,衣着应宽大适度,利于透气。多饮水。

3. 产妇皮肤排泄功能较旺盛,出汗较多,可以经常用温水擦浴,勤换衣服,可避免产褥中暑。

重点提示

处理原则是立即改变高温和不通气环境,迅速降温,及时纠正水、电解质紊乱及酸中毒,积极防治休克。迅速降低体温是抢救成功的关键。

【处理】

1. 中暑先兆　立即移至通风凉爽处,宽衣解带,或迅速改善通风条件、降低室温至25℃。鼓励多饮凉开水或盐开水,或输注葡萄糖氯化钠液,纠正酸中毒,安静休息,情况可迅速改善。

2. 轻度中暑　除上述外,适度应用人丹、十滴水内服,涂搽清凉油,体温上升者可行物理降温,以尽快降低体温。给予解热药物退热。

3. 重度中暑

(1)物理降温:①电扇吹风,全身冰水或冰水酒精擦浴,或置冰袋退热,贴于头部、颈部、腋下、腹股沟等浅表大血管分布区,冰水灌肠。争取在短时间内将体温降至38℃左右。已发生循环衰竭者慎用物理降温,以避免血管收缩加重循环衰竭。②加强护理,严密观察生命体征。③按摩四肢以防周围血液循环淤滞。

(2)药物降温:①用4℃葡萄糖氯化钠液1000~1500ml静脉滴注,盐酸氯丙嗪25~50mg加于葡萄糖液500ml中静脉滴注,1~2min滴完;体温不降者,4~6h可重复1次。②高热昏迷抽搐或物理降温后体温又升高者可采用冬眠疗法,哌替啶100mg、氯丙嗪50mg、异丙嗪50mg加入5%葡萄糖液250ml中静脉滴注。体温降至38℃时,停止降温。③药物降温时应密切观察产妇生命体征,注意心脏及肾脏情况。如血压过低则不能用氯丙嗪,可采用氢化可的松100~200mg加入5%葡萄糖液500ml中静脉滴注。④另外,可同时使用解热镇痛药。

(3)保持静脉通畅,积极纠正水、电解质紊乱及酸碱中毒,24h输液量2000~3000ml,注意补充钠盐、钾盐,并适当控制输液速度,避免输液过快发生肺水肿。合理使用5%碳酸氢钠纠正酸中毒;静脉滴注山莨菪碱改善微循环,防止DIC的发生。为防治急性肾衰竭的发生应早期快速静脉注射20%甘露醇250ml或静脉注射呋塞米20mg,保持尿量>30ml/h。

(4)对症处理:重视纠正脑水肿,可用20%甘露醇或25%山梨醇250ml快速静滴。抽搐时可用地西泮、硫酸镁等抗惊厥。高热昏迷抽搐的危重产妇或物理降温后体温复升者可用冬眠疗法,常用冬眠1号半量静脉滴注。出现心、脑、肾合并症时,应积极对症处理。心力衰竭者用毛花苷C等;呼吸衰竭用尼可刹米、洛贝林等对症治疗,必要时行气管插管。给予抗生素预防感染。

(5)中医治疗:针灸,轻症针大椎、曲池、足三里;重症高热昏迷者可速刺十宣放血,再针人中、涌泉、百会,配穴曲池、大椎。

【护理诊断】

1. 体温升高　与中暑有关。

2. 体液不足　与发热消耗、摄入降低有关。

3. 焦虑　与不能亲自护理新生儿、担心疾病预后有关。

4. 知识缺乏　缺乏预防和治疗产褥中暑的相关知识。

5. 潜在并发症　心力衰竭和呼吸衰竭。

【护理措施】

1. 急救措施

(1)如发现产妇有中暑的症状,应立即离开高温环境,到通风较好的凉爽处休息。

(2)脱去产妇多余衣物,多饮些淡盐水或服十滴水、人丹、藿香正气水等,短时间内即可好转。鼓励产妇多饮冷开水、冷绿豆汤等。

(3)出现高热、昏迷、抽搐者,应让产妇头偏向一侧,保证呼吸道畅通。在呼叫救护车或通知急救中心的同时,可用湿毛巾或用30%～50%的酒精擦前胸、后背等处。

2. 一般护理

(1)严密观察体温变化:在降温过程中,30min测量1次体温,争取在最短时间内将体温降至38℃左右,体温一旦降至38℃左右,应立即停止一切降温措施。

(2)保持呼吸道通畅,及时给予氧气吸入。

(3)加强基础护理:密切观察产妇生命体征、神志、尿量、出汗、末梢循环等变化;记录24h出入液量。

(4)高热昏迷抽搐者应注意防止坠床和碰伤。

3. 心理护理　高热引起产妇烦躁不安,应给予产妇心理安慰,尽量让产妇保持平和、冷静的心态;指导家属给予产妇更多关怀和支持;病情允许的情况下,协助产妇一起照顾新生儿。

讨论与思考

1. 某产妇在产后第2天体温升至39℃。

(1)该产妇可能发生何种情况?

(2)可能的病因和临床表现有哪些? 如何护理?

2. 某产妇主诉恶露量大于平时月经量。

(1)该产妇可能发生何种情况?

(2)可能的病因有哪些?

3. 某产妇情绪波动大,食欲和睡眠状况不好,不愿意照顾新生儿。

(1)该产妇可能发生何种情况?

(2)应如何护理?

4. 某产妇向护士咨询如何预防产褥期中暑,护士应如何解答?

(卞 燕)

第 *14* 章

产科常用手术及护理

第一节　会阴切开缝合术

学习要点

1. 会阴切开缝合术的种类、适应证及使用条件
2. 会阴切开缝合术的护理措施

会阴切开缝合术是产科常用手术之一。其主要目的是减少胎儿经阴道娩出的阻力,缩短第二产程及减少产妇会阴裂伤的发生。

一、手术方式

临床上最常用的有会阴侧斜切开和会阴正中切开两种方式(图 14-1 和图 14-2)。

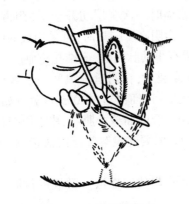

图 14-1　会阴侧斜切开

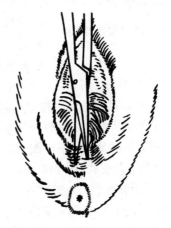

图 14-2　会阴正中切开

二、适应证

（1）产妇需要进行阴道助产手术者，如胎头吸引术、产钳术或臀位助产手术。

（2）会阴过紧、会阴体过高、会阴坚韧、胎儿过大可能引起会阴严重裂伤者。

（3）因某些疾病需要缩短第二产程者，如妊娠期高血压疾病、妊娠合并心脏病、胎儿宫内窘迫等。

（4）早产儿预防颅内出血。

三、手术准备

1. 产妇准备　协助产妇取膀胱截石位，外阴备皮、冲洗、消毒、铺无菌巾。

2. 物品准备　会阴侧切剪刀1把，弯止血钳4把，巾钳4把，持针器1把，有齿小镊子1把，20ml注射器1个，长穿刺针头1个，三角缝合针1枚，圆缝合针1枚，纱布数块，1号丝线1团，0号或1号铬制肠线或可吸收线1团，0.5%～1%普鲁卡因20ml等。

四、手术步骤

1. 会阴侧斜切开缝合术

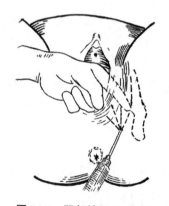

图14-3　阴部神经阻滞麻醉

（1）麻醉：一般采用阴部神经阻滞麻醉（图14-3）或局部浸润麻醉。一般采用双侧阴部神经阻滞麻醉。术者将左手示指深入阴道内触及坐骨棘作为引导，右手持带有长针头的注射器，内装0.5%～1%的普鲁卡因20ml，在肛门与坐骨结节之间做一皮丘，然后将针头刺向坐骨棘内下方缓慢注射药液10ml，再将针头抽回至皮下，向该侧的大小阴唇、会阴体皮下做扇形注射，对侧做同样注射。如果选择正中切开，只做局部浸润麻醉即可。

（2）切开：麻醉后接产者左手示、中两指伸入胎先露和阴道侧后壁之间，引导、撑起左侧阴道壁，以保护胎头不受损伤并指示切口位置。右手持会阴侧切剪刀或钝头直剪放入，自会阴后联合中线向左侧成45°，宫缩时一次全层切开会阴（阴道黏膜与皮肤各层切口长度一致），会阴高度膨隆时，可采用成60°～70°。一般切口长4～5cm。切开后立即用纱布压迫止血，如果有小动脉出血，应结扎止血。

（3）缝合：胎盘完整娩出并检查阴道及其他部位无撕裂后，在阴道内填塞一块纱布团，防止宫腔血液外流影响手术视野。用0号或1号铬制肠线从切口顶端上方0.5cm处开始连续或间断缝合阴道黏膜及黏膜下组织，直至处女膜环；然后用肠线间断缝合肌层、皮下组织；最后用1号丝线间断缝合皮肤（图14-4、图14-5和图14-6）。缝合时要注意解剖层次清楚、对合整齐、严密止血、不留死腔、深浅度适宜。

（4）缝合后处理：缝合完毕取出阴道纱布，按压宫底排出残留血液。常规进行肛门检查，如果发现肠线穿透直肠壁，应立即拆除，重新缝合。

2. 会阴正中切开缝合术　会阴正中切开缝合术一般采用局部浸润麻醉。切开会阴时在阴唇后联合处向肛门方向垂直切开，长2.5～3cm，注意不要损伤肛门括约肌。待胎儿胎盘娩出后逐层缝合，缝合方法同会阴侧斜切开术。正中切开具有出血少，易缝合，愈合好的优点，缺点是切口延长有可能会造成肛门括约肌裂伤,故手术助产或接产技术不熟练者不主张应用,而是多采用会阴侧斜切开术。

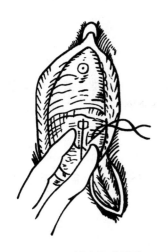

图 14-4　缝合阴道黏膜

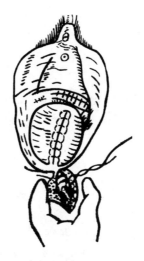

图 14-5　缝合肌层

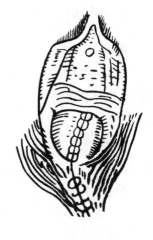

图 14-6　缝合皮肤

重点提示

　　必须把握住会阴切开的有利时机,自然分娩者估计胎儿在 5~10min 内娩出,当胎儿头露出会阴部 5~6cm 直径时进行,宫缩时一次全层剪开。阴道黏膜与皮肤各层切口长度应一致。会阴切开过早出血多,易感染;切开过迟可能已有软产道裂伤,失去切开的意义。

五、手 术 护 理

　　(1)知情宣教。向产妇及家属讲解会阴切开缝合术的目的、意义及方法,以取得产妇的配合。

　　(2)给医生准备好会阴切开所需的各种用物,密切观察产程进展,协助医生在最佳时机切开会阴。

　　(3)进行心理安慰,护士或丈夫应陪伴在产妇身边,给予安慰和关怀,消除其紧张情绪。

　　(4)指导产妇正确屏气用力,利用宫缩间歇时休息,以保持体力。

　　(5)手术后为产妇更衣,垫好卫生巾。注意保暖,提供易消化、营养丰富的食物和饮料。注意观察阴道流血情况,观察 2h 无异常送回休养室。

　　(6)术后保持外阴部清洁、干燥,及时更换会阴垫。

六、注 意 事 项

　　(1)卧位。会阴切开一般取左侧切口,故产妇以右侧卧位为佳,以免恶露浸渍切口,影响愈合。

　　(2)每天进行外阴擦洗、消毒 2 次,并观察外阴伤口有无渗血、红肿等,如发现有感染现象及时报告医生做出相应处理。遵医嘱酌情应用抗生素预防或控制感染。

（3）外阴伤口肿胀疼痛明显或有硬结者，可用 50% 硫酸镁或 95% 的乙醇湿热敷，2/d，每次 15min，或进行理疗。

（4）会阴伤口一般术后 3~5d 拆线。

重点提示

术后应嘱产妇取健侧卧位，定时检查会阴切口，及时处理肿胀，预防感染。若伤口有感染，应立即拆除缝线，撑开伤口彻底引流，并定时换药，以利于伤口愈合。

讨论与思考

李女士，初产妇，妊娠 39 周，因会阴体坚韧，行会阴左侧切开术分娩，术后第 3 天切口发红、肿胀，有少许渗出。

1. 对该产妇所出现的情况，你会采取什么护理措施？

2. 你认为该产妇术后应注意哪些问题才能避免上述情况的发生？

3. 你分析哪些情况适合做会阴切开缝合术？

4. 如果此产妇采用会阴正中切开术，是否会避免上述情况的发生？试比较会阴正中切开术和侧斜切开术的优缺点。

第二节　胎头吸引术

学习要点

1. 胎头吸引术的适应证、所需条件

2. 胎头吸引术的术后护理及注意事项

胎头吸引术是利用负压吸引的原理，将胎头吸引器置于胎头上，形成负压后吸住胎头，通过牵引协助娩出胎儿的手术。该操作简单易行，损伤小，但应避免时间过长，负压过大。

一、种　类

常用胎头吸引器的种类有直筒形、牛角形或扁圆形（图 14-7 和图 14-8）。

二、适　应　证

（1）宫缩乏力，第二产程延长者。

（2）需要缩短第二产程者，如妊娠高血压疾病、妊娠合并心脏病、胎儿宫内窘迫者。

（3）剖宫产史或子宫壁有瘢痕者。

（4）持续性枕后位或枕横位需做旋转胎头并牵引助产者。

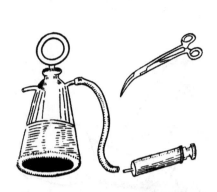

图 14-7　直筒形胎头吸收器

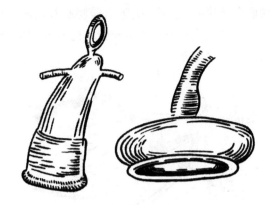

图 14-8　牛角形和扁圆形胎头吸引器

三、手术所需条件

(1)顶先露或枕先露活胎。

(2)头盆必须相称。

(3)宫口已经开全,胎膜已破。

(4)胎头双顶径在坐骨棘水平以下,先露部达到阴道口者。

(5)子宫收缩协调有一定的强度。

四、手　术　步　骤

1. 术前准备

(1)产妇准备:产妇取膀胱截石位,导尿排空膀胱,常规消毒铺巾。并做阴道检查,了解宫颈扩张的程度及胎先露的位置,胎膜未破者先进行破膜。初产妇或会阴坚韧者应做会阴切开术。

(2)用物准备:胎头吸引器 1 个,50ml 注射器 1 个,止血钳 2 把,导尿包 1 个,无菌纱布数块,氧气、新生儿吸引器 1 台,一次性吸引管 1 根,吸氧面罩 1 个,抢救药品,会阴切开缝合术所需物品等。

2. 手术步骤

(1)放置胎头吸引器:术者左手示、中指下压并撑开阴道后壁,右手持已涂消毒润滑油的吸引器,沿阴道后壁放入,左手示、中指撑开阴道左侧壁,使开口端侧缘滑入阴道内;依次撑开阴道右侧壁和前壁,使整个胎头吸引器滑入阴道内,使边缘与胎头先露部贴紧,注意避开囟门。右手示指检查吸引器与胎头之间有无阴道壁及宫颈组织夹入,检查无误后调整吸引器的方向,使其弯度向上,牵引柄与胎头矢状缝方向一致,以便作为旋转胎头的标记。

(2)抽吸负压:用 50ml 注射器接在吸引器的橡皮管上,缓慢抽吸吸引器内空气 150 ~ 200ml,使吸引器内形成负压。用止血钳夹住橡皮管,使吸引器与胎头吸牢,待胎头产瘤形成即可牵引(图 14-9)。

(3)牵引吸引器:如为枕前位,宫缩时指导产妇向下屏气用力,术者手持牵引柄沿骨盆轴的方向进行牵引,宫缩间歇期暂停牵引。牵引时先稍向下,保持胎头俯屈,当胎头枕部到达耻骨联合下缘时,逐渐上提吸引器使胎头渐渐仰伸娩出(图14-10)。牵引时注意保护会阴。如果是枕横位或枕后位则可先转成枕前位,然后再进行牵引。

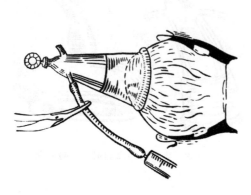 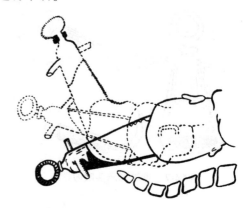

图14-9　抽吸空气形成负压　　　　图14-10　胎头吸引器的牵引方向

(4)取下吸引器:胎头娩出后,即可松开橡皮管上的止血钳,解除负压,取下吸引器,协助胎体娩出。

（重点提示）

　　必须是头位活胎,顶先露或枕先露,胎头双顶径已达坐骨棘水平以下,宫口开全,胎膜已破才可进行胎头吸引术。胎头吸引器放置位置要正确,避开胎儿囟门,以免引起脑损伤。

五、手 术 护 理

(1)知情宣教。向产妇介绍胎头吸引术的目的、方法、意义,使产妇了解相关知识,解除思想顾虑,鼓励产妇积极配合。

(2)准备好胎头吸引术所需的物品,密切观察产程进展情况,协助医生在恰当的时机进行胎头吸引术。

(3)给予关怀帮助,指导产妇配合医生完成分娩。

(4)注意增加营养,补充体力。产后给予高蛋白、高热量、易消化吸收、富含维生素的食物。注意卧床休息,以消除疲劳。

(5)术后注意观察宫缩和阴道流血情况,以免发生产后出血。

(6)做好会阴护理,每天清洁外阴,观察切口愈合情况,遵医嘱给予抗生素预防感染。

(7)生儿护理。①注意检查新生儿有无产伤,以便及时处理。②注意观察新生儿的精神状态、面色、反应、肌张力等。新生儿窒息者,协助医生为新生儿清理呼吸道,保持呼吸道通畅。做好抢救新生儿的准备。③注意保暖,按医嘱给予维生素 K_1 10mg 肌内注射,预防颅内出血。④指导按时预防接种。

六、注意事项

(1)严格掌握适应证,如早产儿慎用。

（2）吸引器必须放置正确，应避开胎儿的囟门。

（3）抽吸达到所需负压后，应稍等 2～3min，待胎头形成产瘤后再牵引，以免滑脱。

（4）牵引时用力要均匀，切勿过猛、过大，尤其切忌左右摇晃。

（5）牵引时如有漏气或滑脱，应查找原因，如果是牵引方向错误、负压不够，可重新放置。放置一般不宜超过 2 次，牵引时间不宜超过 20min。如滑脱两次应改为产钳术或剖宫产术。

（6）术后要仔细检查宫颈、阴道有无裂伤，有裂伤者应及时缝合。

（7）术后常规给予抗生素预防感染，及时给予缩宫素，加强子宫收缩，防止产后出血。

（8）新生儿应按手术产儿护理，24h 内避免过度搬动。

> **重点提示**
>
> 　　术后仔细检查宫颈、阴道有无裂伤。产妇常规给予抗生素预防感染。注意预防新生儿颅内出血。

讨论与思考

1. 某产妇，妊娠 38 周，规律性子宫收缩 12h，宫口开全 2h，枕先露，胎儿顶骨在坐骨棘水平以下 4cm，此时宫缩力量转弱，胎心音 120/min。

（1）对此产妇你认为是否可以采取胎头吸引术结束分娩？胎头吸引术的适应证有哪些？

（2）如果进行胎头吸引术，需要什么条件？

（3）如果由你来实施胎头吸引术，你应准备哪些用物？请你描述手术步骤。

2. 对此产妇行胎头吸引术时因漏气滑脱 1 次，重新放置胎头吸引器后娩出一男婴，体重 3500g。检查发现此新生儿头顶部有一 2cm×2cm 大小的头皮血肿。

（1）你如何护理此新生儿？

（2）在进行胎头吸引术时应注意哪些事项？

第三节　产　钳　术

> **学习要点**
>
> 　　1. 产钳术的分类、适应证及手术所需条件
> 　　2. 产钳术的术后护理及注意事项

　　产钳术是应用产钳牵拉胎头协助胎儿娩出的一种手术。其特点是娩出胎头快，对胎儿宫内窘迫需要紧急娩出胎儿者应为首选。但产钳术的技术要求高，须谨慎使用。

一、常用产钳的分类及构造

　　手术时根据胎头位置的高低分为低、中、高位产钳。临床常用低位产钳术，即胎头双顶径

已达坐骨棘水平以下,先露部已达骨盆底,胎头矢状缝在骨盆出口前后径上。中位、高位产钳术因胎头位置较高,手术操作难度大,对母儿危害很大,因此基本不用,而是被剖宫产术所替代。

目前常用的产钳为短弯型,由左右两叶组成,在进行手术时,术者左手握持产钳左叶放置到产妇骨盆的左侧;右叶是术者右手握之放置到产妇骨盆的右侧,右叶扣在左叶之上。每叶产钳分为钳匙、钳胫、钳锁、钳柄4部分(图14-11),钳匙呈长圆形,中央有卵圆形窗孔,是夹持胎头的部分。为适应产道的弯度和胎头的弧度,设计了两个弯曲,即盆弯和头弯。头弯内面凹、外面凸,以抱住胎头;盆弯的产钳匙向上弯,上边凹、下边凸,以适应产道的弯度。两叶产钳的交合处为钳锁。在钳锁下方,术者握持部位为钳柄。钳匙与钳锁之间为钳胫。

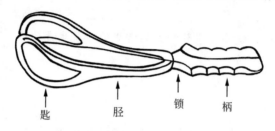

匙　　胫　　锁　柄

图 14-11　产钳的构造

二、适 应 证

(1)同胎头吸引术。

(2)估计胎头吸引术因阻力大会失败者。

(3)臀位后出头或颏前位娩出困难者。

(4)产妇昏迷不能运用腹压需用产钳协助娩出胎儿者。

三、手术所需条件

(1)宫颈口必须开全。

(2)无头盆不称,胎头双顶径已经达到坐骨棘水平以下。

(3)胎先露必须明确,应为枕先露或顶先露,面先露必须是颏前位,臀位产钳只能用于娩出胎头。

(4)胎儿存活。

(5)胎膜已破。

四、麻 醉 方 法

产妇取膀胱截石位,常规消毒、铺巾、导尿。通常采用阴部神经阻滞麻醉或局部浸润麻醉。

五、手 术 步 骤

1. 术前准备

(1)产妇准备:产妇取膀胱截石位,常规消毒、铺巾、导尿。进行阴道检查,确定宫口的大小,了解胎方位、头盆关系、先露部的高低及其他条件是否具备。初产妇或会阴体坚韧者应进行会阴侧斜切开。向产妇介绍产钳术的方法、意义,解除产妇的思想顾虑,积极配合助产者。

(2)用物准备:会阴切开缝合包 1 个,产钳 1 副。检查产钳是否完好,分清左、右钳叶,检查钳锁扣合是否紧密,然后用润滑油涂钳匙。

2. 手术步骤

(1)放置左叶产钳:术者左手以执笔式握持产钳柄,使钳叶下垂,凹面朝前;右手四指伸入阴道左侧壁与胎头之间触摸胎耳,将左钳叶沿右手掌与胎头之间慢慢插入(图 14-12),然后用右手拇指沿钳匙下缘用力下滑,使钳叶徐徐向胎头左侧滑行,置于胎头左侧面,同时将钳柄下移,最后钳叶与钳柄在同一水平位上,钳匙放置于胎耳处后最好,交于助手固定其位置。

(2)放置右叶产钳:术者右手持右侧钳柄,左手四指伸入阴道右侧壁与胎头之间,以同样的方法放置右叶产钳(图 14-13)。右钳锁扣部应在左钳的上面。

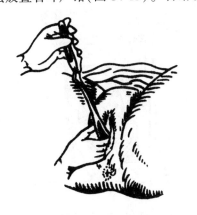

图 14-12　放置左叶产钳

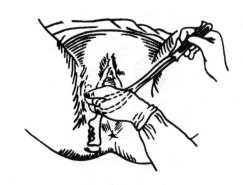

图 14-13　放置右叶产钳

(3)扣合钳锁:如果两钳叶放置正确时,两叶钳锁平行交叉则锁扣很容易扣合,钳柄也自然对合(图 14-14)。钳叶稍有错位时,应调整后放置的右叶;如钳锁扣稍有错位,可轻轻前后移动钳柄使之扣合。调整后仍不能扣合时,应重新放置产钳。

(4)检查产钳位置:伸手入阴道内,检查产钳是否放置于胎耳前,钳叶与胎头之间有无软产道组织或脐带夹入,胎头矢状缝是否位于两钳叶的中间或接近中间。

(5)试牵产钳:术者右手握钳柄,左手掌固定在右手背上,左手示指指尖抵于胎先露部,向外、向下缓慢牵拉,如示指尖远离胎头,则表示产钳已从胎头上滑脱,须重新放置;如示指尖随产钳下降未离开胎头,则表示放置正确,可以牵引。

(6)牵引:宫缩时合拢钳柄,术者两臂稍屈,肘部略低钳柄水平,双手握住钳柄,使用臂力向下、向外牵引。助手注意保护会阴。宫缩间歇时,将钳锁稍放松,以缓解产钳对胎头的压力,待下次宫缩时再合拢钳柄牵拉。牵引的方向应沿产轴方向进行(图 14-15)。当枕部到达耻骨联合下缘时,逐渐将钳柄向上提,使胎头仰伸娩出。

(7)取出产钳:当胎头额部娩出后,即可取下产钳,松解钳锁(图 14-16),先取下右叶,后取下左叶(图 14-17),取钳时应顺应胎头缓慢滑出,然后按分娩机制娩出胎体。

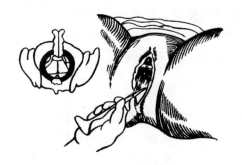

图 14-14　合拢钳锁

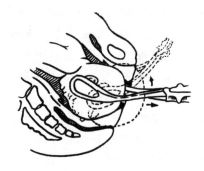

图 14-15　牵拉方向示意图

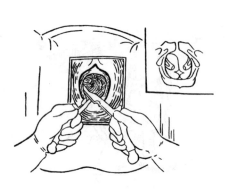

图 14-16　松解钳锁

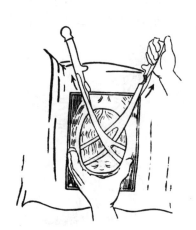

图 14-17　取下产钳

重点提示

　　使用产钳术必须注意宫口开全,胎膜已破,胎头双顶径已达坐骨棘水平以下,胎儿存活。胎先露为枕先露或顶先露,颜面位须是额前位。放置产钳的方法要正确。在扣合钳锁之前先检查产钳的位置放置是否正确,有无胎儿耳朵夹入产钳内。

六、手术护理

同胎头吸引术。

七、注意事项

　　(1)操作应准确、谨慎,如果在胎位检查不清、头盆不称、产钳位置不正确等情况下放置产钳,可能引起胎儿颅内出血、面神经麻痹、眼球压伤和母体软产道损伤等并发症。

　　(2)正确判断胎头入盆情况,防止因胎头变形或水肿、产瘤所造成的假象,应注意胎头骨质部最低点所在的位置,如胎头双顶径在坐骨棘水平以上,不应进行产钳助产。

　　(3)牵引时,用力要均匀,不可过大、过猛,勿将钳柄左右摇摆,牵拉有困难时应及时查明原因。

(4)注意保护会阴,防止侧切伤口延长。

(5)术后常规检查软产道有无裂伤,有裂伤者应及时缝合。

> **重点提示**
>
> 　术后护理同胎头吸引术。牵引时,用力要均匀缓慢,沿产轴方向进行牵引,切勿将钳柄左右摇摆,以免损伤胎儿头部。术后要注意检查软产道有无裂伤,若有裂伤应及时缝合,以免引起产后出血。

讨论与思考

1. 某产妇需要进行产钳术,现在在你面前放着 2 副不同的产钳。

(1)请你选择合适的产钳,同时请你说出产钳的构造、产钳术的分类。

(2)你能分辨产钳的左右叶吗? 怎样放置产钳?

2. 张女士,妊娠 41 周,宫口已经开全,头先露,胎头双顶径在坐骨棘水平以下 1cm,医生考虑行胎头吸引术,但担心因胎儿较大恐怕会失败,欲行产钳术。

(1)如果行产钳术需要哪些条件?

(2)什么情况适合使用产钳术?

(3)在实施产钳术的过程中应注意什么?

(4)实施产钳术后应采取哪些护理措施?

第四节　人工剥离胎盘术

> **学习要点**
>
> 　1. 人工剥离胎盘术的适应证、手术步骤
>
> 　2. 人工剥离胎盘术的注意事项及护理措施

用手剥离并取出子宫内胎盘组织的手术称为人工剥离胎盘术。

一、适 应 证

(1)胎盘娩出前有大量活动性阴道出血者。

(2)胎儿娩出后 30min,胎盘仍未娩出者。

二、麻 醉

术者手能顺利通过子宫颈口时,可不需麻醉。如子宫颈内口较紧者,可以肌内注射哌替啶 50~100mg 及阿托品 0.5mg,也可选用其他药物,或者进行全身麻醉。

三、手术步骤

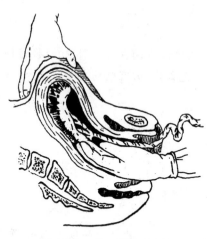

图 14-18 人工剥离胎盘术

（1）产妇取膀胱截石位，导尿后，依次消毒外阴部，术者更换手术衣及手套。

（2）术者一手在产妇腹部紧握并向下推压子宫底，另一手手指并拢呈圆锥形沿脐带缓慢伸入宫腔。摸到胎盘边缘，手背贴子宫壁，手掌面向胎盘的母体面，手指并拢，以手掌的尺侧缘慢慢将胎盘从宫壁分离（图 14-18），待胎盘全部剥离后，将胎盘握于手中，另一手牵拉脐带，胎盘即可娩出。取出后即检查胎盘胎膜是否完整，如不完整，应再探查子宫腔，寻找残留部分。

（3）胎盘娩出后，可立即肌内注射缩宫素并经腹部按摩子宫，刺激子宫收缩，减少出血。术中注意观察产妇的一般情况。

四、手术护理

（1）知情宣教。向产妇解释人工剥离胎盘术的目的、方法、意义，使产妇了解相关知识，解除思想顾虑。

（2）人工剥离胎盘之前要重新消毒外阴，更换无菌手套。

（3）密切观察产妇的面色、脉搏、血压等一般情况，做好输液、输血的准备，防止发生意外。

（4）术后仔细检查胎盘胎膜是否完整，如有残留及时取出。

（5）术后给予产妇高蛋白、高维生素饮食，增加营养，以利于尽快恢复。

（6）术后注意观察恶露的量、颜色、气味，以便及早发现异常征象。

（7）术后遵医嘱常规应用抗生素。

五、注意事项

（1）术前应备血，若失血多，一般情况较差者，应在输液、输血的情况下进行。密切观察产妇的生命体征变化。

（2）操作必须轻柔，切忌用暴力强行剥离或用手指抓挖子宫壁，以免损伤子宫壁。

（3）剥离时如发现胎盘与子宫壁之间无明显界限，且有似树根样扎进宫壁的组织，应考虑胎盘植入，停止操作，改行子宫切除术。

（4）取出胎盘后立即检查胎盘是否完整，如有胎盘胎膜缺损时，应再次以手伸入宫腔取出残留的组织，或用干纱布擦拭宫腔。尽量一次完成为妥，以免增加宫腔感染的机会。

（5）术后常规使用缩宫素及抗生素。

重点提示

人工剥离胎盘时,必须用手掌的尺侧缘慢慢剥离,切忌用手指抓挖,以免损伤子宫壁。如发现胎盘与子宫壁之间无明显界限且牵拉胎盘时,子宫壁随之活动,应考虑胎盘植入的可能性。

讨论与思考

某产妇自然分娩一女婴,胎儿娩出后 30min 胎盘尚未娩出,阴道流血较多。

(1)你认为此时应采取什么方法娩出胎盘?

(2)如果决定采取人工剥离胎盘术,你怎样进行操作?

(3)在操作过程中应注意哪些事项?

(4)手术中及手术后应采取哪些护理措施?

第五节　剖宫产术

学习要点

1. 剖宫产术的适应证、术前准备、手术方式
2. 剖宫产术的术后护理及注意事项

剖宫产术是指妊娠 28 周以后,经腹切开子宫取出胎儿及胎盘的手术。主要用于不能经阴道分娩或是若经阴道分娩会给母儿带来危害的产妇,是解决异常分娩的主要措施之一,广泛应用于临床实际。但是轻率进行手术也会造成各种严重并发症,如术中大出血、产后晚期出血、感染、瘢痕子宫再次妊娠可能发生破裂的危险等。因此,作为产科工作者应严格掌握适应证、无菌操作和规范操作,切勿盲目进行手术。

一、适　应　证

(1)产道异常,如骨盆狭窄、头盆不称、软产道异常、盆腔肿瘤阻碍胎先露下降等。

(2)产力异常,如经纠正无效的各种产力异常,伴有胎儿宫内窘迫及疑有子宫先兆破裂者。

(3)胎儿异常,如横位、初产妇臀位、面先露、巨大胎儿、连体畸形、胎儿宫内窘迫、胎盘功能明显减退等。

(4)出血性疾病,如前置胎盘、胎盘早剥。

(5)子宫异常,如前次有剖宫产史、子宫瘢痕、有子宫先兆破裂征象者。

(6)妊娠合并症及并发症,如妊娠合并心力衰竭、妊娠合并重症糖尿病、妊娠合并重症肝炎、重度妊娠期高血压疾病等。

（7）珍贵儿，如高龄初产妇、多年不孕、以往有难产史无子女者。

（8）胎盘脐带因素，如中央性前置胎盘，胎盘早剥出血严重，短时间内不能经阴道分娩者，脐带脱垂估计短时间内不能结束分娩者。

（9）引产失败者。

（10）过期妊娠合并羊水过少、胎儿宫内窘迫及胎盘功能不良者。

二、麻醉方法

一般采用连续硬膜外麻醉，也可选用腰麻或局部麻醉。对于胎儿急需娩出或无麻醉条件时也可采用局麻。取左侧倾斜 15°~20°卧位，对于心脏病、呼吸功能不全者可采用半平卧位。

三、术前准备

（1）腹部准备，术前腹部皮肤准备同一般开腹手术。

（2）放置并留置导尿管。

（3）术前 4h 禁止使用吗啡等呼吸抑制药，避免发生新生儿窒息。

（4）择期剖宫产术者，手术前晚可进流食，手术当日早晨禁食，急诊剖宫产者立即禁食、水。

（5）术前备血，贫血者酌情输血。

（6）胎膜早破者，术前应用抗生素预防感染。

（7）备好抢救新生儿窒息的备用品和药品，如氧气、新生儿吸氧面罩等。

（8）助产士携带新生儿的衣被等到手术室候产。

（9）向产妇解释剖宫产术的必要性和手术过程及相关知识，耐心解答产妇的疑问，解除产妇的思想顾虑，取得产妇的配合。

（10）药物试敏，如普鲁卡因、青霉素族药物进行试敏。

（11）产妇去手术室前听一次胎心并做好记录。

> **重点提示**
>
> 术前注意进行药物过敏试验。术前 4h 禁止使用吗啡等呼吸抑制药，以免发生新生儿窒息。

四、手术方式

剖宫产术有 4 种手术方式。

1. 子宫下段剖宫产　切口在子宫下段，其特点是盆腔组织粘连少，切口处子宫壁薄，出血少，易缝合，术后并发症少，切口容易愈合，在临床上广泛采用。

2. 腹膜外剖宫产　子宫下段剖宫产术各步骤均在腹膜外进行，不进入腹腔，需要分离推开膀胱子宫反折腹膜暴露子宫下段。其特点是手术避免对腹腔脏器功能干扰及感染的扩散，术后恢复快。

3. 子宫体部剖宫产　切口在子宫体部，其特点是操作简单，但是切口处子宫壁厚，出血多，术后与腹腔脏器容易粘连，感染机会增加，切口愈合不如子宫下段剖宫产术，再次妊娠时瘢痕裂开的可能性大,因此已很少用。仅用于为抢救产妇和胎儿需要紧急剖宫产者。

4. 剖宫产子宫切除术　剖宫产娩出胎儿后立即进行子宫切除术。适用于子宫胎盘卒中、子宫收缩乏力性产后出血无法纠正者或合并严重子宫内感染者。

> **重点提示**
>
> 临床上常选择子宫下段剖宫产术。因为子宫下段剖宫产术切口处子宫壁薄,出血少,易缝合,术后并发症少,切口容易愈合。

五、手术步骤

1. 子宫下段剖宫产术

(1)切口准备:常规消毒、铺巾。

(2)切开腹壁:取下腹正中纵切口,长 10~12cm,逐层切开腹壁,进入腹腔。或者选择耻骨联合上缘横切口。切口大小应以充分暴露子宫下段及顺利娩出胎儿为原则。

(3)探查腹腔:探查子宫旋转方向及程度、下段形成情况、胎头大小、先露高低,以估计子宫切口的位置及大小、手术的难易和准备的相应措施,探查后分别在宫体两侧与腹壁之间填入盐水纱垫,以推开肠管和防止羊水及血液进入腹腔。

(4)剪开膀胱子宫返折腹膜:距子宫膀胱腹膜返折2cm处钳起返折腹膜,横行剪开一小口(图 14-19),向两侧弧形延长至 10~12cm,两侧各达圆韧带内侧。

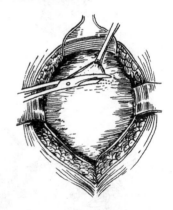

图 14-19　剪开膀胱子宫返折腹膜

(5)分离下推膀胱:用鼠齿钳将子宫下段返折腹膜切口近膀胱侧的游离缘提起,术者以左手示指及中指钝性将膀胱后壁与子宫下段分离并向下推移,使子宫下段充分暴露。如果膀胱后血管明显,可将宫颈前筋膜剪开,在筋膜下推离膀胱,以减少出血。

(6)切开子宫:常规取子宫下段横切口,切口高度根据胎头位置高低而定,一般以胎头最大径线所在水平即下段最膨隆处为宜。①胎头深嵌者宜低,最低距膀胱界不应短于 2cm。②胎头高浮者宜高,在下段与宫体交界处下 2cm 为宜,若在交界处切开,宫壁厚薄相差悬殊,缝合困难,影响愈合。在子宫下段正中横行切开 2~3cm(图 14-20),然后用两手示指向左、右两侧钝性撕开延长切口(图 14-21),阻力大时,切不可用暴力,应改用子宫剪刀剪开,左手示指引导下用子宫剪刀直视下弧形向两侧向上剪开。切口长度 10~12cm,尽量避免刺破羊膜囊。

(7)娩出胎儿:用血管钳刺破羊膜,吸净羊水后,以右手进入宫内,探查先露的方位及高低。如为头位,将手插至胎头前下方达枕额周径平面,按分娩机转向子宫切口处提拉捞旋转胎头,当胎先露已达切口处时,以左手向上牵拉子宫切口上缘,右手将胎头以枕前位向子宫切口外上方托出,同时助手在子宫底加压,协助娩出胎头。胎头娩出后立即用手挤出胎儿口、鼻腔中的液体,或用橡皮球及吸管吸出口、鼻腔中的液体,继而将胎儿颈部向一侧倾斜,两手牵拉胎儿下颌娩出一肩后,改向对侧牵拉,双肩娩出后立即向外提拉牵出胎体,断脐后,新生儿交助手处理。

(8)娩出胎盘:胎儿娩出后,用数把卵圆钳夹持子宫切口上下缘及两侧壁,并向宫体注入缩宫素20U,清理手术区羊水、血液及胎便,并止血。待子宫收缩胎盘自然剥离后,牵拉脐带娩出胎盘及胎膜(图14-22)。如子宫收缩后胎盘仍不剥离,可徒手剥离胎盘娩出。如有胎盘小叶残留,可用鼠圆钳夹取或大刮匙刮取,纱布拭之,并检查胎盘胎膜是否完整。用甲硝唑100ml冲洗宫腔预防感染。

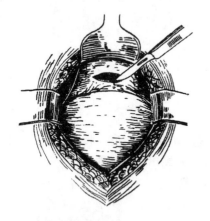

图 14-20　切开子宫

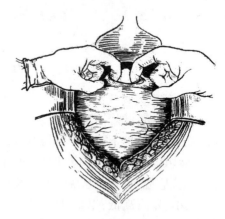

图 14-21　钝性扩大子宫切口

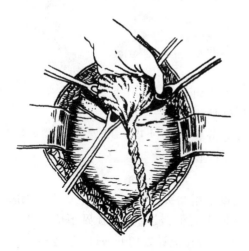

图 14-22　娩出胎盘

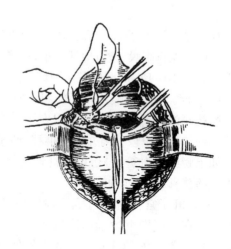

图 14-23　连续缝合黏膜层

(9)缝合子宫切口:用0号或1号铬制肠线分两层缝合,缝合前检查切缘尤其两侧角部有无撕裂,第一层全层连续缝合(图14-23),不穿透子宫内膜层。第二层连续缝合子宫下段浅肌层(图14-24),进针深度为切缘的2/3。

(10)缝合返折腹膜:检查子宫伤口处,特别注意两角无出血、渗血,然后用0号或1号铬制肠线连续缝合膀胱子宫返折腹膜(图14-25)。

(11)缝合腹壁:检查子宫及双侧附件有无异常,清洗腹腔。清点器械、敷料无误后分层缝合腹壁各层。

2. 子宫体部剖宫产术

操作步骤同子宫下段剖宫产术大同小异,不同之处如下。

(1)切开子宫:在子宫前壁正中做纵切口 4～5cm,然后用剪刀延长切口至 12cm 左右(图 14-26)。

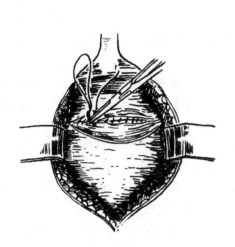

图 14-24　缝合肌层

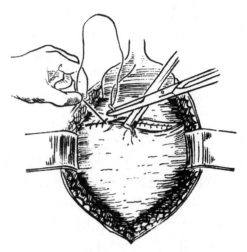

图 14-25　缝合膀胱子宫返折腹膜

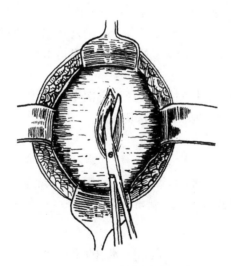

图 14-26　子宫体部纵切口

(2)娩出胎儿胎盘:破膜后,吸净羊水,术者手伸入宫腔,握住胎足以臀位牵引方式娩出胎儿。娩出胎盘的方法同子宫下段剖宫产术。

(3)缝合子宫切口:因子宫体部肌层较厚,需要用 1 号铬制肠线缝合 3 层。第一层连续或间断缝合子宫内 2/3 肌层,不穿透内膜。第二层缝合近浆膜层的 1/3 肌层。第三层连续褥式包埋缝合子宫浆肌层。

(4)关腹:清理宫腔后,清点器械和敷料准确无误,检查双侧附件无异常,逐层缝合腹壁。

3. 腹膜外剖宫产术　麻醉、术前准备、体位及腹部切口均同子宫下段剖宫产术,只是不打开腹膜,分离膀胱的腹膜与膀胱,暴露出子宫下段不进入腹腔,切口子宫下段取出胎儿。

(1)切开腹横筋膜:术者自膀胱左侧缘开始,自左向右横行钝性或锐性打开膀胱顶部的腹横筋膜,直至膀胱右侧缘。

(2)分离膀胱左侧三角区:用腹壁拉钩将腹直肌向左侧拉开,暴露出膀胱左侧缘,注意勿损伤腹壁下动、静脉。以刀柄沿膀胱顶左侧稍加分离,即能暴露出左侧膀胱三角区,该区以堆积的黄色脂肪为界,上界是膀胱返折腹膜,下界是膀胱左侧缘,此处是腹膜返折起始处,膀胱与腹膜重叠部分少,较易分离。

(3)游离膀胱后壁及返折腹膜:将三角区表浅的薄层膀胱旁结缔组织剪开一个小口,暴露出其深层的白色宫颈前筋膜,术者右手示、中指插入剪开的小口,自左向右侧钝性分离宫颈前筋膜,直至对侧下段边缘。

(4)分离膀胱返折腹膜:从三角区将膀胱翻转,则腹膜返折与膀胱的交界处清晰可见。用双手分别轻捏上缘腹膜和下缘的膀胱,向上下钝性分离即可将膀胱与返折腹膜分离。

(5)暴露子宫、娩出胎儿:将分离的膀胱下推并用纱布垫保护,拉钩牵引即可充分暴露子宫下段,切开子宫取出胎儿、胎盘,用干纱布球擦净宫腔内残留的胎膜。

(6)缝合子宫、复位膀胱:子宫切口的缝合方法同子宫下段剖宫产。缝合膀胱筋膜,检查膀胱左侧三角区有无出血,用生理盐水彻底冲洗后将膀胱复位。

(7)缝合腹壁:逐层缝合腹壁。

4. 剖宫产子宫切除术　实际上是剖宫产术与子宫切除术的结合。

(1)先行剖宫产术:可为子宫体部或子宫下段剖宫产术。如果术前已经决定同时进行子宫切除术,则多选用子宫体部剖宫产术。娩出胎儿胎盘后即将子宫切口简单全层缝合,已达止血目的即可。

(2)继行子宫切除术:根据具体情况选择子宫次全切除术或子宫全切术。具体手术步骤与子宫切除术相似,参照妇科护理中的子宫切除术。

重点提示

剖宫产术注意术前、术中、术后清点器械、敷料,准确清楚无误。缝合切口时解剖层次必须清楚,对合整齐,不留死腔。关腹前清除腹腔的羊水及积血,以防术后感染及粘连。

六、手术护理

(1)术前备好手术所需的物品,熟悉手术步骤。术中及时递送各种器械及敷料,配合医生完成手术。

(2)核查手术室内术中所用物品的数量,术前、术中、术后清点器械、敷料,确保清楚无误。

(3)胎儿娩出后协助处理新生儿、抢救新生儿。

(4)术后一般护理同其他开腹手术。腹部伤口处压沙袋预防伤口渗血。

(5)注意观察。产妇被送回病房时,病房责任护士应向手术室护士了解手术过程、麻醉类型、术中情况及用药情况;测量血压、脉搏、呼吸;检查输液管,了解切口、阴道流血和引流情况;检查导尿管的通畅情况,认真做好记录。术后注意观察产妇生命体征,每日观察腹部切口有无渗血、红肿、硬结、感染等,注意观察子宫收缩情况和阴道流血情况,阴道流血多者遵医嘱给予缩宫素。注意观察尿量及尿色,若发现有血尿及时报告医生。

(6)一般护理。全麻者应有专人护理,去枕平卧,头偏向一侧,及时清除呕吐物及呼吸道分泌物,避免发生吸入性肺炎。硬膜外麻醉者,术后 6~8h 去枕平卧位,术后第 2 天改半卧位,情况良好者鼓励下床活动,有利于恶露排出和术后恢复。术后 6~12h 可进流质饮食,但禁食牛奶、糖水、甜果汁等。1~2d 后改为半流质饮食,肛门排气后改为普食。

(7)减轻切口疼痛。术后麻醉作用消失后,产妇会感到切口疼痛。应耐心解释疼痛的原因,教会产妇分散注意力的方法,指导产妇翻身、咳嗽时轻按腹部两侧以减轻疼痛,也可运用腹带减轻切口张力。协助产妇取舒适的体位,减少不良刺激,促进睡眠。按医嘱给予镇痛药物。

(8)剖宫产术后常规留置导尿管,24h 后拔出导尿管,拔管后注意产妇排尿情况。

(9)每日 2 次擦洗外阴,避免引起局部感染或泌尿道的上行感染。

(10)健康教育。教会产妇出院后床上做产褥期保健操;注意补充高热量、高蛋白、高纤维素的食物和蔬菜;产后 6 周禁止性生活;术后避孕 2 年。

七、注 意 事 项

(1)切开皮肤及皮下脂肪时不要用力过大,要逐层切开,以防误切子宫损伤胎儿。

(2)打开腹膜时,注意避免损伤肠管和膀胱。

(3)切开子宫壁时不可用力下压,以免伤及胎体。

(4)刺破胎膜后要及时吸尽羊水,夹住开放血窦,以防羊水栓塞。

(5)臀位或横位自子宫切口牵出胎头时,不可过猛,以防因外界压力骤减造成胎儿脑血管突然扩张、破裂、出血。

(6)缝合子宫切口时,不可过密或过稀,仔细辨别解剖关系,不要将宫体后壁与下段交界处皱褶误认为子宫切缘而错误缝合关闭宫腔。

讨论与思考

1. 某初产妇妊娠 39 周,臀位,入院待产。

(1)试讨论对该产妇是采取经阴道分娩还是剖宫产术?

(2)剖宫产术的手术方式有几种?

(3)什么情况下可以采取剖宫产术?

2. 某产妇妊娠 40 周,因胎儿宫内窘迫需采取剖宫产术结束分娩。

(1)在手术前应做哪些准备?

(2)手术后如何护理?

(3)如果你在给此产妇实施手术,手术过程中应注意哪些事项?

(陈亚萍)

实　践

实践一　骨　　盆

【实践目的】

1. 说出骨盆的结构以及骨性标志。

2. 掌握女性骨盆各个平面的形态及其径线值。

【实践准备】

女性骨盆模型

【实践内容、方法及步骤】

教师对照女性骨盆模型先进行示范讲解。然后学生 6 人一组,对照女性骨盆模型说出如下。

1. 骨盆结构

(1)骨盆的骨骼名称。

(2)骨盆的关节名称。

(3)骨盆的韧带名称。

2. 骨盆骨性标志

骨盆的重要骨盆标志(耻骨联合、骶岬、坐骨棘、坐骨结节)及其临床意义。

3. 骨盆的 3 个假想平面及各平面的径线

(1)入口平面的形态及其 4 条径线的起止点和正常值。

(2)中骨盆平面的形态及其 2 条径线的起止点和正常值。

(3)出口平面的形态及其 4 条径线的起止点和正常值。

【实践作业】

实践课结束后,教师通过课堂提问和批改实践作业,对自己的授课效果及学生对本次课知识内容的掌握情况进行小结。

(杨高原)

实践二　绘制月经周期调节示意图

【实践目的】

熟悉下丘脑-垂体-卵巢轴之间的调节并学会绘制月经周期调节示意图。

【实践准备】

多媒体课件、白纸、铅笔。

【实践内容、方法及步骤】

1. 教师示教:利用多媒体复习月经周期的调节机制,强调此实践的临床意义,然后学生分组学习讨论,教师指导。

2. 学生根据教师要求绘制月经周期调节示意图。

【实践作业】

上交绘制的月经周期调节示意图并书写实验报告。

(翟向红)

实践三　胚胎及胎儿的发育

【实践目的】

1. 掌握受精、植入的概念。

2. 掌握胎儿不同阶段的发育特征。

3. 熟练掌握胎盘的形成及功能。

【实践准备】

多媒体课件、胎盘挂图和各期胎儿模型。

【实践内容、方法及步骤】

1. 实践方法

组织学生观看多媒体课件或妊娠生理的视频资料;教师利用挂图和模型讲解,然后学生分组学习讨论,教师指导。

2. 实践内容与步骤

(1) 说出受精和植入的概念。

(2) 比较各时期胎儿的发育特征。

(3) 说出胎盘的形成与功能,解析其内部的血液循环及其特点。

【实践作业】

1. 书写实验报告。

2. 思考胎儿其他三个附属物的形成和功能。

(翟向红)

实践四　胎产式、胎先露、胎方位

【实践目的】

掌握胎产式、胎先露、胎方位的概念和分类。

【实践准备】

女性骨盆标本和胎儿模型。

【实践内容、方法及步骤】

教师用模型先进行示教,然后学生进行分组操作练习。

1. 胎产式

(1)纵产式的分类。

(2)横产式。

2. 胎先露

(1)头先露的分类。

(2)臀先露的分类。

(3)肩先露即横产式。

(4)复合先露。

3. 胎方位

(1)头先露和臀先露的各 6 种胎方位。

(2)肩先露的 4 种胎方位。

【实践作业】

实践课结束后,教师根据学生分组操作掌握及实践作业书写的情况,对本次实践课进行简要的小结,肯定成绩并指出存在的问题,以期在今后的实践课中得到发扬和改进。

(杨高原)

实践五　产科腹部四步触诊

【实践目的】

1. 掌握腹部四步触诊法的目的、检查方法及注意事项。

2. 能在模型上熟练进行腹部四步触诊,检查方法正确,操作规范。

3. 练习中态度认真,相互间团结协作。

4. 在操作中学会关爱孕(产)妇,培养学生关心、体贴病人的态度。

【实践准备】

1. 相关多媒体教学资料。

2. 检查床、孕妇人体模型、软尺。

【实践内容、方法及步骤】

1. 观看多媒体相关教学资料。

2. 老师操作示教

(1)体位:孕妇排尿后仰卧于检查床上,头部稍垫高,暴露腹部,双腿略屈曲稍分开。

(2)腹部视诊:观察腹部的形状及大小,有无手术瘢痕、妊娠纹及水肿等。

(3)测量宫高及腹围:用手测量宫底高度或用软尺测量耻上子宫长度及腹周。

(4)腹部四步触诊:检查子宫大小、胎产式、胎先露、胎方位以及胎先露部是否衔接。

3. 学生分组在孕妇人体模型上操作练习,教师巡回指导,发现错误,及时纠正。

4. 临床见习。

【实践作业】

1. 记录宫高和腹围的测量结果。

2. 记录腹部四步触诊的检查方法。

3. 记录腹部四步触诊的检查结果。

（潘　洁）

实践六　骨盆外测量

【实践目的】

1. 掌握骨盆外测量的方法、体位及各径线的正常值。

2. 能在骨盆模型上进行骨盆外测量,操作方法正确,动作规范。

3. 能根据骨盆外测量的各径线值分析骨盆的 3 个平面大小。

4. 练习中态度认真,相互间团结协作。在操作中学会关爱孕(产)妇。

【实践准备】

1. 相关多媒体教学资料。

2. 检查床、孕妇人体模型。

3. 骨盆外测量器。

【实践内容、方法及步骤】

1. 观看多媒体相关教学资料。

2. 老师操作示教

(1)测量髂棘间径(IS):正常值为 23~26cm。

(2)测量髂嵴间径(IC):正常值为 25~28cm。

(3)测量骶耻外径(EC):正常值为 18~20cm。

(4)测量坐骨结节间径(TO):正常值为 8.5~9.5cm。

(5)测量出口后矢状径:正常值为 8~9cm。

(6)测量耻骨弓角度:正常值为 90°。

3. 学生分组在孕妇人体模型上操作练习,教师巡回指导,发现错误,及时纠正。学生也可两人互为一组相互测量练习。

4. 临床见习。

【实践作业】

1. 记录骨盆外测量的方法和体位。

2. 记录骨盆外测量的各径线数值。

（潘　洁）

实践七　正常分娩产程观察、处理及护理

【典型病例】

病例摘要:

产妇,张女士,28 岁。G_1P_0,规律宫缩 1h。肛查:宫口未开;宫颈管消失,监测胎心 148/min,宫缩 40s/2~3min。根据产妇目前情况,诊断为临产,应送入待产室待产。

【实践目的】

1. 熟练掌握正常产妇病史的询问、产程观察、处理和护理,掌握产程图的绘制方法并识别异常产程图。

2. 熟练进行接产使用敷料包、器械包和其他物品的准备。

3. 掌握产妇、接产者的准备项目和内容。

4. 熟练进行外阴冲洗消毒、铺巾,掌握接产的要领,熟练而正确地进行新生儿处理(清理呼吸道、脐带处理)和胎盘胎膜处理,熟悉产后观察的目的和内容。

本次实践需要 4 课时完成。

【实践用物及准备】

1. 产程观察时用物:一次性手套,肥皂水,灌肠桶,胎心听筒,血压计,体温计,产程观察记录单,笔,产妇的生活用物等。

2. 接产用物准备

(1)高压灭菌产包 1 个,内有敷料包和器械包各 1 个。

①敷料包:大单 1 块,腿套 1 副,孔巾 1 块(治疗巾 4 块),会阴垫 2 块,手术衣 1~2 件,纱布、棉花数块,带尾线纱布 1 块。

②器械包:卵圆钳 2 把,血管钳 2 把,持针器 1 把,拆线剪、组织剪、侧切剪各 1 把,有齿镊子、无齿镊子各 1 把,弯盘 1 个,圆针、三棱针各 1 个。

(2)常用其他物品:无菌肠线、丝线,纱布和棉球若干,气门芯胶圈,2.5%碘酊,75%酒精,棉签,吸痰管 1 根,无菌持物桶内装卵圆钳 3 把,10%肥皂水、温开水、0.1%新洁尔灭或 0.2%碘伏消毒液冲洗壶各 1 个,女用便盆 1 个。

3. 正常分娩产妇模型。

4. 新生儿用物:腕条、包单、尿布、衣被、抗生素眼药水等。

【实践内容、方法及步骤】

1. 第一产程

(1)对进入待产室的产妇进行病史询问,核对预产期,进行产程中的心理护理。

(2)了解临产后的情况(规律宫缩开始的时间,见红情况,有无阴道流水等)。

(3)检查生命体征,产科腹部四步触诊,骨盆测量,肛门指诊检查,备皮及灌肠。

(4)观察产程:宫缩、宫口扩张、胎先露下降情况、胎心变化及破膜情况。

(5)根据教师设定的产程进展情况,学生绘制产程图。

(6)当宫口近开全时及时将产妇安置在产床上。

2. 第二产程

随着产程进展,张女士在临产后 11h 肛查宫口开全,胎头拨露,胎心 144/min,宫缩 40~50s/2min,产妇开始不自主屏气用力,肛门括约肌松弛。此时产妇已进入第二产程,护理措施如下:

(1)指导产妇使用腹压,勤听胎心音。

(2)检查接产物品是否齐备,无菌物品是否在消毒有效期内。

(3)外阴冲洗及消毒。产妇仰卧于产床上,取膀胱截石位,臀下放置便盆。要求冲洗、消毒顺序正确。

(4)接生者准备及铺巾。

（5）保护会阴。台下助手下推胎儿模拟胎头拨露,胎头拨露使会阴紧张时接产者右手开始保护会阴,左手持纱布轻压胎头协助胎头俯屈。要求方法得当,力度适当,并指导产妇正确使用腹压。当胎头回缩时停止保护,防止会阴缺血。

（6）接产。当胎头枕骨在耻骨弓下露出时,接生者应协助胎头仰伸,并能指导产妇适时使用腹压。胎头娩出后,右手继续保护会阴,左手及时挤出口鼻内的黏液和羊水并协助胎头复位及外旋转,下压胎头和上举胎头以协助前后胎肩娩出,在胎肩娩出后右手方才松开。胎儿娩出后在距脐轮 10~15cm 处剪断脐带。接产过程要求双手配合熟练,接举新生儿动作轻巧,并能顺利衔接清理呼吸道动作。

3. 第三产程

（1）正确处理新生儿

①清理呼吸道。

②阿普加评分。

③脐带处理。

④其他处理:擦干新生儿身上的羊水和血迹,让产妇观其性别和一般情况后将新生儿交给台下助手。

（2）胎盘、胎膜处理。口述胎盘剥离的征象,正确助娩胎盘。检查胎盘胎膜完整性;将胎盘辅平,母体面向上,注意胎盘小叶有无缺损;然后将胎膜提起,检查是否完整;测量胎盘大小与厚度;最后再将脐带提起,测量其长度并记录。

（3）检查外阴及阴道。要求叙述检查外阴和阴道的内容,并演示检查的方法。

4. 第四产程

移去产妇臀下污染敷料,换上消毒会阴垫,让产妇平卧休息。继续监测产妇的生命体征,询问有无不适主诉,观察子宫收缩及阴道出血,并进行母婴接触及母乳喂养。观察 2h 后送回母婴同室。

【实践作业】

1. 请说出产程观察的主要内容并绘制产程图。

2. 请叙述外阴冲洗消毒的步骤,并示范保护会阴的方法。

3. 请叙述处理新生儿脐带的方法。

4. 如何协助娩出胎盘?检查胎盘、胎膜的完整性应该注意什么?

（李民华）

实践八　产褥期妇女的护理

【典型病例】

病例摘要:

患者女,35 岁。会阴侧切产后 2d,自述侧切口疼痛,食欲差,睡眠 5~6h,新生儿奶粉喂养。查体:体温 36.8℃,脉搏 88/min,血压 120/85mmHg;乳头凹陷,乳房胀痛,已泌乳;子宫收缩好,宫底脐下 1 指;阴道流血似月经量,侧切口红肿。产妇感觉疲倦,不能主动护理新生儿。

【实践目的】

1. 通过病案讨论或临床见习,熟悉产褥期的主要临床表现及处理要点。

2. 掌握产褥期的主要护理措施,初步学会制定产褥期产妇的护理计划,并能够为产褥期产妇提供整体护理。

3. 培养学生高度负责和关心体贴产妇的职业素质。

【实践内容、方法及步骤】

观看多媒体资料,给出产褥期产妇典型病例。每组学生在教师的指导下,开展实践。主要内容如下:

1. 观察产褥期产妇的表现,发现异常情况。

2. 做出诊断,提出处理原则。

3. 提出护理问题。

4. 制定护理计划并实施。

5. 写出病例讨论的结果。

【实践作业】

1. 学生以组为单位,课后完成一份见习报告。

2. 学生以组为单位,课后完成一份护理计划。

(卞 燕)

实践九 异位妊娠孕妇的护理

【实践目的】

1. 通过病例讨论或临床见习,熟悉异位妊娠的主要临床表现及处理要点。

2. 掌握异位妊娠的主要护理措施,初步学会制定异位妊娠孕妇的护理计划,并能够为异位妊娠孕妇提供整体护理。

3. 培养学生高度负责和关心体贴孕妇的职业素质。

【典型病例】

1. 患者,女,30 岁,已婚。曾因附件炎不孕症治疗两年。现停经 56d,于 2d 前出现阴道少量流血,今中午突感下腹剧烈疼痛,伴恶心、呕吐、头晕、肛门坠胀感,急诊入院。体格检查:体温 37.6℃,脉搏 112/min,呼吸 22/min,血压 60/40mmHg,面色苍白,心肺无异常,腹肌紧张,右下腹压痛明显,移动性浊音阳性。妇科检查:阴道有血迹,色黯红、后穹窿饱满,触痛明显,宫颈举痛,右侧附件可触及包块、质软,不活动,有压痛。

2. 患者,女,28 岁,停经 40d,右下腹撕裂样剧痛伴晕厥 1h 入院,2d 前出现阴道少量流血,色黯红。查体:体温 36.8℃,脉搏 112/min,呼吸 24/min,血压 80/40mmHg;面色苍白,烦躁不安;心肺无异常;轻度腹肌紧张,下腹压痛,尤以右下腹明显,移动性浊音阳性。妇科检查:阴道少量出血、黯红色;后穹窿饱满、触痛;宫颈举痛明显;右附件可触及包块,质软,不活动,有压痛。

【实践内容、方法及步骤】

观看多媒体教学资料或临床见习,给出异位妊娠 2 个典型病例。学生 6~8 人一组,在带教老师的指导下,开展实践。主要内容如下:

1. 观察异位妊娠孕妇的表现,发现异常情况。

2. 做出诊断,提出处理原则。

3. 提出护理问题。

4. 制定护理计划并实施。

5. 学会关心体贴病人。

6. 写出病例讨论的结果。

【实践作业】

1. 学生以组为单位,课后完成一份见习报告。

2. 学生以组为单位,课后完成一份护理计划。

(李莼可)

实践十　妊娠期高血压疾病孕妇的护理

【实践目的】

1. 通过病例讨论或临床见习,熟悉妊娠期高血压疾病的主要临床表现及并发症和处理要点。

2. 掌握妊娠期高血压疾病的主要护理措施,初步学会制定妊娠期高血压疾病的护理计划,并能够为妊娠期高血压疾病病人提供整体护理。

3. 培养学生关心体贴孕妇的职业素质。

【典型病例】

1. 患者女,25 岁,G_1P_0,宫内妊娠 32 周时出现双下肢水肿,现妊娠 36 周,自诉头痛,持续性下腹痛 4h 来院检查。入院查体:体温 36.6℃,脉搏 92/min,呼吸 20/min,血压 160/115mmHg。发育正常,营养中等,心肺无异常,肝脾未触及,脊柱无异常,双下肢水肿(++)。产科检查:宫高 38cm,腹围 100cm,头先露,已衔接,胎心 106/min。肛查:胎膜未破,胎头位于坐骨棘上 1cm,子宫颈口未开。骨盆外测量:髂棘间径 25cm,髂嵴间径 28cm,骶耻外径 19cm,坐骨结节间径 9.5cm。实验室检查:血红蛋白 95g/L,血小板 $130×10^9$/L,尿蛋白定量 150mg/24h 尿液。

2. 患者女,31 岁,初孕妇。妊娠 8 个月,下肢水肿 1 个月,眼花、头晕 3d 就诊。既往无高血压及肾病史。入院检查:血压 170/110mmHg,心肺无异常,下肢水肿(++),枕左前位,胎音 146/min,胎先露未入盆。实验室检查:尿蛋白(++)。

【实践内容、方法及步骤】

临床见习或观看多媒体资料,给出妊娠期高血压疾病典型病例 2 个。学生 6~8 人一小组,在带教老师的指导下,开展实践。主要内容如下:

1. 观察妊娠期高血压疾病孕妇的表现,常见的并发症有哪些。

2. 做出诊断,提出处理原则。

3. 提出护理问题。

4. 制定护理计划并实施。

5. 学会讲解疾病对孕妇及胎儿的影响及怎样预防。

6. 写出病例讨论的结果。

【实践作业】

1. 学生以组为单位,课后完成一份见习报告。

2. 学生以组为单位,课后完成一份护理计划。

(李莼可)

实践十一　妊娠合并症及护理

【实践目的】

1. 通过病例讨论或临床见习,熟悉常见的妊娠合并症的主要临床表现及处理要点。

2. 掌握常见的妊娠合并症的主要护理措施,初步学会制定妊娠合并症孕产妇的护理计划,并能够为妊娠合并症孕产妇提供整体护理。

3. 培养学生高度负责和关心体贴孕产妇的职业素质。

【典型病例】

1. 患者女,30 岁,G_1P_0,妊娠 36 周,近 2 周恶心、呕吐、食欲减退,右上腹胀痛。查体:皮肤无黄染,肝区叩击痛(+),胎心 144/min,LOA,先露高浮,血清转氨酶中度升高,HBsAg(+),该孕妇很担心其病情对胎儿有不良影响。

2. 患者女,27 岁,G_1P_0,妊娠 35 周。自幼常患急性扁桃体炎,16 岁被诊断有心脏病,一般体力活动不受限制。近 1 周自觉心悸、乏力、胸闷,不能平卧。查体:血压 130/80mmHg,心尖区闻及 Ⅱ~Ⅲ 级舒张期杂音,心率 110/min,律齐,肺底部可闻及湿性啰音,咳嗽后不消失,双下肢水肿(+),胎心率 140/min,头先露。

【实践内容、方法及步骤】

临床见习或观看多媒体资料,根据上述病例,学生每 6~8 人为一组,在教师的指导下进行分析讨论,然后:

1. 依据患病孕妇的临床症状、体征及辅助检查提出护理诊断。

2. 提出处理原则。

3. 提出护理问题。

4. 制定护理计划并实施。

5. 学会讲解疾病对孕妇及胎儿的影响及怎样预防。

6. 写出病例讨论的结果。

【实践作业】

1. 学生以组为单位,课后完成一份见习报告。

2. 学生以组为单位,课后完成一份护理计划。

(李莼可)

实践十二　异常分娩及护理一

【典型病例】

初孕妇,26 岁,于妊娠 41 周出现规律宫缩来医院就诊。规律宫缩 12h 后,自然破膜。阴道检查:子宫颈口开大 5cm,胎头后囟在骨盆的左前方,坐骨棘间径 10cm。腹部检查:宫缩持续 20s,间歇 8~10min,下腹部可触到充盈膀胱。胎心率 140/min。

【实践目的】

1. 通过病例讨论和临床见习,熟练掌握该病的主要临床表现及处理方法。

2. 掌握并灵活运用所学的护理程序,给病人制定比较完整可行的护理计划,并能够为其提供整体护理。

　　3. 实习中表现出学生认真负责和对病人关心体贴的态度,提高整体职业素质。

【实践内容、方法及步骤】

　　采用多媒体观摩形式,熟悉异常分娩病例临床特点。教师分组指导学生,开展病例讨论。主要内容如下:

　　1. 观察产妇产程进展的变化,了解异常分娩临床病人分娩过程的复杂性、多变性。

　　2. 做出正确护理诊断,提出处理原则。

　　3. 提出护理问题。

　　4. 制定护理计划并实施。

　　5. 写出病例讨论的结果。

【实践作业】

　　1. 学生以组为单位,课后完成一份实习报告。

　　2. 学生以组为单位,课后完成一份完整护理计划。

(李民华)

实践十三　异常分娩及护理二

【典型病例】

　　初产妇,25 岁,预产期入院待产。产科检查:宫底 32cm,腹围 98cm,胎心率 130/min,枕左前位,无宫缩。骨盆外测量:髂前上棘 23cm,髂嵴间径 25cm,骶耻外径 16cm,出口横径 9cm,先露部高浮,跨耻征阳性。

【实践目的】

　　1. 通过病例讨论和临床见习,熟悉该病例的主要临床表现及处理方法。

　　2. 掌握并运用所学护理程序,针对本病人制定比较完整可行的护理计划,并能够为其提供整体护理。

　　3. 实习中表现出学生认真负责和对病人关心体贴的态度,提高整体职业素质。

【实践内容、方法及步骤】

　　采用多媒体观摩形式,熟悉该病例临床特点。教师分组指导学生,开展病例讨论。主要内容如下。

　　1. 做出正确护理诊断,提出处理原则。

　　2. 提出护理问题。

　　3. 制定护理计划并实施。

　　4. 写出病例讨论的结果。

【实践作业】

　　1. 学生以组为单位,课后完成一份见习报告。

　　2. 学生以组为单位,课后完成一份完整护理计划。

(李民华)

实践十四 分娩期并发症的护理

【典型病例】

患者,27岁,G_1P_1,孕40周,于2014年5月13日出现规律宫缩入院待产,因第二产程延长,在会阴侧切下分娩一男婴,出生时新生儿评分9分,体重3850g,胎盘于胎儿娩出后30min自然娩出。在产房观察的过程中,发现病人阴道阵发性大量出血,色黯红,伴血块,检查子宫大而软,宫底升高,同时病人出现眩晕、打哈欠、口渴、呕吐、烦躁不安等,随之有出冷汗、面色苍白、脉搏快而细弱、血压下降、呼吸急促等表现。

【实践目的】

1. 通过案例讨论,熟悉产后出血的病因、临床表现及诊断。

2. 掌握宫缩乏力引起产后出血的护理评估、护理诊断及子宫按摩的手法。

3. 通过实践掌握产后出血的抢救及护理措施。

4. 学会不同原因引起产后出血的止血方法。

5. 培养学生细心观察、关爱产妇的责任心和职业素养。

【实践内容、方法及步骤】

通过组织学生观看多媒体教学资料及安排学生到产房临床见习(分组进行),每组学生在教师的指导下,进行病案讨论,提出护理诊断,制定护理措施,并应用产妇模型进行模拟操作。主要内容如下:

1. 器械准备。准备无菌器械包、无菌手套、纱条、纱布、棉球等,准备分娩床、分娩产妇模型等。

2. 根据要求提供病例或临床见习资料。

3. 学生分组进行病例讨论,并做出临床诊断,提出处理原则。

4. 每组同学进行产妇的护理评估,提出护理问题,制定护理计划。

5. 应用产妇模型进行产后出血止血方法的实践操作,包括:腹壁按摩子宫、腹壁阴道双手按摩子宫、宫腔填塞纱布、会阴裂伤修补术等操作。

6. 操作态度要求对新生儿关心、爱护。

7. 操作轻柔、准确,抢救及时、复苏成功。

8. 总结本次实践,讨论实践中存在的问题。

【实践作业】

1. 写出实践或见习报告。

2. 进一步理解产后出血的病因及诊断,掌握产后出血各种止血措施的用物准备及抢救护理措施。

(陈亚萍)

实践十五 异常产褥产妇的护理

【典型病例】

病例摘要:

1. 患者女,25 岁。足月妊娠,因持续性枕横位,行会阴侧切术,胎头吸引助产分娩。胎盘自然娩出完整,产后出血不多。产后第 2 天有发热、偶尔寒战,会阴部疼痛。体格检查:体温 39℃,脉搏 98/min,血压 110/80mmHg,急性病容,面部潮红,呼吸急促。乳房无异常,腹软,宫底平脐,宫体压痛明显。血性恶露,量多,有臭味。血常规 WBC 17.7×10⁹/L。

2. 患者女,28 岁。孕 39⁺⁵周,在家中自行分娩 1 女性活婴。现产后 4d,阴道突然大量流血,急诊入院。查体:体温 39℃,脉搏 98/min,血压 75/50mmHg,面色苍白。立即抢救,同时行剖腹探查,术中见子宫腔内胎盘残留,即行子宫次全切除术,并放置引流管 1 根。

【实践目的】

1. 通过病案讨论或临床见习,熟悉异常产褥产妇的主要临床表现及处理要点。

2. 掌握异常产褥的主要护理措施,初步学会制订异常产褥产妇的护理计划,并能够为异常产褥产妇提供整体护理。

3. 培养学生高度负责和关心体贴产妇的职业素质。

【实践内容、方法及步骤】

观看多媒体资料,给出产褥感染、晚期产后出血各 1 个典型病例。每组学生在教师的指导下,开展实践。主要内容如下。

1. 观察产褥期产妇的表现,发现异常情况。

2. 做出诊断,提出处理原则。

3. 提出护理问题。

4. 制定护理计划并实施。

5. 写出病例讨论的结果。

【实践作业】

1. 学生以组为单位,课后完成一份见习报告。

2. 学生以组为单位,课后完成一份护理计划。

(卞　燕)

实践十六　会阴切开缝合术

【实践目的】

1. 掌握会阴切开缝合术的适应证。

2. 掌握会阴切开缝合术的术后护理。

3. 学会会阴切开缝合术的操作方法。

4. 通过本次实践,提高学生的动手能力。

【实践准备】

1. 会阴切开缝合术多媒体资料。

2. 会阴侧切模型。

3. 会阴切开缝合包:会阴侧切剪刀 1 把,弯止血钳 4 把,巾钳 4 把,持针器 1 把,有齿小镊子 1 把,20ml 注射器 1 个,长穿刺针头 1 个,三角缝合针 1 枚,圆缝合针 1 枚,纱布数块,1 号丝线 1 团,0 号或 1 号铬制肠线或可吸收线 1 团,0.5%～1%普鲁卡因20ml 等。另备无菌手套、常规消毒溶液及其他消毒用物。

【实践内容、方法及步骤】

1. 实践方法

(1)电化教学、组织学生观看多媒体课件或会阴切开缝合术的视频资料。

(2)实验室教师在模型上边讲解边演示会阴切开缝合术的方法及注意事项,然后学生分组模拟练习,教师指导,或医院分娩室见习。

2. 实践内容与步骤

(1)说出会阴切开缝合术的适应证及使用条件。

(2)说出产妇应采取的体位、麻醉方法、会阴切开的时机。

(3)操作步骤要点

①解释手术的目的、意义,进行心理护理、外阴消毒、麻醉。

②切开:宫缩时一次全层切开会阴组织,切口长4~5cm。

③止血:用纱布球压迫止血,有小动脉出血者,可结扎止血。

④缝合:缝合时注意解剖层次清楚,对合整齐,术后记录缝合皮肤的针数。

【实践作业】

1. 书写实践报告。

2. 叙述术后护理要点及注意事项。

(陈亚萍)

实践十七　胎头吸引术

【实践目的】

1. 掌握胎头吸引术的适应证及手术所需条件。

2. 掌握胎头吸引术的术后护理及注意事项。

3. 认识胎头吸引器的种类。

4. 初步学会胎头吸引术的操作方法。

5. 通过本次实践,提高学生的动手能力。

【实践准备】

分娩模型及各种胎头吸引器、50ml注射器,止血钳2把,导尿包1个,无菌纱布数块,氧气、新生儿吸引器1台,一次性吸引管1根,吸氧面罩1个,抢救药品,会阴切开缝合术所需物品,无菌手套、常规消毒溶液及其他消毒用物等。

【实践内容、方法及步骤】

1. 实践方法

(1)组织学生观看多媒体课件或胎头吸引术的视频资料。

(2)实习室教师在模型上边讲解边演示胎头吸引术的方法及注意事项,然后学生分组模拟练习,教师指导,或医院分娩室见习。

2. 实践内容与步骤

(1)说出胎头吸引术的适应证及所需条件、注意事项。

(2)认识各种类型的胎头吸引器。

(3)检查连接吸引器的导管是否漏气,检查注射器是否完好。

（4）操作步骤要点

①解释手术的目的、意义，心理护理、导尿、消毒、做阴道检查明确胎方位及先露部的高低。

②做会阴侧斜切开。

③放置吸引器。

④抽吸负压。

⑤牵引吸引器则可先转成枕前位再进行牵引。

⑥解除负压。

【实践作业】

1. 书写实践报告。

2. 叙述术后护理要点及注意事项。

（陈亚萍）

教学时间分配

教学内容	学　时		
	理论	实践	合计
一、绪论	2		2
二、女性生殖系统解剖	4	2	6
三、女性生殖系统生理	4	2	6
四、妊娠生理	4	2	6
五、妊娠诊断	4	2	6
六、产前保健	6	4	10
七、正常分娩及护理	8	2	10
八、正常产褥及护理	2	2	4
九、妊娠期并发症及护理	12	4	16
十、妊娠期合并症及护理	6	2	8
十一、异常分娩及护理	6	4	10
十二、分娩期并发症及护理	6	2	8
十三、产后并发症及护理	4	2	6
十四、产科常用手术及护理	4	4	8
机动	2	2	4
合计	72	36	110

《产科护理》数字化辅助教学资料

一、网络教学资料

1. 网址 www. ecsponline. com/topic. php? topic_id＝29

2. 内容

(1)教学大纲及学时安排

(2)教学用 PPT 课件

二、手机版数字化辅助学习资料

1. 网址(二维码)

2. 内容

(1)知识点/考点标注及正确答案

(2)练习题:每本教材一套,含问答题、填空题、选择题等多种形式

(3)模拟试卷

三、相关选择题答案

第1章　绪论

1. D　　2. C

第2章　女性生殖系统解剖

1. A	2. D	3. E	4. C	5. B	6. B	7. D	8. B	9. C	10. D
11. C	12. B	13. B	14. D						

第3章　女性生殖系统生理

1. C	2. B	3. C	4. B	5. C	6. E	7. A	8. E	9. B	10. B
11. A	12. A								

第4章　妊娠生理

1. C	2. A	3. D	4. D	5. B	6. B	7. C	8. C	9. C	10. B
11. A	12. D	13. A	14. D	15. C	16. D	17. A	18. D	19. C	20. B
21. E	22. D	23. D	24. C	25. B	26. E	27. A	28. C	29. B	30. D
31. B	32. A	33. C	34. E	35. D					

第5章　妊娠诊断

1. C	2. D	3. C	4. D	5. D	6. A	7. A	8. C	9. A	10. A
11. C	12. D	13. E							

第6章　产前保健

1. D	2. D	3. A	4. C	5. B	6. C	7. C	8. B	9. D	10. B
11. C	12. B	13. B	14. C	15. B	16. D	17. A	18. B	19. C	20. C
21. B	22. C	23. E	24. D	25. A	26. B	27. C	28. B	29. D	30. C

31. C　32. E　33. A　34. C　35. C　36. B　37. E　38. B　39. D　40. D
41. A　42. C　43. A　44. A　45. C　46. D　47. D　48. E　49. A　50. E

第7章　正常分娩及护理
1. B　2. A　3. A　4. C　5. C　6. B　7. C　8. D　9. C　10. C
11. C　12(1)C　(2)C 13. C　14. C　15. D　16. E　17. D　18. E

第8章　正常产褥及护理
1. E　2. E　3. E　4. C　5. A　6. E　7. A　8. C　9. E　10. A
11. B　12. B　13. C　14. C　15. B　16. E　17. C　18. C　19. D　20. A
21. D　22. A　23. C　24. D

第9章　妊娠并发症及护理
1. E　2. D　3. A　4. B　5. E　6. B　7. E　8. A　9. B　10. D
11. B　12. E　13. C　14. B　15. A　16. C　17. E　18. A　19. E　20. D
21. A　22. E　23. B　24. D　25. D　26. A　27. D　28. C　29. C　30. A
31. D　32. D　33. D　34. E　35. D　36. A　37. C　38. D　39. E　40. A
41. A　42. B　43. B　44. D　45. C　46. D　47. E　48. C　49. E　50. D
51. D　52. E　53. C　54. D　55. A　56. B　57. D　58. C　59. D　60. C
61. B

第10章　妊娠期合并症及护理
1. D　2. D　3. C　4. B　5. E　6. C　7. C　8. C　9. C　10. C
11. A　12. C　13. C　14. E　15. A　16. E　17. B　18. E　19. E　20. C
21. D　22. D　23. B　24. B　25. D　26. A　27. A　28. C　29. A　30. E
31. B　32. D

第11章　异常分娩及护理
1. D　2. B　3.(1)C　(2)C 4. A　5.(1)C　(2)B 6. E　7. C　8. A
9. B　10. C　11. C　12.(1)C　(2)C 13. D　14. B　15. B　16. E

第12章　分娩期并发症及护理
1. A　2. D　3. E　4. E　5. C　6. B　7. E　8. D　9. C　10. D
11. D　12. A　13. D　14. A　15. E　16. B　17. A　18. C　19. C　20. A
21. C　22. D　23. B　24. A　25. B　26. E　27. A　28. A　29. A　30. A
31. B　32. E　33. E　34. A　35. B　36. D　37. D　38. A　39. B　40. C
41. C　42. A　43. A　44. D　45. C　46. C　47. C　48. B　49. E　50. D
51. B　52. D　53. C　54. C　55. E　56. B　57. C　58. C　59. E　60. E
61. A　62. C　63. A　64. C　65. A　66. E　67. D　68. C　69. E　70. B
71. C　72. A　73. D　74. D　75. A　76. D　77. A　78. A

第13章　产后并发症及护理
1. B　2. E　3. B　4. B　5. D　6. B　7. A　8. D　9. C

第14章　产科常用手术及护理
1. E　2. C　3. D　4. D　5. D　6. A　7. B　8. E.